全国中医药行业高等教育"十二五"规划教材
全国高等中医药院校规划教材（第九版）

护理美学

（新世纪第二版）

（供护理学专业用）

主　编　林俊华（湖北中医药大学）
副主编　（以姓氏笔画为序）
　　　　王红松（安徽中医学院）
　　　　余雨枫（成都中医药大学）
　　　　金胜姬（南京中医药大学）
　　　　曹秋茹（黑龙江中医药大学）
　　　　蔡华娟（浙江中医药大学）

U0308110

中国中医药出版社
·北　京·

图书在版编目（CIP）数据

护理美学／林俊华主编 . — 2 版。—北京：中国中医药出版社，2012.7（2014.8 重印）
全国中医药行业高等教育"十二五"规划教材
ISBN 978-7-5132-1003-4

Ⅰ.①护⋯　Ⅱ.①林⋯　Ⅲ.①护理学 – 医学美学 – 中医学院 – 教材
Ⅳ.① R47–05

中国版本图书馆 CIP 数据核字（2012）第 122085 号

中 国 中 医 药 出 版 社 出 版
北京市朝阳区北三环东路 28 号易亨大厦 16 层
邮政编码　100013
传真　010 64405750
北京市荣海印刷厂印刷
各地新华书店经销

＊

开本 787×1092　1/16　印张 12　字数 267 千字
2012 年 7 月第 2 版　2014 年 8 月第 2 次印刷
书　号　ISBN 978-7-5132-1003-4

＊

定价　29.00 元
网址　www.cptcm.com

全国中医药行业高等教育"十二五"规划教材
全国高等中医药院校规划教材（第九版）
专家指导委员会

李金田（甘肃中医学院院长　教授）

吴以岭（中国工程院院士）

吴咸中（天津中西医结合医院主任医师　中国工程院院士）

吴勉华（南京中医药大学校长　教授）

肖培根（中国医学科学院研究员　中国工程院院士）

陈可冀（中国中医科学院研究员　中国科学院院士）

陈立典（福建中医药大学校长　教授）

陈明人（江西中医药大学校长　教授）

范永升（浙江中医药大学校长　教授）

欧阳兵（山东中医药大学校长　教授）

周　然（山西中医学院院长　教授）

周永学（陕西中医学院院长　教授）

周仲瑛（南京中医药大学教授　国医大师）

郑玉玲（河南中医学院院长　教授）

胡之璧（上海中医药大学教授　中国工程院院士）

耿　直（新疆医科大学副校长　教授）

徐安龙（北京中医药大学校长　教授）

唐　农（广西中医药大学校长　教授）

梁繁荣（成都中医药大学校长　教授）

程莘农（中国中医科学院研究员　中国工程院院士）

谢建群（上海中医药大学常务副校长　教授）

路志正（中国中医科学院研究员　国医大师）

廖端芳（湖南中医药大学校长　教授）

颜德馨（上海铁路医院主任医师　国医大师）

秘　书　长　王　键（安徽中医药大学校长　教授）

洪　净（国家中医药管理局人事教育司巡视员）

王国辰（国家中医药管理局教材办公室主任

　　　　全国中医药高等教育学会教材建设研究会秘书长

　　　　中国中医药出版社社长）

办公室主任　周　杰（国家中医药管理局人事教育司综合处处长）

林超岱（国家中医药管理局教材办公室副主任

　　　　中国中医药出版社副社长）

李秀明（中国中医药出版社副社长）

办公室副主任　王淑珍（全国中医药高等教育学会教材建设研究会副秘书长

　　　　　中国中医药出版社教材编辑部主任）

全国中医药行业高等教育"十二五"规划教材
全国高等中医药院校规划教材（第九版）

《护理美学》编委会

主　编　林俊华（湖北中医药大学）
副主编　（以姓氏笔画为序）
　　　　王红松（安徽中医学院）
　　　　余雨枫（成都中医药大学）
　　　　金胜姬（南京中医药大学）
　　　　曹秋茹（黑龙江中医药大学）
　　　　蔡华娟（浙江中医药大学）
编　委　（以姓氏笔画为序）
　　　　王向荣（湖北中医药大学）
　　　　王红松（安徽中医学院）
　　　　艾　华（北京中医药大学）
　　　　冯　麟（贵州中医学院）
　　　　刘爱锋（上海中医药大学）
　　　　闫　兰（甘肃中医学院）
　　　　余雨枫（成都中医药大学）
　　　　杨筱多（广州中医药大学）
　　　　林俊华（湖北中医药大学）
　　　　金胜姬（南京中医药大学）
　　　　姚祚星（福建中医药大学）
　　　　郭莉莉（山西中医学院）
　　　　曹秋茹（黑龙江中医药大学）
　　　　章涤凡（云南中医学院）
　　　　彭丽丽（湖南中医药大学）
　　　　蔡华娟（浙江中医药大学）
　　　　廖月霞（扬州大学）

前　言

全国中医药行业高等教育"十二五"规划教材是为贯彻落实《国家中长期教育改革和发展规划纲要（2010－2020 年)》、《教育部关于"十二五"普通高等教育本科教材建设的若干意见》和《中医药事业发展"十二五"规划》，依据行业人才需求和全国各高等中医药院校教育教学改革新发展，在国家中医药管理局人事教育司的主持下，由国家中医药管理局教材办公室、全国中医药高等教育学会教材建设研究会在总结历版中医药行业教材特别是新世纪全国高等中医药院校规划教材建设经验的基础上，进行统一规划建设的。鉴于由中医药行业主管部门主持编写的全国高等中医药院校规划教材目前已出版八版，为便于了解其历史沿革，同时体现其系统性和传承性，故本套教材又可称"全国高等中医药院校规划教材（第九版)"。

本套教材坚持以育人为本，重视发挥教材在人才培养中的基础性作用，充分展现我国中医药教育、医疗、保健、科研、产业、文化等方面取得的新成就，以期成为符合教育规律和人才成长规律的科学性、先进性、适用性的优秀教材。

本套教材具有以下主要特色：

1. 继续采用"政府指导，学会主办，院校联办，出版社协办"的运作机制

在规划、出版全国中医药行业高等教育"十五"、"十一五"规划教材时（原称"新世纪全国高等中医药院校规划教材"新一版、新二版，亦称第七版、第八版，均由中国中医药出版社出版)，国家中医药管理局制定了"政府指导，学会主办，院校联办，出版社协办"的运作机制，经过两版教材的实践，证明该运作机制符合新时期教育部关于高等教育教材建设的精神，同时也是适应新形势下中医药人才培养需求的更高效的教材建设机制，符合中医药事业培养人才的需要。因此，本套教材仍然坚持这个运作机制并有所创新。

2. 整体规划，优化结构，强化特色

此次"十二五"教材建设工作对高等中医药教育 3 个层次多个专业的必修课程进行了全面规划。本套教材在"十五"、"十一五"优秀教材基础上，进一步优化教材结构，强化特色，重点建设主干基础课程、专业核心课程，加强实验实践类教材建设，推进数字化教材建设。本套教材数量上较第七版、第八版明显增加，专业门类上更加齐全，能完全满足教学需求。

3. 充分发挥高等中医药院校在教材建设中的主体作用

全国高等中医药院校既是教材使用单位，又是教材编写工作的承担单位。我们发出关于启动编写"全国中医药行业高等教育'十二五'规划教材"的通知后，各院校积极响应，教学名师、优秀学科带头人、一线优秀教师积极参加申报，凡被选中参编的教师都以积极热情、严肃认真、高度负责的态度完成了本套教材的编写任务。

4. 公开招标，专家评议，健全主编遴选制度

本套教材坚持公开招标、公平竞争、公正遴选主编原则。国家中医药管理局教材办公室和全国中医药高等教育学会教材建设研究会制订了主编遴选评分标准，经过专家评审委员会严格评议，遴选出一批教学名师、高水平专家承担本套教材的主编，同时实行主编负责制，为教材质量提供了可靠保证。

5. 继续发挥执业医师和职称考试的标杆作用

自我国实行中医、中西医结合执业医师准入制度以及全国中医药行业职称考试制度以来，第七版、第八版中医药行业规划教材一直作为考试的蓝本教材，在各种考试中发挥了权威标杆作用。作为国家中医药管理局统一规划实施的第九版行业规划教材，将继续在行业的各种考试中发挥其标杆性作用。

6. 分批进行，注重质量

为保证教材质量，本套教材采取分批启动方式。第一批于 2011 年 4 月启动中医学、中药学、针灸推拿学、中西医临床医学、护理学、针刀医学 6 个本科专业 112 种规划教材。2012 年下半年启动其他专业的教材建设工作。

7. 锤炼精品，改革创新

本套教材着力提高教材质量，努力锤炼精品，在继承与发扬、传统与现代、理论与实践的结合上体现了中医药教材的特色；学科定位准确，理论阐述系统，概念表述规范，结构设计更为合理；教材的科学性、继承性、先进性、启发性及教学适应性较前八版有不同程度提高。同时紧密结合学科专业发展和教育教学改革，更新内容，丰富形式，不断完善，将学科、行业的新知识、新技术、新成果写入教材，形成"十二五"期间反映时代特点、与时俱进的教材体系，确保优质教育资源进课堂，为提高中医药高等教育本科教学质量和人才培养质量提供有力保障。同时，注重教材内容在传授知识的同时，传授获取知识和创造知识的方法。

综上所述，本套教材由国家中医药管理局宏观指导，全国中医药高等教育学会教材建设研究会倾力主办，全国各高等中医药院校高水平专家联合编写，中国中医药出版社积极协办，整个运作机制协调有序，环环紧扣，为整套教材质量的提高提供了保障机制，必将成为"十二五"期间全国高等中医药教育的主流教材，成为提高中医药高等教育教学质量和人才培养质量最权威的教材体系。

本套教材在继承的基础上进行了改革与创新，但在探索的过程中，难免有不足之处，敬请各教学单位、教学人员以及广大学生在使用中发现问题及时提出，以便在重印或再版时予以修正，使教材质量不断提升。

国家中医药管理局教材办公室
全国中医药高等教育学会教材建设研究会
中国中医药出版社
2012 年 6 月

编写说明

根据全国高等中医药教材建设委员会的精神，我们编写了第2版《护理美学》教材。

本教材以现代医学观和整体护理思想为指导，关注中医学相关理论，围绕中医院校护理本科人才培养目标，突出护理学专业特点。在保留第1版教材经典内容及亮点的基础上，结合教材使用过程中的各种反馈，充分考虑护理美学近些年的发展趋势，重视美学的基本知识在护理工作中的运用，进行了大量的创新。在取材范围上，增加了美学基本理论、护士审美实践等内容，各章节在编排上进行了一些改动，同时在部分章节中加入图片、知识链接等，以增加学生的阅读兴趣，培养学生的创新意识。本教材力求融美学、医学、护理学的理论与观点为一体，突出该学科的科学性、严谨性与实用性。

本书共7章，包括绪论、美学的基本原理、护理人体美、护理美感与审美、护士职业形象美、护理礼仪、护理审美教育与评价，涵括了护理美学的经典内容。详尽阐述了中西方美学思想的历史演变以及普通美学的基本理论，并结合护理学科的特点，以整体护理为框架，重点介绍了护理美学概论与基本内容、塑造护理职业形象美的要素与途径、护患关系中的美学技巧等。本教材可作为高等中医药院校护理专业的教材，也可作为护理人员继续教育的专业参考书。

本书的编写人员均是活跃在护理临床、教学、科研第一线的专家学者，稿件经过多次互审互较，最终定稿。各章分工如下：第1章，绪论，金胜姬；第2章，美学的基本原理，余雨枫、章涤凡、姚祚星；第3章，护理人体美，林俊华、闫兰、王向荣；第4章，护理美感与审美，蔡华娟、杨筱多；第5章，护士职业形象美，曹秋茹、王红松、艾华、冯麟、郭莉莉、彭丽丽；第6章，护理礼仪，刘爱锋、廖月霞、王向荣；第7章，护理审美教育与评价，章涤凡、杨筱多。

护理美学作为一门新兴的学科，其学科技术及方法理论尚不够成熟，各位编写人员尽管付出了大量的努力，尽心尽责，但由于编写时间紧迫，任务重，难免有不妥之处，请专家、读者不吝赐教。

本教材在编写过程中得到了湖北中医药大学、安徽中医学院等单位领导的大力支持，在此深表感谢！

《护理美学》编委会

2012年6月

目　　录

第一章 绪 论

"护理是一门艺术，也是照顾人生命的艺术，由熟练技术的手、冷静的头脑与温暖的心组成。"这是护理学创始人——南丁格尔女士对护理学的描述。这一描述充分表明，从护理学初创之始，护理就是科学、艺术与情感的结合，护理人员在与服务对象互动过程中，无时无刻不体现着职业特有的美，护理工作必然包含着尊重生命、关怀生命和热爱生命的审美情怀，蕴含表现美、创造美、欣赏美的审美实践。因此，护理工作者必须掌握一定的美学知识，具备一定审美修养，以自我美（外观、内涵、生活）、人性美（宽容、坚持、社会公益）与护理专业特有的美（沟通、关怀、创新、团队合作、专业技术、营造治疗环境）来促进服务对象的身心康复和提高整个社会人群的健康水平。

第一节 美学概述

一、什么是美学

生活处处存在着美，如绚丽夺目的大自然风光、丰富多彩的社会生活、巧夺天工的艺术精品都能令人神往和陶醉。爱美之心人皆有之，从生活中发现美、感受美、欣赏美、创造美，可以说是人类特有的心理和精神的需求。从某种意义上说，人类文明的历史是人类对美的向往和追求的历史，也是人类不断认识和把握美的规律、利用和发挥美的功能的历史。从古到今，关于美的探索、讨论和研究始终没有中断过，人们对"美"诸问题的探讨、研究与认识，便形成了一门独立的学科——美学。

那么，什么是美学呢？

顾名思义，美学就是研究美的科学或学科。但若细究，我们可以发现，这个定义在中文里属同语反复，其实等于没有说。那么，美学到底是什么呢？

要说明白什么是美学，我们还要从美学的提出说起。

（一）美学的提出

美学作为一门独立的学科，是由18世纪的德国哲学家、美学家鲍姆嘉通(Baumgarten，1714 — 1762)首次提出来的。鲍姆嘉通在研究布尼茨等人的理性主义哲学思想时，发现人类知识体系存在着一个很大的缺陷，即理性认识方面的学问有逻辑学、道德活动方面的学问有伦理学，而感性认识方面却没有一门相应的学科来研究，于是鲍姆嘉通于 1750 年正式以 "Aesthetik（其含义是研究感觉和感情的理论）" 这个术语出版了他的《美学》第一卷，规定了这门学科的研究对象和任务，首次正式将美学列为一门独立的学科，他也因此被誉为"美学之父"。

（二）关于美学的争论

从美学诞生之日起，关于其定义的问题，一直存在着不同的意见和争论，至今没有一个十分统一的意见，这正表明美学是一门既古老而又年轻的学科。

关于美学的争论，主要有以下几种观点：

第一种观点，认为美学的研究对象是艺术。如黑格尔把美学定义为"艺术哲学"或"美的艺术的哲学"，认为美是对各种艺术的一般原理的研究和概括。

第二种观点，认为除了艺术之外，美学还应该研究客观现实的美，要求把美学研究从艺术哲学的范围扩展到现实美的领域。

第三种观点，认为美学要研究人对现实的审美关系。这种关系就是以审美的态度去对待现实。审美关系是以理性认识为基础，以情感想象为中介，把人们对世界的认识和体验传达出来的活动，即对世界的一种精神把握的过程。几乎人们在社会生活中感兴趣的所有事物，都包含着人对现实的审美关系。在这一关系中，审美主体在审美对象的作用下，必然会产生喜、怒、哀、乐等不同的感情和情绪。这些感情和情绪，都和愉悦的美感的精神享受相伴随，在满足人们精神生活的过程中，使人们受到感染和教育，从而帮助人们认识和改造世界。

此外，还有一些其他的观点。如认为美学是以美感经验为中心研究美和艺术的科学；认为美学是关于审美活动理论的观点，主张美学要从最简单、最基本、最普遍的事实出发，具体分析各种审美现象，实证考察审美活动中的美和美感，辩证思考审美活动的主客体关系，全面研究自然、社会、艺术的美。

以上种种看法，都有其合理性，由此可以看出，对于美学的学科看法是多元化的，可以从不同的角度、层次、途径、方法去研究，从而得出不同的理论。

（三）美学的研究对象

美学的研究对象可以定义为下列三个方面：美的存在、美的感受、美的创造。

1. **美的存在** 也就是人们通常所说的"美"，属于审美关系中的客体方面。这部分内容是美学研究的基础部分，包含的主要内容有美的本质、美的形态、美的内容和形式等。

2. **美的感受** 也就是人们通常所说的美感或审美心理，属于审美关系中的主体方面。主要包括美感的本质、美感的特征、美感的心理要素，以及审美判断（欣赏）的过程、机制和规律等。它和心理学、生理学、信息科学等有着十分密切的关系。

3. **美的创造** 主要包括社会美的创造、自然美的创造、艺术美的创造、人体和心灵美的创造（美育）等。

　　在把美学的研究对象确定为美的存在、美的感受、美的创造基础上，我们就可以对什么是美学问题作出较为明确的回答了，即美学是研究美的存在、美的感受和美的创造的科学。

二、美学的产生与发展

　　人类美学思想的产生，与人类的起源一样古老，无论在中国还是在西方，当原始人把第一串装饰品挂在脖子上时，美的种子就已经播撒在人类的心田。在绵延数千年的美学思想发展史中，中西方美学思想交相辉映，照亮了人类美学思想的漫长历程。

　　人类美学思想的产生可以追溯到遥远的原始社会。在人类童年期，那时的人们还不可能有自觉理论形态的美学思想，但这并不意味着原始人没有审美意识，没有对美的渴望和追求。从考古发现和对残存的原始部落的考察来看，原始人在音乐、舞蹈、诗歌、绘画等艺术活动中，已经明显表露出了对自然和创造性劳动的赞美，至少在两万五千年以前，原始艺术家们已能用二、三种色彩活灵活现地描绘出马、鹿、公牛、狮子等动物形象，中石器时代已能画出战争、狩猎等场面，且突出表现动作，这些无疑是人类社会审美意识的胚胎。特别到了原始社会晚期，原始艺术得到了迅速发展，当时，把各种物品加上彩饰，在器皿等用具上加绘装饰图案已非常普遍。其中的一些艺术品即使在今天看来，也有很高的审美价值。例如，属于仰韶文化的新石器时代的彩陶，其造型、色泽和图案无不令人赞叹（图1-1）。1954年，在西安半坡村遗址出土的一批彩陶（图1-2），雕画着各种纹饰，如几何图案、人面纹、鱼纹、鸟纹、蛙纹、鹿纹、花叶纹等纹饰，线条简练，形态别致，富有生活气息，有力地显示出了我国远古时代劳动者的智慧和艺术创造力，也显示出了那个时代对美的追求和审美意识所达到的水平。

　　然而，原始人毕竟缺乏理性思维。从近代残存着的原始部落生活的史料看，原始人的思维中没有抽象概念，只有具体的形象。例如，他们不说一个人很勇敢，而说他像

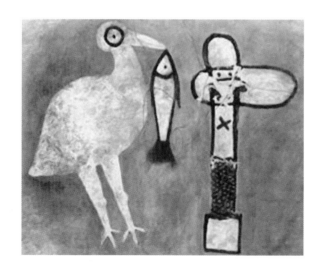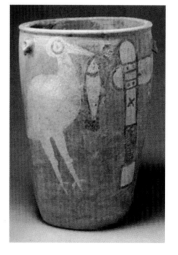

图1-1　仰韶文化半坡类型彩陶

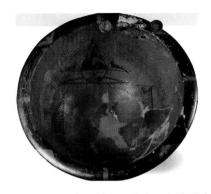

图 1-2　西安半坡村出土的人面鱼纹彩陶盘

一头狮子；不说一个人眼光敏锐，而说他像一只鹰；要表达硬的意思，就说像石头，等等。总之，原始人缺乏抽象分析和概括的能力，而美学恰恰需要这样的能力。因为美学不同于美，它不是对一个个具体的审美对象的感受，而是对所有美的事物之共同本质和特征的抽象。因此，理论形态的美学思想是到了奴隶社会才产生出来的。

我国早在春秋战国时期就开始了对美的探讨，卓越的思想家老子、孔子、孟子、庄子、荀子和韩非子等从各自不同的哲学观点出发，触及到美学问题。老子"大音稀声"的美学主张、孔子"尽善尽美"的美学观点、孟子"充实之谓美"的美论思想、庄子"天地有大美"的审美观、荀子"崇其美，扬其善"的美善统一观等。从战国后期开始，美学问题不仅得到了更为普遍的重视，而且深入到了文学、音乐、绘画、戏剧等各个艺术领域，这些领域内相关的著述体现了当时人们对美的规律的探求与把握，同审美经验与艺术鉴赏的有机结合，提出了诸如臆想、神思、韵味、意境等中国特有的审美范畴。

西方美学思想发源于古希腊。早在公元前六世纪末，古希腊的毕达哥拉斯学派，就提出了"美是和谐"的思想，根据"数的原则"来剖析美，认为美在于"对立因素的和谐的统一"，对后世美学产生了深远的影响。柏拉图最早对"什么是美"和"什么东西是美的"两个不同性质的命题进行辨析，并在其哲学著作中对美的本质和艺术美的问题作了具体的阐述。亚里士多德批判地继承了柏拉图的美学思想，他的《诗学》是欧洲文艺美学的最早经典著作，他的"美的整一"学说，肯定了现实生活中美的客观存在，并对艺术美的创造等问题作出了杰出的概况和总结。

古罗马美学思想基本上是古希腊美学思想的延续。公元五世纪，西罗马帝国灭亡，欧洲进入封建时代，在漫长的"中世纪"，美学同哲学一样，也沦为"神学的奴婢"，浸透着封建宗教的色彩。进入文艺复兴时期以后，在资产阶级思想解放运动作用下，此时期的美学崇尚人性，美学由神学转向人学，要求艺术表现人的生活和思想，在绘画、雕塑等作品中把人作为表现的主体。达·芬奇、莎士比亚等均是这一时期艺术创造的巨匠。

18 世纪中叶，自从"美学之父"鲍姆嘉通将美学确立为一门独立的学科之后，美学进入了一个新的、蓬勃发展的阶段，先是德国古典美学的兴起，接着是西方美学和马克思主义美学的分流。

18 世纪末到 19 世纪初形成的德国古典美学，是西方美学发展的高峰，也是世界美学思想发展的一个极为重要的阶段。它的奠基人是著名哲学家康德，其美学观点主要见于《批判力批判》一书，对美学的许多问题诸如美的本质、审美判断、审美活动中的心理功能、美的创造等问题都做了深入考究，并开始建立起一整套唯心主义美学理论形态。继康德之后，期间经过费希特、谢林、歌德、席勒等人的不断补充、丰富和发展。到了黑格尔便把德国古典美学推向了新的高峰，成为以往一切美学派别的集大成者。

黑格尔建立了西方美学史上从未有过的庞大完整的美学体系。在他的多卷本的《美学》巨著中，把历史发展的辩证观点运用于美学的研究，对于美的本质、自然美、艺术美、艺术发展的类型，乃至当时存在的几乎所有的艺术种类，都作了详尽的阐发，构成了一个规模宏大而严谨的美学理论体系，使美学的独立地位进一步巩固下来。当然，黑格尔的辩证法是以客观唯心主义为基础的，这使他的美学体系存在着不可避免的历史局限性。继德国古典美学之后，西方美学进入了一个新的发展时期。

西方现代美学的一大特点，是名目繁多、流派林立。与传统美学一样，现代西方美学与哲学的关系也十分密切。唯意志主义美学、表现主义美学、精神分析美学、存在主义美学、实用主义美学等各流派在很大程度上都是相应哲学流派的派生物。在研究的主题和方法上，现代西方美学与传统美学有重大的区别，传统美学主要致力于美的本质的探讨，现代西方美学则把中心转向了对审美感受、审美经验和艺术中的一些专门问题的研究。此外，自然科学和社会科学的飞速发展也对现代美学的研究产生了很大的影响，心理学、生理学、生物学、人类学、社会学、符号学、逻辑学等学科的某些观点，已经逐步渗入美学理论，产生了一些新的研究方法，如精神分析法、心理实验法、语义分析法、结构主义法，等等。但这些发展和进步多表现在个别领域，作为美学整体的理论建树显得不足。真正对德国古典美学进行革命性的批判和改造，使美学走向科学道路的，是马克思主义美学。

马克思主义美学诞生于 19 世纪中叶，它的开创者和奠基人马克思、恩格斯批判性地继承了人类文化的优秀成果，在创立新的世界观的过程中，涉及一系列重大美学问题，如美的起源、美的本质、审美和艺术活动的社会作用、艺术创作的规律等，并运用辩证唯物主义和历史唯物主义观点对这些问题做了深刻阐述，建立了一个崭新的美学体系。马克思主义美学第一次为美学提供了一个科学的哲学基础，即辩证唯物主义和历史唯物主义；提出了美学研究的科学方法论原则，即理论与实践相统一、逻辑与历史相结合；论证了美是社会实践的产物，是人的本质力量的对象化，是物化了的人的本质、个性和生命；提出了"劳动创造了美"的基本美学命题，并阐述了创造美的规律，即对象的规律性与人的目的性的统一；指出了艺术创作的原则和方法。由马克思和恩格斯所开创的马克思主义美学总体系，是以往美学体系所无法比拟的，它有着强大的生命力和深远的发展前景。

第二节　护理美学概述

从 20 世纪 80 年代中期起，伴随着医学美学学科的兴起，护理美学越来越为人们所重视。护理学与美学的相互结合，已经成为当代护理学科不断发展的标志之一。近年来，有关它的基本理论和逻辑体系已有不少学者进行了细致的探索。

一、护理美学的定义

什么是护理美学，我国的学者颇有研究并各抒己见，这里仅列举当代学者的几种有代表性的观点：

其一，护理美学是以马克思主义美学的基本原理为指导，研究护理实践中的美学问题与护理人员审美观的科学。

其二，护理美学就是运用美学的基本原理、原则及观点，研究护理工作中的美学现象及护士的审美观、护理美的培养与训练等问题。

其三，护理美学就是美学与医学、护理学的相关理论相结合，研究护理实践中的美学原理与美学现象及护理审美规律的一门新兴学科。

其四，护理美学是研究临床护理过程中的一切审美因素的科学。

上述四种提法具有一定的共同点，即以护理审美为核心，以护理学与美学相结合的理论为基础，运用护理学与美学相结合的方法来研究护理领域中的美学现象和审美实施及其规律。其研究范围都涉及医疗护理环境、社会人群、患者、护理实践及护理人员自身等领域。

综合这些提法，结合护理学学科的价值、目的和实践来考虑，可以认为，护理美学是运用美学的基本原理、原则和观点，从护理学的角度研究人们在维护和提升人类身心健康的活动中所体现出的护理美的现象及护理审美规律的一门新兴的、交叉性的应用学科。

二、护理美学的学科性质

护理学与美学的融合形成了护理美学这门新兴的学科。一方面，护理美学是护理学和美学相互渗透的产物；另一方面，它又是美学理论、规律等在护理学领域的应用和实践。下面我们就从这两个方面去分析和确定它的学科性质。

就护理学与美学的相互渗透来说，护理美学是医学科学与社会科学的交叉学科。

从美学角度看，护理学本身蕴含着美的规律、美的理念，是科学与艺术的高度结合，具有美的价值。主要表现在以下两个方面：

第一，护理理念和理论中蕴涵着美。现代护理理念强调人本主义，相信每个人都有其独特性。"人"因此成为所有护理活动的中心。在这里，美体现在对人的价值的重视上。

此外，护理理论的发展、整体护理模式的确立、优质护理服务活动开展等，均从护理理论和实践方面体现出美的本质、美的形态、美的感受和美的创造。现代的整体护理理论由于重视了人体躯体与心理的统一、局部与整体的统一、护理工作中护患关系的和谐统一，才使护理工作中的人格美、行为美、语言美、仪表美等得到了充分的展现，对护理理论中所存在的美有了进一步的认识和发展。

第二，护理实践中体现着美。护理工作的科学化、整体化、程序化、规范化、多样化的统一原则，使普通的工作成为和谐美和节奏美的表现形式。医院整体布局的和谐、统一，院容、院貌的整洁、美观，医院建筑的坐落有序、层次分明，医疗设备的轻便、雅致，各种色调的明快、柔和，病房的布置井井有条，所有这些都使患者在视觉上感到和谐圣洁、听觉上感到安宁恬静、情感上感到体贴温馨，从而产生愉悦的心理，这种良好的身心状态则有利于病体的康复。此外，护士轻盈的脚步，端庄典雅的仪表，整齐得体的服饰，熟练灵巧的动作，和蔼可亲的目光，礼貌轻柔的语言，真诚含蓄的微笑都体现了护士的形象美，使患者得到美的享受，从而产生舒适轻松的心态。

因此，从美学的角度看，美是渗透在护理理念与护理实践每一个环节中的，借助美学的相关理论，有意识地发挥审美因素的作用，并把审美因素作为护理理论与实践不可缺少的内容，创造性地实施护理，使患者在视觉、听觉、感觉上都得到美的感受，有效促进身心健康。

从护理学角度看，美学在护理中不单纯表现为审美活动，更重要的是美学对护理学科的发展起着促进作用。美学作为护理知识形态的一个组成部分，其最大的贡献就是要让人们了解护理工作是一种美的形式，让人了解护理对象——"人"的特质，从而提升护理学的美学价值和人文价值，促进其进一步发展。

总之，护理美学是美学与护理学相互渗透的结果，是美学在护理实践中的体现，是一门交叉性的应用学科。

三、护理美学与相关学科的关系

护理美学作为一门独立的学科，有其特殊的研究对象，是其他学科所不能替代的。但它与其他一些学科有着密切的联系，了解它们之间的关系，有助于进一步把握它的研究对象和范围。

（一）护理美学与护理心理学的关系

护理心理学是研究人的心理因素在人类健康、人与疾病相互斗争及转归过程中的规律，以及人的个性心理特征的科学。护理美学是研究护理活动中的审美活动规律。而护理审美活动是一种特殊的、复杂的社会心理活动，是诸多心理因素综合活动的结果。因此，护理美学的研究必须借助于护理心理学的研究成果。护理心理学的大量研究成果表明，心理因素与疾病的发生、发展和转归有很大关系。这就要求护理人员在护理过程中配合心理护理，积极创造和建立良好的审美环境，激发患者的美感，以利于疾病康复。所以护理心理学为护理美学提供了重要的科学基础。

（二）护理美学与护理伦理学的关系

美学、伦理学原理均属哲学范畴，随着学科发展，两者分别从哲学中分化出来，各自形成独立学科，而护理美学和护理伦理学又分别是美学和伦理学的分支学科，二者既有联系又有区别。护理伦理学是以伦理学原则为指导来研究护理职业道德的科学，是伦理学原理在护理领域里的具体运用，护理美学与护理伦理学的共同点是探讨护理范畴中的美和善。护理美学是以护理领域中的美、丑作为护理审美评价标准；而护理伦理学则以善、恶为护理道德评价标准。护理伦理学认为，凡是善的一般总是美的，凡是恶的也是丑的。这说明护理伦理学和护理美学在对护理现象的认识评价上是统一的，不同之处只是根据各自的学科性质在研究内容上有所侧重。另外，在功利观和社会效益观方面的认识也基本一致，都为维护和增进人类身心健康服务。

（三）护理美学与护理社会学的关系

护理社会学是一门研究护理中的社会问题和社会中的护理问题的科学，而科学本身就具有美。在护理社会学的实践中，只有深刻理解美的含义，才能真正深入社会去理解、体验、观察生活，在充分认识的基础上，为人类提供健康保健的最佳环境。从这个意义上讲，护理美学与护理社会学有着相似的目标，两者在研究上可以互相促进，但前者探讨包含社会因素在内的各种客观因素对健康的影响，后者专门研究社会因素与健康的关系，共同维护人类的健康之美。

（四）护理美学与护理教育学的关系

护理教育学是护理学学科体系中一门新兴的交叉学科，是专门研究护理教育现象与规律的学科。护理美学是关于护理之美的科学，护理美学的理论与技术构成了护理教学的内容，而护理教育的研究和过程是护理美学实践领域中一类特殊的活动。这种研究和过程，一方面可以进一步丰富了护理美学的理论体系，拓宽了护理美学的研究领域；另一方面，则大大推动了护理教育的发展与完善，丰富了教学内容，扩大了护理教育的范围。二者相互联系，密不可分。

（五）护理美学与护理管理学的关系

护理美学与护理管理学的关系是比较密切的。护理美学将护理环境美、护理人员形象美、临床护理技术操作美、护理创造美等作为研究对象，是医院护理管理所追求的重要目标之一，而护理管理更重要的是研究行政管理、护理业务管理两大部分。可见，护理美学与护理管理学在追求的目标和所要研究的课题上有许多共同之处，但它们却是两个不同性质、不同理论体系的护理学科。

综上所述，护理美学与其相关学科的关系既密切又不同。护理美学是刚刚兴起的边缘学科，它在发展和完善过程中，还需要不断汲取相关学科的研究成果并使之日臻丰富和完善。

四、学习和研究护理美学的现实意义

研究护理美学有助于总结和挖掘护理工作中积极而有生命的审美经验，提高护理人员的审美素质，从而不断推动护理学和护理美学的发展。

（一）护理学学科发展的需求

随着人类社会、经济、文化、科学的迅速发展，现代医学已由单一的生物医学模式转变为生物—心理—社会医学模式，新的医学模式赋予护理工作更多的内涵。新的护理模式要求把"人"看作整体，要利用美感的生理—心理效应使"人"（患者，健康人）在生理、心理、社会、灵性上达到最愉快的状态。也就是说，护理人员通过房间的布局，温度、湿度、亮度、颜色的变化及操作姿势、语言、音乐、触摸等，使人们达到最舒适的状态。这就迫切需要护理美学理论的指导和完善，护理学科的发展呼唤着护理美学的诞生。

（二）护理实践发展的必然要求

"以疾病为中心"的传统生物医学模式忽视了患者的心理、行为和社会等方面的问题，而新的医学模式则以患者为中心，强调了护理中对患者实施整体护理。即关注患者作为整体人的各方面需求，协助患者实现康复，促进和维护健康，提升生活质量。这就要求对丰富而复杂的护理工作按照护理活动的程序化、层次性、节奏性等形式美的审美要求实施，达到繁而不乱、琐而不碎的优质高效的护理目标，使护理工作呈现出一种协调美，从而保证每一位患者都能得到全方位的护理，保证每一项护理计划都得到完满落实，使护理工作循序渐进，并始终围绕着"人"这个中心进行，从而体现出护理工作的节奏美。

（三）卫生保健事业发展的需要

随着生活水平的提高，社会更加重视人的价值，重视人的健康和生活质量。人们对于生命健康已经有了新的认识，优生优育、健康长寿、生活高质量已成为人们的普遍要求。我国古代哲学家墨子曾说："食必常饱然后求美，衣必常暖而后求丽，居必常安然后求乐。"今天，人类已进入"科学时代"、"电子信息时代"，衣、食、住、行等基本需要得到满足，人们对美的追求也愈来愈强烈，愈来愈高级。以就医为例，人们已不满足用好药，而是讲究医护质量提高，医疗环境宜人，诊疗设备和技术完备美，医护人员技艺、心灵、语言和仪表美等等，以期从更高层次上提高人体生物、心理和社会的完满状态。

此外，在现代社会里，健康审美愈来愈成为人们重要投资动机之一。于是，保健业迅速发展，现代医学美容学蓬勃兴起，皮肤护理、音乐胎教、色彩疗法、芳香疗法、健美运动等也应运而生。正因为如此，医护人员也应高度重视并认真研究人的爱美天性，学习美学知识，努力提高自身的审美文化修养，创造健康美来满足人民对保健事业的需求。

（四）创建具有人文环境的现代化医院的需要

现代医学模式的建立要求医院逐步向现代化医院过渡。所谓现代化医院意味着一种理想的社会生活方式的构成部分，它不仅是经济、物质、医疗技术的代名词，更重要的是一种人文精神的体现。要充分发挥审美文化的作用，使医院医护人员在美的享受中塑造更为完美的人格。人的素质全面提高，可以影响人的行为变化，人的行为变化既可以为医院的发展创造良好的人文环境，又可以全面提高医疗、护理服务质量，为医院带来一定的社会效益和经济效益。

五、护理美学研究的对象、内容和任务

（一）护理美学的研究对象

护理美学是护理学和美学两个学科相互融合而形成的一门学科。因此，它和普通的美学不完全一样，即不以哲学思辨的探讨为主，而是把主要的注意力放在护理实践领域，探讨整个护理实践领域中一切美的现象和审美的规律性问题。概括的讲，护理美学研究的对象是对护理活动中一切美的现象及其发生、发展和变化的规律性进行研究，探讨如何依照这种规律性进行护理审美实践。

护理的对象是人，所以护理美学的研究对象也应紧紧围绕"人"，围绕能够提供给"人"躯体健康和精神健康的服务功能。对护理功能的研究，必须把护理、人、环境、健康等问题综合起来进行考虑。也就是说，护理美学要围绕"人"这个中心去研究。在研究中既要考虑服务对象的生理因素，也要考虑心理的、审美的、文化的需求，只有始终把握住护理与人的关系的这个中心，护理美学才是有价值的。

（二）护理美学的研究内容

护理美学研究的内容大致可分为护理美学基本理论、护理审美实践和护理审美教育与评价等三个部分。

1. **护理美学的基本理论**　护理美学的基本理论由三个部分构成：

（1）护理美学的定义与学科性质：包括护理美学的研究对象、任务和方法，以及与之相关学科的关系；学习和研究护理美学的现实意义；护理美学的历史、现状与发展等。

（2）美学的基本原理：包括美的产生与发展；美的本质和特征；美的基本形态和形式规律。

（3）护理审美规律的研究：其研究的核心是护理审美主客体及其相互关系。

护理美学的理论研究所涉及的学科范围很广泛，除了主要依靠美学和护理学之外，还必须借助哲学、社会学、心理学、伦理学、体育学、艺术学、形象学的帮助。因此，护理美学基本理论的研究是一种多学科的综合性研究，这反映出护理美学研究对象的复杂性、综合性和交叉性。

2. **护理审美实践**　护理审美是将护理美学理论具体应用于护理活动中，它包括护理人体美；护士形象美；护理审美环境建设；基础护理、专科护理、护理管理工作中的审美活动；护士审美修养等。护理审美实践必须依赖于护理美学理论，采取相应的美学技术手段和方法，指导护理审美活动为人类健康提供最佳的服务。

3. **护理审美教育与审美评价**　护理审美教育包括学校专业教育、素质教育、自我审美培养。根据护理学专业特点，在教学环节中充分发挥护理标本模型、挂图、插图和电化教学美。形象动人的教具具有潜移默化的作用，可增强教学效果。通过特定的护理环境与教学方式来培养护理人员，使之具有正确、健康的护理审美观，以达到提高护理

人员鉴赏和创造护理美的能力。

护理审美评价是对护理工作中一切审美活动的评价和护理审美教育的评价。护理审美活动的评价有利于提高护理人员素质，提高护理质量、提高医院的管理水平，以及推进护理水平的发展；护理审美教育的效果如何，也可以通过护理审美评价的实施来总结经验，不断拓展护理审美实践的技术和技巧等。

（三）护理美学的研究任务

护理美学研究的根本任务是在新的医学模式下，探索和研究一切生物、心理、社会因素对人的健康和疾病的影响，寻求科学有效的护理方式，消除各种不利因素，以增进人的健美素质。其核心任务是研究护理学领域中各种护理美现象和护理审美规律，力求促进护理审美创造。其具体任务是研究护理工作中的美学现象与原理；为护理实践美提供理论依据；提高护理人员的审美鉴赏力和创造力。

简言之，护理美学的基本任务就是在一定程度上揭示出护理审美规律和调整护理审美关系，并用理论形态表达出来，构筑成一个理论知识的逻辑体系。同时，将护理美学的基本理论同护理审美实践相结合，为护理审美实践提供技术和方法，用以指导护理审美的实施。

第三节 中国护理美学的历史、发展及内涵

虽然护理美学是新近发展起来的一门学科，但其蕴含着深远的历史渊源，随着历史的发展与人们的审美意识的提高，护理实践活动中的美也逐一被认识，并愈来愈显现出护理专业独特的魅力。

一、护理美学形成的历史轨迹

随着护理学科的不断发展，护理美学作为一门新兴的学科而逐渐形成。具体来讲，其形成可分为三个阶段：

（一）护理美学的酝酿阶段（1980年以前）

护理美学思想是随着人类护理活动的产生和发展而展开的，可以说，自从有了人类以来就有了护理。因为有了人类就免不了有生、老、病、死，也就有了抚育幼小、援助老弱、保护伤患、照顾残疾、处理死亡等。护理正是基于人类此种需要而产生。远古时期虽无"护理"这一名词，但实际上已有了护理活动的表现，相应地也就有了护理美的思想萌芽，如几个世纪以来，护理中一直体现着人类的同情心，"博爱""牺牲""为人服务"成为护理精神的信条，这些信条中就蕴含着美的价值。

护理学的正式创立，源于1860年南丁格尔女士创办世界上第一所护士学校。她认为"爱心的照顾，是医疗过程中最重要的一环，力谋护理之改良与患者之舒适"。积极为患者创造条件，使患者舒适，这是明显的护理美感的反映。

（二）护理美学的萌芽阶段（1980—1988）

20世纪80年代，随着医学模式的转变和护理学科的发展，护理工作被赋予更多的内涵。加之美学研究领域的日渐扩大，这些都为护理美学的形成创造了积极的条件。

护理美学之所以开始孕育，其原因是：

1. 多学科与美学融合 这一时期，诸多相邻学科与美学互相渗透，产生了很多美学分支学科，如工艺美学、信息论美学、教育美学、商品美学、劳动美学、医学美学、建筑美学等。

2. 新学科的借鉴作用 各美学分支学科的建立和自然学科、社会人文学科的发展为护理美学的确立提供了理论基础和可供借鉴的成功经验。

3. 护理观念的变化 现代护理观念对人本质的重新认识，导致了社会对护理美的追求。

4. 高等教育的需要 高等护理教育的发展和培养人的素质全面发展的教育观，使美学成为一门不可缺少的专业课程。

（三）护理美学的形成阶段（1989年至今）

医学模式的转变，促使护理学科发生深刻的变革。对患者进行整体护理则要求护士应有良好的人文素质。因此，人文社会学科在护理教育中越来越受到重视，护理美学的产生已成为护理学科发展的必然。

1989年3月，为了促进美学在护理中的应用与普及，黎正良等主编了《实用护理美学》。它的出现，标志着我国"护理美学"的正式形成。随后，多所医学院校护理学专业相继开设了"护理美学"课程。一些医院把包含了护士形象、职业礼仪、语言行为要求的"护士行为规范、职业规范"作为新上岗护士培训的必修课。

随着护理人员审美修养的提高，有关护理美学的研究内容逐步扩展、深化，学科的理论也日趋丰富，众多关于护理美学的论述见诸报刊，如"护理审美素养在护理中的审美意义"、"护理美学与护理继续教育"、"护理实施中的审美活动"、"现代护理艺术性简论"等。自1989年《实用护理美学》一书的出版到如今护理美学研究的深入，已有20多年，护理美学学科基本形成，并在不断地完善和发展。

二、护理美学的发展前景

护理美学的发展虽然尚处于初步形成阶段，但已得到护理学界的广泛重视，其学科思想和研究成果正趋于成熟。与众多成熟的学科相比，护理美学还是一棵细嫩的新苗，但它具有强大的生命力。随着社会的进步和发展，人们对生存质量意识的提高，护理美学必将不断向纵深发展。护理美学的未来和应用前景是灿烂的，其主要发展趋势是：

1. 从适应医学模式的转化看护理美学的发展趋势 随着护理体制改革的不断深化，实施以"人的健康为中心"、以护理程序为框架的整体护理的开展，社会性护理的需求领域不断扩大，护理美学的研究正是适应全方位的护理改革的转化而进行的。重视塑造护士"白衣天使"的光辉形象已成为护理界紧迫的现实问题，只有先设计好白衣天使的内心世界，才能外化为纯洁无瑕的仪容，给人留下美好的印象。未来的护士一定能做到语言美（文雅）、姿势美（端庄）、仪态美（大方）、衣饰美（朴素）、服务美（热情）、操作美（规范）、工作环境美（整洁）、心灵美（为患者献身的高尚情操）。

2. 从健康观的转化看对护理美学的需要　科技的进步，护理的发展，人们不仅仅由关注治病向关注防病和延年益寿转变，而且越来越注重健美保健及生活质量的提高，护理美学对于指导防治疾病、保障人体健美将发挥巨大的作用。

贝尔纳指出，未来医学所关切的，当是健康而不是疾病。人类不希望疾病缠身时才去求医寻护理，而是追求疾病的预防，这就要求以护理审美观为指引，保障"健康"人的健美发展。另外，我国人口出现老龄化趋势，老年人比其他年龄组更易患病，因此，保障老年人健美、长寿，也必将是护理美学研究的重要课题。

总之，护理学作为一门艺术，应调整好护理审美意识，树立外在美与内在美的统一，在一个完整的护理程序中，按美的法则塑造护理人员本身，将体现人们关于至善至美的生活及至善至美的人的观念的那种完整的、具体的形象。他们善良的心灵、和蔼的态度、亲切的语言、优雅的举止风度和健美的体魄，是人类审美理想与现实的统一，是个性的和谐发展，它兼精神丰富、道德高尚与身体健美于一身。护士在患者面前所表现的温柔美丽、健康自信、轻盈活泼，这一切在患者心中唤起一种对美好生活的向往，进而积极配合治疗，以求早日恢复健康。因此，护士应时刻注意自己的外在美和内在美，塑造完美的"白衣天使"形象。

三、中国传统护理美学的思想内涵

中医护理学理论体系建立之初，就充分吸收并广泛应用了中国传统美学理论及其基本法则，它是融哲学、美学、医学为一炉的独特的学科体系。中国传统护理美学思想的内涵可从以下几方面得以体现：

（一）"天人合一"的整体之美

中国传统医学认为，世界是由阴阳二气构成，并处于"动静相召、上下相临、阴阳相错"的运动与发展状态，而人与"天地相参"、与"日月相应"、与"天地"同源相动。

"天人合一"的整体观强调：人是一个有机的整体；人和自然一起也是一个有机的整体，人的生命和自然息息相关。人体的新陈代谢、脏腑功能、气机升降、气血运行无不遵循着阴阳消长、转化、五行生克制化的规律，并与大自然保持着协调统一。生命受自然规律的支配，并和自然规律协调一致，才能体现一种不可抗拒的和谐自然之美。自然之美是任何形式美的基础，人与自然一样，有生长、转化、消长的形式，表现为生、长、壮、老、死的生命过程，并在生命的各个阶段显现出特有的生命自然之美。人体美是以健康为基础的，只有身体健康之美，才是长久的美和生命之美。除了身体健康之美外，生命美还体现了血和肉与情感、思维、伦理相结合的一种高层次美，即生理、心理、社会适应性的健康之美。自然界中人的生命美是一种最高层次的美，要维持人的生命美就必须和自然协调统一。而生命的自然之美是人的容貌形体美的基础，所以中国传统护理在人体美的维护和塑造上，始终追求自然美、本质美，遵循顺应人体生理活动的规律，反对任何违反自然规律的做法，因此，善待生命、养生保健是传统护理美的基础。

综上所述，"天人合一"的整体观也是中国传统护理美学整体观的核心。其中强调整体调护的观点比近代提出的生理、心理、社会整体护理模式领先了两千多年，为我们今天施行整体护理提供了坚实的理论基础和宝贵的经验。

（二）"阴阳消长"的平衡之美

我国古代的思想家认为，一切现象都有阴阳两方面，且阴阳的对立和消长是事物本身所固有的运动态势。只要人这一生命体存在，就离不开阴阳的变化运动。只有保持人体"阴阳离合"的有序动态平衡状态，才能维持人体正常的生命活动。若是因故而发生阴阳失调，即出现"阴阳偏胜偏衰"，就成为疾病发生的根本原因。中医认为在正（即机体抗病能力）邪（即致病因子）斗争的影响下，正邪双方的斗争过程或由于正气之虚，或由于邪气之胜，都会促成病情趋于恶化。一旦正气得到恢复，邪气减退，疾病就会向好的方向发展。阴阳"消"而不至于"衰"，"长"而不至于"亢"，这样才能保持正常的生命运动，人的美姿方能维护和改善。中医阴阳学说，阐述了人体各部位组织结构和各种生理功能是否保持着阴阳"消长"或"离合"的平衡状态，或是否产生"偏胜"或"偏衰"的不平衡状态，是中医护理审美思想的又一个基本点。因此，中医护理美，就是通过养生、保健、饮食等调护以调理阴阳，恢复其"离合"的动态平衡，以维持人的生命运动。

（三）"五行生克"的协调之美

五行说是中国传统医学的另一独特思想。古人认为，世界上的一切事物都是由木、火、土、金、水五种基本物质之间的运动变化而生成的，五行之间相克又相生。所谓"相生"就是五行之间相互资生、彼此促进。五行中的每一行，都是生我和我生前后衔接，如此循环往复，以至无穷。所谓五行相克，就是说五行之间都有相互制约关系，每一行都有我克和克我两个方面，前后制约，以防止太过或不及，维持人体脏腑间的"和谐与统一的"生理状态。可见，中医五行相生相克及其顺序的概念，是中医学的一种医学逻辑思维方法，主要用以说明人体各器官既是各司其职，又是相互协调的。同"阴阳消长"的概念一样，它也是一个有序而稳定的动态结构。如果人体一旦受到外感或内伤因素的损害，以致某一行（器官）的功能运动出现"太过"（偏胜）或"不及"（偏衰）时，就产生疾病，即出现"相乘"、"相侮"的反常现象。中医护理的目的，就是通过各种护理方法来抑制其"太过"，补充其"不及"以达机体功能运动恢复有序而稳定的平衡状态。人体各组织结构与功能之间处于五行生克的有序协调状态成为中医护理人体美的主要特征之一。

（四）"形神合一"的神形俱美

形，指形体脏腑等有形之物；神，指七情活动、精神状态。人既要有健康的形体脏腑，也要有适度的七情、良好的精神状态。形神合一是中医护理美追求的最高境界。由于受到中国传统重神轻形审美观的深刻影响，中医护理美特别强调调理七情，养神怡性，追求恬淡虚无、从容平静的精神境界。《素问·至真要大论》曰："虚邪贼风，避之有时，恬淡虚无，真气从之，精神内守，病安从来。是以志闲而少欲，心安而不惧，形劳而不倦，气从以顺……是以嗜欲不能劳其目，淫邪不能惑其心，愚智贤不肖，不惧于物，故合于道。所以能年皆度百岁而动作不衰者……"良好的精神状态和适度的七情既利于脏腑气机的升降出入以健体，又能保养神气，致形神合一以美容。如果忽略了对精神美的追求，只重视形体容貌之美，既不符合中国的传统审美标准，又难以达到中医护理人体美的最高境界，最终也不利于形体健康，使外在美丧失依存的基础。中医护理美应辩证地对待精神美与形体美，继承我国传统美学思想，在调护人体以助其外形美的同时，又给予人的精神美的指导，使人们达到形神美的统一，获得真正意义上的"身心健康、社会幸福的完美状态"。这些思想都为今天护士的仪表仪容美和心灵美的塑造，以及维护护理对象的身心健康提供了理论依据。

（五）"尽善尽美"真善美的统一

以善为美是儒家美学思想的特征之一，他们认为"善"（仁）就是美，尤其强调以善为本质特征的个体人格美，孔子认为完满的艺术应该是"尽善尽美"。

所谓"善"，一般是指对人类有用、有益、有利的一种功利价值。"尽善尽美"中虽未言及真，但真已蕴含其中。求真的活动是认识客观事物的本质与规律，求善的活动是利用客观事物的本质与规律为人们造福，这两种活动几乎是同时进行的，没有求真的活动，求善的目的无从实现，所以说真与善密不可分。"以善为美"是中国古典美学的特色，尤其在中医药学方面，善与美是紧密联系的，这种联系主要表现在两个方面：一是医护美是以善为前提的，医学和护理所追求的任何一种美都必须是对人类的生命安全、疾病消除和健康保持有用、有利、有益的，即善的东西，如果相反（不善），则不可能被认为是美。可见，善是美的前提，不善者不美。二是医护美本身就蕴含有善，善是蕴含、潜伏在美之中的，善是美的构成因素之一。

善，是构成中医护理美的一个重要因素。"善"中蕴含着护理环境美、护理效果美、护理人员品德美。"尽善尽美"寓于"真"之中，真、善是美的前提，只有"求真"和"尽善"方达"尽美"，可见"尽善尽美"即"真善美的统一"，是中国护理美学思想延续的主要标志。随着科学技术的不断发展，护理学科的知识体系也在不断丰富和完善。

（六）"四诊合参"的辨证之美

辨证，就是应用中医学的整体恒动观，对四诊所得的临床资料加以分析辨别，找出疾病的致病原因、病变部位、病变性质、发病机理，以及正邪双方的态势，为防治疾病提供科学的依据，是辨证施护的基本方法。

四诊，是指"望、闻、问、切"中医诊病的四种方法。美的形式主要是由色彩、形体、声音和气味等要素构成，中医四诊的内容无不含有上述美的要素成分，因此从四诊方法、内容与目的来看，既是诊疗、护理，也是一种医学、护理人体审美活动。四诊合参，就是在诊察疾病的过程中，根据中医学理论，把望、闻、问、切四种诊法所搜集、了解和掌握的各种临床资料，去伪存真、由表及里、由此及彼地加以综合、整理、分析、推演，判断病因、病性、病位、病机等，总称为"辨证"，旨在为确定护理原则提供理论依据。疾病是复杂多变的，证候的显现有真有假，如果四诊不全，就难以得到全面的资料，从而影响辨证施护，甚至发生错误。可见，四诊合参既是辨证施护的基本方法，也是辨证审美的基本指导原则。

综上所述，传统中医护理美学具有丰富的内涵，只要充分发挥中医护理特长，运用中医护理技术的优势，具有中国特色的护理美学将更加体现出它的科学性、技术性、社会性、服务性和艺术性。

第二章 美学的基本原理

第一节 美的本质和特征

一、美的本质及其探讨

"美是难的"，美的本质问题是两千多年来的学界公案，直到今天，人类对于"什么是美、美的本质是什么"一直没有停止过探索。我们今天就从"什么是美"来着手谈谈美的本质。

（一）什么是美

1. **"什么是美的"与"什么是美"** 盛开于春天五彩绚烂的鲜花是美的，浓郁于盛夏苍郁青翠的绿荫是美的，以及炫目灿烂的阳光、一碧千里的天空、巧夺天工的自然景物、精巧绝伦的手工工艺、孩童清纯的眼睛、少女娇艳的笑脸……这一切无疑都是美的。可要回答"什么是美"，显然这样的列举是不够的。

在西方，古希腊哲学家柏拉图率先在《大希庇阿斯》中挑起对这一问题的争论，他借苏格拉底之口，提出应当区分"什么东西是美的"和"什么是美"两个问题。"什么东西是美的"，答案是一个个具体的审美对象，包括花、草、树、木、山、水等，生动而具体；"什么是美"答案却要概括出审美对象的共同本质，生涩而抽象。最后苏格拉底对希庇阿斯说了这样一句饶有趣味的话："从我和你的讨论中，我得到了一个益处，那就是更清楚地了解了一个谚语——'美是难的'。""什么是美"这一问题的提出和"美是难的"这一结论得出后，吸引了历史上众多美学家、哲学家、艺术家、思想家的兴趣，并为之展开了旷世持久的讨论。两千多年过去了，这个问题依然是一个难断的公案。

为什么这个问题如此难以回答？这是因为：第一，美的现象的多样性掩盖着本质的共同性。美的现象是无限丰富、无限复杂、无限多样的。与"美"这个概念相联系的，有数不清的事物，如日月星辰、高山流水、诗文戏曲、琴棋书画、金色的麦浪、飞溅的钢水，乃至人的表情、行为、语言动作……从天上到地下，从自然到社会，从现实到艺术，从物质产品到精神产品，美可以说是无处不在。同时美的事物，其形态、用途、结构、发展规律又千差万别、甚至风马牛不相及，因此，要概括出所有美的事物的共同本质，就十分困难了。第二，对美的主观感受的差异性，掩盖着美的本质的共同性。朱光潜先生曾说过，认识"花是红的"与认识"花是美的"，这中间有一个本质的区别：前者属于"科学的反映形式"，后者则属于"美感的或艺术的反映形式"。对于科学认识来说，主观条件不起什么作用，它所反映的，是自然之物不以人的意志为转移的主观固有属性（如花的"红"）；美感认识则不同，它在反映外界的过程中，主观条件起很大的作用。不同时代、民族、社会形态、阶级，以及文化素质的人，对"花是红的"可以而且应当达成共识，但对"花是美的"，却能产生出不同的看法，不同的感受来。对于美的看法，人们总是带着主观爱好、主观趣味来感受的，不同人的审美标准、审美趣味不同，对美的感受也必然生出这样或那样的差异来。令某个人神魂颠倒的事物，另一个人或许连看一眼也不愿意。这种由于主体条件的不同，时代、民族、阶级、社会形态、文化素质等方面的不同所形成的审美评价的差异，也使得对什么是美的认识更加复杂和困难。

2. 美的含义　虽然探究美的道路艰难重重，但并不等于说，美的奥秘就不可以认识。在探讨什么是美的本质之前，我们不妨来看看中国现代著名美学大师李泽厚先生在《美学四讲》中，从词源学的角度对美的含义在日常语言中的意义分析。

从词源学看，"美"的汉字词源学的含义之一是羊大则美，汉朝许慎《说文解字》是这样解释"美"字的："美，甘也。从羊从大。羊在六畜主给膳。美与善同意。"这句话的意思是，美就是香甜好吃。羊大则肥，味美好吃，故"五味之美则曰甘，引申之，凡好皆曰美"。（《说文解字段注》）认为羊长得肥大就是"美"，这说明美与感性存在，与满足人的感性需要和享受（好吃）有直接关系。"羊大则美"包含有极大的实用价值。

还有一种解释是"羊人为美"。康殷在《文字源流浅说》中提到，"美"的本意是指头戴羊冠或头部作羊形装饰，翩翩起舞，祈祷狩猎的成功。人戴着羊头跳舞才是"美"的起源，这说明美的产生是与原始的巫术、图腾礼仪活动有着密切的关系，具有某种社会含义在内。两者统一起来，就可看出：一方面"美"是物质的感性存在，与人的感性需要、享受、感官直接相关；另一方面"美"又有社会的意义和内容，与人的群体和理性相连。这两方面都说明美的存在离不开人的存在。

因此，"美"在日常语言中有三种相互联系而又有区别的含义：①表示感官愉快。即用于生理需要满足时的感叹和对满足生理需要对象的肯定性评价。饥饿的时候，吃到烤鸭，感觉"美"，热而渴的时候，喝瓶冰镇汽水，感觉"美"，"美味""美食""美酒"等等，都是此意。②表示伦理评价，用于对人的言论、行为、思想等符合伦理道德规范的一种肯定性评价与赞同。我们对某个人、某件事、某种行为表示赞赏时，也常用美字，以表达情感态度和赞同立场。③专指审美对象。用于审美判断和评价。一朵盛开的鲜花、一抹绚丽的晚霞、泰山的日出、黄果树的瀑布、莫扎特的音乐、毕加索的画等等，我们都赞叹为美，这表达的是一种审美判断。

然而所有这些还是不能解决美的本质问题。美的本质是研究美到底是如何来的。是心灵创造的？上帝给予的？生理发生的？还是别有来由？所以它研究的是美的根源、本质。两千多年来，中外众多的哲学家、美学家、艺术家对这个问题提出许多有价值的见解，如孔子的"尽善尽美"说、庄子的"道至美至乐"说、柏拉图的"美是理念"论、亚里士多德的"美的整一"说、狄德罗的"美在关系"说、黑格尔的"美是理念的感性显现"说等，前人的这些探讨成为后人解开美之谜的良好开端。

（二）美的本质

前人对什么是美的探讨，实质就是对美的本质的探讨，如美在和谐、美在经验、美在关系、美是理念的感性显现等。这些关于美的定义，都有其合理性，但也都存在着这样或那样的缺陷和不足，没有对美的本质做出科学、准确的解释。直到马克思主义实践观点的出现，才为解开美的本质之谜奠定了坚实的理论基础。

马克思认为，美是社会实践的产物，美的本质不能简单地归结为对象的自然属性，也不能完全归结为主体的心理条件。美既是和对象的某种特殊性质有关，又离不开主体的一定的心理条件。这就是说，应该从主体和客体的相互关系中去揭示美学之谜。而联系主体与客体的桥梁就是人类的社会实践活动。在实践过程中，一方面人的主观目的、计划、方案在对象中得以实现，转化为客观物质的东西。另一方面，客体被改造，成为符合人的主观目的的对象。正是在主客体的这种相互作用、相互渗透中，隐藏着美的本质。也就是说，美的本质根源于实践，因此才使得一些客观事物的性能、形式具有审美性质，最终成为审美对象。

马克思通过对人与动物的比较，得出了人类的劳动是人类最基本的实践活动的结论。研究劳动的基本特征，可以从中认识到美的本质。第一，劳动是有意识的、有目的的活动。同动物受本能驱使的活动不同，人类的劳动是有目的的、有计划的活动，人能预见到自己劳动的直接后果，它在劳动之前已经"观念地"存在于人的头脑中。第二，人的劳动不仅是合目的的活动，而且是合规律的活动，是合目的合规律的统一。人为了要在对象中实现自己的目的，就必须掌握对象的客观规律，并运用客观规律使对象按自己的需要发生形态变化。在这个过程中，人的主观目的得到了实现，而客观规律主体化了，成为人们改造世界的力量。主观目的和客观规律在劳动中得到了统一，人获得了活动的自由。第三，劳动的过程是人的本质力量对象化的过程。所谓人的本质力量对象化，具体地说，它一方面指人在劳动实践中，将自己的创造才能和智慧乃至整个生命活动物化在对象之中，使人的本质见诸客体，从而成为人的对象；另一方面，人从自己劳动实践改造过的对象中，看到了自己的创造才能、智慧、思想、情感、意志、理想、品格等，从而使对象"人化"了，"社会化"了，赋予对象以人的社会性的内容，打上人的意志的印记，即将人的本质力量对象化到具体的事物上面，从而在他所创造的世界中直观自身。

正是劳动现实地证明了人之所以为人的根本性质。人类的生产劳动，一方面创造出人类所需要的产品，另一方面在这些产品中凝结了劳动者的智慧和才能，体现了人的本质力量——自由创造的生命表现，因而才给人带来喜悦和欢愉，并从中获得美的享受。人既在活动中体验到自己生命表现的愉悦和乐趣，又在直观自己创造的对象世界时，看到了自己的智慧、才能和力量成为客观现实，摆脱了受对象的盲目必然性支配而成为统治、支配对象的主人，并由此产生欢欣和快感。这种愉悦和快感就是最本质意义上的美感，而引起这种快感的对象，就是美的对象。

简言之，美就是以宜人的物质形式显现出对人的本质力量的肯定和确证。

二、美的特征

美的本质是内在的、抽象的，但美的现象、形态则是生动的、丰富的、千姿百态、异彩纷呈的美的事物，与世上其他事物相比又有其自身独特的特点，要真正地把握美，就需要考察美所具有的各种特征。

（一）美的客观社会性

美来源于人类的社会实践，是人类社会实践的产物，因而具有社会的属性，只有随着人类社会实践活动的发展，以及人的本质力量的丰富性在对象世界中的不断展开，美才能丰富发展起来。如现在的人们都认为花是美的，但在原始人看来，动物和狩猎才是美的，因为动物是他们衣食的主要来源，也是他们的劳动对象，而当时的花草还没有与人的社会生活发生密切的联系。随着人们征服自然能力的提高，人由自然界的奴隶开始变为自然界的主宰，人们才开始用花来装饰自己。可见美不是客观的自然存在，而是客观的社会存在。它虽然可以离开某一个人的感受而独立存在，但却不能离开社会实践主体——人而独立存在。美是人类自由、能动地创造活动的结果，美能与人们发生审美关系，成为人们的审美对象，满足人们的精神需要，丰富人们的生活，陶冶人们的情感，启迪人们的思想，具有强烈的社会功利性和普遍的社会性。

美不仅有社会性，还有客观性，它是不以人的主观意识为转移的客观物质的存在。无论是一部小说、一幅名画，还是一处优美的风景，这些美的事物总是离开欣赏者而独立存在的。同时，美不管存在于哪个领域，都不能脱离事物的自然物质属性，也不能脱离客观物质属性的诸因素，如线、形、色、音等物质材料；如果抽掉了自然物质材料，美的存在也就失去了形式因素，正如音乐美离不开音符、绘画美离不开色彩、文学美离不开语言。因此，一切审美对象，包括自然事物的美、社会事物的美和作为观念形态而存在的艺术美等既有社会性因素，也有客观物质性因素，它的美学性质和意义是由于它的自然性处在人的社会关系之中而对人的生活起着积极作用的结果。一个美的事物，它的客观物质属性是不可缺少的条件，它的社会性是决定性因素。而如果看不到社会性是决定性因素，必然会把事物的美学特征解释成为超越社会、超越时代的东西；如果看不到客观物质性的存在是不可缺少的条件，必然会把事物的美学特征解释为抽象的东西，排除了美的具体的直观感受性。

（二）美的形象性

所谓形象性，是说美总是显现为具体、生动的，能为人的感官所接受的，具有一定观赏价值的感性形象。美的事物和现象总是形象的、具体的，总是凭着欣赏者的感官可以直接感受到的。人们欣赏美，总是首先被对象的线条、色彩、节奏、韵律等形式因素所打动，并体验到其中的情感意蕴，激起种种审美感受。离开了事物的感性形象，也就无所谓审美了。例如，古往今来，无数文人墨客写了大量赞美泰山的诗文，但对那些未曾到过泰山的人，如果只读过一些地质、地理学家关于泰山地形、地貌的论著，哪怕这些论著对泰山的描述是那样的准确、精致、明白，他也是难以真正具体感受到泰山之美的。汉武帝到泰山朝天，发出"高矣、极矣、大矣、特矣、壮矣、赫矣、骇矣、惑矣"的赞叹，是因为他亲自登临这座雄伟峻美的高山，领略到它"会当凌绝顶，一览众山小"的"拔地通天"的气势，才有如此真切的感受。我国著名美学家杨辛教授曾十三次徒步登泰山进行考察，对泰山以雄伟为主要特色的自然景观和蕴藏着极为丰富的精神内涵的人文景观有深刻的体会，他的《泰山颂》写道："高而可登，雄而可亲。松石为骨，清泉为心。呼吸宇宙，吐纳风云。海天之怀，华夏之魂。"泰山的美，正是通过它壮美的形态、厚重的体积、强烈的节奏感、坚硬的巨石、苍劲的青松、潺潺的溪流、变幻的烟云和无比丰富的人文景观等外在形式而表现出来的，是观之有形、听之有声、辨之有色、触之有物的形象。离开了这些，泰山之美也就无从谈起。

形象，是一个多层次的立体结构，它作为内容与形式的有机统一，都有一种感性的具体形态，其内容都是通过一定的物质材料所构成的外在形式表现出来的。因此，形象不等于形式；它不仅有形式，而且有内容。形象美也不等于形式美，把美仅仅看作形式美，并不能把握美的基本特征。比如，红的颜色，是一种纯粹的自然物质属性，孤立起来看很难判断它美或不美，只有当它与人类社会生活发生联系时，它才可能具有比较明确的审美价值。因此，判断形象的美或不美，还要看其形式所体现的内容如何而确定。美是内容与形式的统一，美的形象性也是在这种统一中表现出来的。

（三）美的感染愉悦性

任何一个审美对象，都具有一种能感染人、愉悦人、令人喜爱的特征。美是具体可感的形象，但并不是一切形象都是美的。丑的东西也有形象，然而它的形象不管多么具体逼真，都不能怡情悦性。只有那些给人带来愉悦感的形象，才是美的。美既然是具体的、形象的，它就不是直接诉诸人的理智，而是首先诉诸人的感情，在感情上产生某种激动，获得某种精神上的愉悦和满足。美的感染性是美本身固有的特点，它既不是单纯表现在内容上，也不单纯表现在形式上，而是从形式与内容的统一中体现出来的。车尔尼雪夫斯基曾用爱情来比喻过美的感染性和美的愉悦性。他说："美的事物在人们心中所唤起的感觉，是类似我们当着亲爱的人面前时洋溢于我们心中的那种愉悦。我们无私地爱美，我们欣赏它，喜欢它，如同喜欢我们喜爱的人一样。由此看见，美包含着一种可爱的，为我们的心所宝贵的东西。"（车尔尼雪夫斯基.生活与美学.北京人民文学出版社，1962）人们处于自然风光之中，面对一片美丽的风景，就会感到赏心悦目，心旷神怡。人们读一部优秀的文学作品，看一部好影片，参加一次音乐会，会在精神上获得满足。人们学习英雄人物的事迹，会产生强烈的敬仰、爱慕和喜悦之情。由此看来，无论是自然美、社会美，还是艺术美，都有感染愉悦性。

美的感染愉悦性，是一种普遍的社会价值。它不依赖于某一个人或某一些人的主观感受和判断，而依赖于客观的社会实践。一个对象之所以能在人的心目中引起爱慕、喜悦的心情，长久萦回，主要原因在于它显示了人的本质力量，显示了人凭着自己的本质力量所创造的生活。美的事物犹如一面镜子，可以从中看到自己的形象，看到自己丰富多彩的生活。凡是能显示人的情趣、人的自由生活的各种事物和现象，总会受到人们的喜爱。也就是说，在具体感性美的形象中，都体现着人的自由地、能动地创造活动，包含着人们的审美理想，肯定着人的审美认识能力和实践活动。因此，当人们在感受到美的事物时，心里会自然洋溢起一种难以名状的喜悦，精神振奋，心情舒畅。

三、美与真、善的关系

美是自由创造的形象体现，而自由创造又是合目的性与合规律性的统一。合乎规律性是真，合乎目的性（即合乎功利性，人的目的性都体现一定功利要求）即是善。真善美的关系，就其历史发展来看，只有当人类在实践中掌握了客观规律（真），并应用于实践，实现了功利的目的（善）而成为生动的形象时才可能有美，因为这样才能体现人的自由创造。但我们在欣赏美的时候，我们注意的往往既不是它所能达到的人的某种功利目的，也不是它所呈现的某种客观规律，而是由对象生动鲜明的形象所直接引起的一种美感。即美引起人们享乐的特殊性不在于它的真或善，而在于它的形象的直接性。人们在欣赏美的时候，并不想到功利或规律。在美的对象中，真和善融化于形象，成为美的潜在因素。但没有想到功利，不等于形象中没有功利的内容，在美所引起的愉快的根底里，潜伏着功利。所谓潜伏是指和功利的关系是间接的、隐晦的。鲁迅讲："功用有理性而被认识，但美则凭直感的能力而被认识。享乐着美的时候，虽然几乎并不想到功用，但可由科学的分析而被发现，所以美的享乐的特殊性即在那直接性，然而美的愉乐的根底里，倘若不伏着功用，那事物也就不见得美了。并非人为美而存在，乃是美为人而存在。"

（一）美与真的关系

真是客观世界内在的规律性，是人的有目的活动的基础。只有当人认识和掌握了客观规律，并运用它来改造对象世界，以实现自己的目的时，人才在对象世界中获得自由，这时，被改造的对象成了确证和实现人的自由本质的对象，从而也就成为美。从作为客观存在的美来说，也正因为它们的感性形式符合了客观规律，所以才显得美。它们的形式越自由，越不受法规的支配，就越显示出人的自由，因而也就越美。中国古代画论中所说的"无法之法，是为至法"，孔子所讲的"从心所欲不逾矩"，都是讲由于对客观规律的熟练掌握所达到的一种自由的美的境界。所以，真是美的基础和前提。

虽然真是美的基础，但真并不就是美，因为美并不就是客观规律本身，自在的客观规律本身无所谓美丑。虽然客观规律有着内在的和谐、秩序和节奏，但在人类尚未发现它们的时候，他们对于人类来说是无意义的，至多只有潜在的美的意义。美是实现了的自由，它是对象的感性形式所体现出来的人运用规律改造世界的主体能力，是人的尊严和威力。人们在美中所体验到的，是属于人自身的东西，而不是客观世界中的东西。当你登临泰山看日出，面对大海观波涛而陶醉、激动时，你所感受到的，难道不就是这些色彩、变化、运动中所蕴涵的难以言说的生活趣味和深刻的人生意蕴吗？

所以，美和真是有区别的，主要表现在：①真是客观规律本身；而美是通过实践，在认识客观规律的基础上，肯定人的自由创造的生动形象。②真是求知的对象，引起人们去追求真理，了解客观世界本身的内在联系；而美却是欣赏的对象，它具有生动的形象，是对人自身本质力量的肯定。③美是一种情感观照，托尔斯泰曾说："艺术把真理从知识的领域转移到情感的领域。"

（二）美与善的关系

善是和功利性直接联系的。但我们这里所说的善，比伦理学中所讲的善在外延上还要更广泛一些，包括人的道德行为以外的许多事物的社会功利性质，也就是指符合人的目的性。

美以善为前提，因为人类改造世界的客观活动，它的出发点和最终目的都是为了实现和满足一定社会集团或一定阶层的利益。就美的内容来看，美的事物是一种肯定的有积极意义的生活形象。歌德曾说："美与善并无区别，美只是善很可爱地带上面纱，而显现给我们看。"

但美和善又有区别，主要表现在：①从功利关系上看，善直接和功利相联系，衡量一件事物是否善，是以社会功利作为客观标准，如某一道德行为是否对社会有利。而美和功利是一种间接联系，功利潜伏在形象中。②从内容和形式的关系上看，善虽有形式，但主要不是讲形式。人们对善的把握主要是通过概念去揭示对象的功利性质，如评价一位护士"爱岗敬业""热心为患者服务"等；而美是在内容和形式统一的基础上，注重形式，强调内容要显现为生动的形象。③善是意志活动的对象；而美是观赏的对象，能唤起情感的喜悦。

第二节　美的基本形态

我们欣赏日出日落之美，感叹故宫、凡尔赛宫、悉尼歌剧院的神奇壮丽，同时也会为爱因斯坦、居里夫人、莫扎特的人性之美所折服。这些构成了人所感知的丰富多彩的美的形态。古今中外的学者对于美的基本形态有许多分类方法，其中按照审美对象的范围和美的形态划分，美可以被分为自然美、社会美、艺术美、科学技术美。

一、自然美

"青城天下幽，峨眉天下秀。""欲把西湖比西子，淡妆浓抹总相宜。""落霞与孤鹜齐飞，秋水共长天一色。"这些说的都是自然之美。但自然美到底是什么呢？在美学研究中，对自然美一直存在许多不同的看法。一种观点认为，自然美在于自然事物本身，是自然事物本身固有的属性。另一种观点认为，自然物是作为人的暗示才美的。如车尔尼雪夫斯基说："构成自然界的美的是使我们想起人来（或者，预示人格）的东西，自然界的美的事物，只有作为人的一种暗示才有美的意义。"还有一种观点认为，自然本身不可能有美，自然美只是属于心灵的那种美的反映。

（一）自然美的概念

关于自然美的本质，有学者认为是在于自然物本身的属性，按这种观点，自然美，就是自然事物之美，但这个概念无法解释同一自然物，不同的人可看出不同的美来。所以又有学者认为，自然美是人的心灵美的反应，或者自然美在于自然的人化。朱光潜先生认为，自然美是呈于吾心，见于自然物、自然风景的审美意象。这一概念强调了自然美是在于人和自然相契合而产生的审美意象。综合自然美的产生根源及方式，自然美（natural beauty）是人对作用于他的自然物、自然风景所形成的审美意象。自然美的审美对象是存在于自然界或由自然界所提供的现成的、未经人类加工过的大自然中的各种对象和现象，自然美的审美是指人类对自然现象的欣赏。

（二）自然美的产生

自然美是相对人而言才存在的审美价值，与人类生产劳动相关联。在人类劳动产生之前，自然界的一切都是纯粹自在之物，无美丑之分。只是随着人类生产劳动的不断发展，人类才在认识、利用、改造自然的过程中，使自然物、自然风景不断发展为审美对象而被人类欣赏。自然美从无到有，不断地丰富了起来。

从人类审美活动的历史来看，自然美的产生与发展经历了实用、比德、畅神三个阶段。

1. 实用　实用阶段以功利态度对待自然事物，是人类从实用的、功利的观点看待自然的一种审美观。其形成时期是在人类社会发展的初期，中国以及欧洲均表现出这种特点。狩猎时代的欧洲和中国原始人岩刻、洞穴壁画，马格德林时期法国拉斯科洞窟的壁画，中国旧石器时代山顶洞人的装饰品，中国新石器时代的人面鱼纹彩陶盆等均显示出当时人们对自然美的领略在于一些实用的自然物。

2. 比德　比德阶段是指把人格精神灌注自然事物之中进行审美。即以自然景物的某些特征来比附、象征人的道德情操的自然审美观。在中国，其形成时期为春秋时代（儒家）。此时人对自然景物的欣赏，已经同功利相脱离。而与人的生活内容、风俗习惯、精神追求、道德观念等联系起来，"以物比德"成为自然物和自然现象的重要审美价值特征。孔子（前551-前479）的"知者乐水，仁者乐山；知者动，仁者静；知者乐，仁者寿。"将人的精神赋予山水之中。屈原（前约339-前约278）的"深固难徙，更壹志兮。绿叶素荣，纷其可喜兮。"将人之精神喻于橘，是著名的比德篇章，这首中国文人写的第一首咏物诗充分展示了比德的审美思想。此时人所欣赏、赞美的自然山水，象征了人的美好品质。

3. 畅神　畅神阶段是一种神与物游、天人合一的状态，是指自然景物本身的美可以使欣赏者心旷神怡，精神为之一畅的审美观。在中国的盛行时期是魏晋南北朝时期。其特点是专注于对审美对象本身的欣赏，不要求用自然景物来比附道德情操，而是让自然景物来触动空明的心境，较"比德"更进一步。常见的表现形式是清谈佛老，纵情山水，归隐山林。人们寄情山水，体会着人与自然的和谐融洽。支遁（314－366）的"既有凌霄之姿，何肯为人作耳目近玩！"李白的"黄河之水天上来，奔流到海不复还……"宗白华先生的"胸襟像一朵花似的展开，接受宇宙和人生的全景，了解它的意义，体会它的深沉境地。"此时的自然物被作为娱情畅神的对象为人欣赏。

人与自然的契合是自然美欣赏的最高境界。有人，有自然，不一定可见着美，故柳宗元说"美不自美，因人而彰。兰亭也，不遭右军，则清湍修竹，芜没于空山矣。"古人云"赤壁，断岸也，苏子再赋而秀发江山。岘首，瘴岭也，羊公一登而名重宇宙。"《世说新语》简文入华林园，顾谓左右曰："会心处不必在远，翳然林水，便自有濠濮间想也，觉鸟兽禽鱼，自来亲人。"郑板桥说竹"风中雨中有声，日中月中有影，诗中酒中有情，闲中闷中有伴。"人在竹中，竹在人心。

人与自然的契合表现在两个方面：一是人和宇宙生命的契合。郭熙《林泉高致》中说："山以水为血脉，以草木为毛发，以云烟为神采。故山得水而活，得草木而华，得云烟而秀媚。"山因人而有了生命。二是自然现象和人的情调的契合。"春山烟云连绵，人欣欣；夏山嘉木繁阴，人坦坦；秋山明净摇落，人肃肃；冬山昏霾翳塞，人寂寂。"人的情趣被赋予山中。

（三）自然美的分类

按自然美的审美对象，可分为两大类：一类是未经人类劳动改造过的自然物和自然现象之美，如高山、大海、草原、湖泊之美。它们未受到人类实践活动的直接作用，但与人类生活保持着一定的联系，其感性形式中蕴涵和体现了人类生活的内容、人的观念、人的品质，使人在对它们的审视过程中获得美的享受。另一类则是经过人类劳动加工的自然物和自然现象之美。这种自然美的存在状态包括一般加工和艺术加工两种。龙脊梯田之美属于一般加工的自然之美，它直接体现了人的劳动创造能力和心灵智慧，从而被人们欣赏。苏州园林则属于艺术加工的自然美，它是为直接满足人的精神生活需要与审美享受而存在的艺术性劳动结果。

（四）自然美的特征

1. 自然属性是自然美存在的基础　　自然物和自然现象的自然属性是自然美区别于其他种类的美的根本特点。离开了自然物和自然现象本身的自然属性，也就不存在所谓的自然美了。梅、兰之美不同于牡丹，草原之美有别于大海，其原因就在于它们有着各自不同的自然属性。这些自然属性是具体存在的，而不是抽象的。具体存在的不同的自然属性，使人们能够体会到其各具特色的审美趣味。人们也才能从自然界中感受到丰富多彩的美。更重要的是，人们会将自然属性与人对于生命的感悟联系在一起，使自然之美成为人普遍的审美对象，无论是帝王将相还是平民百姓，无论古人还是现代人，自然之美都可以带给他们类似的审美感受。汉武帝眼中的泰山"高矣、拔矣、大矣、特矣、壮矣、赫矣、骇矣、惑矣"，李白游泰山则"朝饮王母池，暝投天门关。独抱绿绮琴，夜行青山间"。杜甫所见的泰山更是"荡胸生层云，决眦入归鸟。会当凌绝顶，一览众山小"。不同社会地位、不同文化背景的人都可以感受到泰山自然存在的雄奇险峻，充分享受大自然赐予的天然乐趣。

2. 形式美是自然美的重心　自然美的一个重要特点是侧重形式。自然美首先是大自然各类对象、现象所呈现出的艳丽、悦耳的声色之美，具体地说有声音美、色彩美、线条美、形态美等。《诗经·小雅·鹤鸣》中的"鹤鸣于九皋，声闻于天"，讲的是声音之美。白居易《忆江南》"日出江花红胜火，春来江水绿如蓝"，讲的是色彩之美。杜甫《绝句》"两个黄鹂鸣翠柳，一行白鹭上青天"，则讲形态之美了，形态是对对象的整体直观，是更为高级复杂的形式美。太阳使人感到温暖、热烈与光明；月亮则使人感觉一份清爽、亲切、宁静及柔情。形式美使我们对自然美的理解深刻而悠远。

3. 自然美的象征性　自然之美与人类心灵、人的情感世界相关，自然现象的特性会引起人的极大关注，并将之与人类自身处境、命运相联系，从而引起人心的波澜，即人心感于物而动。"物感说"认为，人类审美情感产生的根本原因在于得到大自然对象、现象的刺激与暗示。刘勰在《文心雕龙》中说"春秋代序，阴阳惨舒，物色之动，心亦摇焉……一叶且或迎意，虫声有足引心。况清风与明月同夜，白日与春林共朝哉！""比德说"认为，自然物之所以美，在于它作为审美客体可以与审美主体"比德"，即从自然物之美感受到人格之美或道德之美。如"智者乐于水，仁者乐于山"。自然之美是因其象征意义而美。在中国文化中，荷之美，不污不妖、亭亭玉立；松之美，雄伟清高、高风亮节；竹之美，虚空有节、谦逊高洁；梅之美，悠远孤清、风华超绝。自然物与自然现象作为审美客体所具有的象征性，极大地提高了其审美价值，高山上的雪莲、深海中的珍珠，都会因其特殊的象征意义而被人们赞颂。但自然物的象征性要以自然物的形式属性为客观基础。牡丹可象征雍容华贵，却无法象征虚心高洁。同时，人们对自然美的象征意义的理解与其生活经历、文化修养、社会环境有着重要的关系，如兰在中国人的眼中为幽而雅，而美国人则不以为然。

4. 自然美的多面性和不确定性　作为自然美审美对象的自然物和自然现象的自然属性是多方面的，在主体审美感受层面上，自然美便具有了多面性。蝴蝶因其是害虫而可恶，因其艳丽的翅而可爱。宋代的大画家郭熙总结的："春山艳冶而如笑，夏山苍翠而如滴，秋山明净而如妆，冬山惨淡而如睡。"反映了山之美的多面性及不确定性。

（五）自然美的表现形式

自然美的形式主要包括形象美、色彩美、动态美、声音美等。

1. 形象美　形象美是指在审美活动中，作为审美客体的自然物和自然现象在总体形态与空间形式方面所呈现出的品质特征。它主要有着雄、奇、险、秀、幽等特征。最能展示自然美之"雄"的当属五岳之首的泰山，以其壮观、壮美之景象，高而宏伟之形象，被誉为"泰山天下雄"，给人以厚重和稳定感。黄河壶口瀑布、钱塘江潮则以其恢宏壮丽展示自然之雄伟。奇是一种形态超乎常态、姿态变幻莫测的美。峨眉山顶欣赏的日出，太阳照射在云层之上，花团锦簇，奇在亦真亦幻；亚龙湾海边的日出，万道霞光映于碧波之上，闪出珍珠般的光芒，奇在水天一色。秀常给人柔和、安逸、愉快的审美享受。峨眉山以其林木葱翠，线条柔美，被誉为"峨眉天下秀"。西湖以其如镜的湖面，绰约的荷，秀如美丽的西子。幽是一种幽雅的自然气氛或动静交融的意境，天下幽的青城山，林木葱翠、浓荫蔽日、空气清新，人在其中，神清气爽，乐而忘忧。

2. 色彩美 自然美之色彩美表现在自然物、自然现象的自然光色构成的美。如姹紫嫣红的鲜花，金色的海滩，碧绿的草原；纷飞的彩蝶，啾鸣的翠鸟，悠闲的鸳鸯；密林所展示的春之翠，夏之绿，秋之层林尽染，冬之银装素裹。这些无不是自然色彩的写照，自然界中处处可见美妙的色彩。

3. 动态美与声音美 翻滚的波涛，蜿蜒的溪流，飘荡的烟云，风吹的麦浪，展示的是自然物和自然现象的动态美。曹幽《春暮》中的"林莺啼到无声处，青草池塘处处蛙"；《诗经·周南·关雎》中的"关关雎鸠，在河之洲"都表现了自然界中各种声音美。

二、社会美

（一）社会美的概念

社会美是指社会生活中的美，是社会生活中客观存在的社会事物、社会现象的美，它普遍存在于人类社会生活之中。社会美是人的本质力量的直接体现，比起自然美来更为丰富、动人，常表现为各种积极肯定的生活形象，是社会实践的最直接的表现。社会美与善有密切联系，但善直接与功利相联系，集中表现为人的利益与需要。社会美则将善的功利消融在感性的形式中，成为社会实践中对人的某些品德、性格、才能等的积极肯定。

（二）社会美的特征

同自然美、艺术美相比，社会美的特征主要表现在以下几个方面。

1. 历史性 社会美的历史性是指社会美一般都具有明显的时代特征、民族特征和阶级特征。社会美的时代特征是指不同时代人的实践活动和意识形态不同，同是人体美则唐肥燕瘦。社会美的民族特征，是指各民族都有自己的审美风格和特点，反映了不同民族的经济文化及传统习惯，如藏族喜欢玛瑙、瑶族喜欢银饰。在阶级社会中，社会美带有阶级特征。贵族阶层崇尚浮华，劳动民众欣赏朴实，他们对美的理解便有了很大的差异。

2. 社会功利性 衡量一个社会事物的美丑往往需要看它是否符合社会发展规律，是否符合人们的需要、目的和利益。人类改造社会的实践活动，总是为了实现或满足某些人的利益、需要及愿望的。只有那些符合人类的目的、与社会发展规律相一致并推动社会前进的事物才被认为是美的。如助人为乐，诚信待人就被认为是美的，而欺诈与冷漠的行为则被认为是丑的。

3. 稳定性和确定性 社会美展示的是社会生活之美，人类的社会生活在一定时间内是相对稳定的，从而形成一个时代的特色。如唐宋时代崇尚的写意之美，清朝则崇尚自然之美。西方的中世纪时期认为上帝为最高的美，文艺复兴时期则以人本为美。这些观点稳定地存在于当时人们的社会生活之中，影响他们对人生做出各种选择。

（三）社会美的表现

1.**人的美** 社会美的核心是人的美。人类通过不断的劳动活动，发展并完善了以人性和身体形象等要素组织起来的人的美。这种美主要体现在人性美与人体美两方面。

（1）人性美：是指人的内在心灵之美。主要体现在人的内在品质、人格、情感和理想等人性因素方面，表现为人对生活价值的追求，包括对人的尊严、正义、母爱、友谊、爱情等的追求。其中的人生观，可以使人在生活中产生无穷的力量，体现出人的生命存在意义，是人性美的核心。智慧、学识与修养也是人的美之内在心灵表现的组成部分，体现了人的本质力量，丰富、充实并发扬了人的内在心灵层面的美。人性美所表现的人的品德性格是在长期的社会实践中形成的，一个人的品德往往意味着他的经历，所以人性美也常常表现出相对的稳定性。莎士比亚（W. William Shakespeare）说："没有德行的美貌是转瞬即逝的，可因为在您的美貌中有一颗美好的灵魂，所以您的美丽是永存的。"歌德（Johann Wolfgang von Goethe）也曾说："外貌只能取悦于一时，内心美才能经久不衰。"相对于人的外在形象之美，人性美是更高层次的人的美。培根（Francis Bacon）说："论起美来，状貌之美胜于颜色之美，而适宜优雅的动作之美又胜于状貌之美。"护士之美的核心同样表现在人性美，善良、救死扶伤的天使之心是护士之美的根源。

（2）人体美：即指人的外在形象之美，主要包括人的身体姿态、服饰等。人的身体姿态之美集中体现了比例、均衡、对称、和谐等形式美的组合规律。尽管由于人种的不同，对于人的身体姿态的审美评价标准也不完全一样，但大多数都会认为五官端正、四肢匀称的形体结构，端庄优美，灵活敏捷的姿态动作，以及富有生命活力的肤色是美的。无论是人的静态的身体构造，还是表现人的丰富的心理活动动态的表情动作，均可以体现人的外在形象之美，如"站如松、卧如弓、坐如钟、行如风"，"静若处子、动如脱兔"。安格尔（Jean Auguste Dominique Ingres）的《泉》就呈现了极富动感的优美人体，表现出清高绝俗和庄严肃穆的美。此外，人可以借助服饰的修整效果，以突出人体的审美特征。如短的上衣、长的裙装，可拉长人体腿部的比例，从而体现出更符合黄金分割的人体之美。

当然，人的外在形象之美与其人性美之间很难截然分开，他们往往是相互影响，以一个整体的方式表现出来。外在形象表现人的内在心灵，内在心灵从根本上影响了一个人外在的美。一个内心充实、谦逊、宠辱不惊的人，会给人温文尔雅、博学之美。这种外在与内在综合形成的美，常表现为人的风度。风度作为人在长期社会实践中所形成的风采、气度，是人的智慧、学识与修养的综合表现，能够给人以特定的审美感受，所谓"腹有诗书气自华"。所以，人在追求美的外在形象表现时，更重要的是注重其内在修养的积淀。

2.**人文环境的美** 人文环境之美表现在人们对社会关系及生活环境的认识方面。

（1）和谐的社会关系：社会关系之所以对人具有审美意义，主要就在于它们以和谐的社会关系形式，积极地肯定了人自身的生命存在和价值。社会活动中的人和人之间的相互尊重，相互帮助的社会风尚，以及各种美好的理想、信念所形成的人文环境体现着人的内在生命和情感需要，展示了以和谐为核心的社会美。护理人员为维护民众健康而进行的各种努力、获得护理服务对象的尊重、形成良好的护患关系，都体现了人文环境之美。

（2）生活环境的美：人文环境的美还体现在由人所创造的物质产品和历史文化遗存所构成的生活环境，包括一些经典的建筑物、工业产品等，如集众家之长的苏州园林、气势恢宏的故宫、壮观的埃菲尔铁塔、独特的悉尼歌剧院。这些人类创造的生活环境充分体现了人的智慧和创造能力，展示了人类丰富的精神世界。护理工作中的生活环境之美可表现为整洁的病室、恰当的病室装饰。

3. 日常生活的美 日常生活之美存在于人生活的各个方面：工作、学习、娱乐都体现着生活之美，春天农民们辛勤的耕作，秋天充满汗水的收获，科技工作者长年辛劳获得科研成果时的欣喜，教师为学生传道、授业、解惑的快乐。闲暇时，无论是和志同道合的朋友聚会，品评美食，畅谈天下；还是三五聚集，乐山乐水，放飞心情，抑或一人独处，与音乐相伴，思绪畅游，享受喧嚣后的宁静。日常生活中的美，可以说无处不在。朱光潜先生曾提出"人生艺术化"的观点，强调人生应该像艺术一样是完整、自然、真诚、严肃和豁达的。有了艺术化的人生，人才能够脱离有限的功利目的而享有生命的快乐。荷尔德林（Hlderlin Friedrich）的诗《在可爱的蓝色中闪烁着》写道："充满劳绩，然而人诗意地栖居在这片大地上。"轰轰烈烈的伟业、成仁取义的壮举、超群绝伦的行为、高蹈深邃的思想自然是美的，而平凡的、普通的、日常生活中的一片真情同样体现着生命的价值，闪烁着生命之美。

三、艺术美

（一）艺术美的概念

艺术美是指各种艺术作品之美，是艺术家遵从美的法则，运用其审美观点、审美理想创造出来的蕴含着社会生活本质规律，以及人们的理想愿望，并能给人以各种美的享受的艺术形象之美。艺术美作为美的高级形态来源于客观现实，但并不等于现实，它是艺术家对生活中审美特征的能动反映，是他们创造性劳动的产物。

艺术美的构成包括两方面，一是艺术形象对现实的再现，二是艺术家对现实的情感、评价和理想的表现。艺术美有着补偿、净化、教育、娱乐等多重功能，所以，艺术美在美的存在领域占有极其重要的地位，有美学家甚至主张美学研究的对象就是艺术或艺术美。黑格尔（Georg Wilhelm Friedrich Hegel）把美学定义为"艺术哲学"。英国的科林伍德（Robin Crearge Collingwood）和法国的丹纳（Taine，H.A.）就分别把自己的美学名著取名为《艺术原理》和《艺术哲学》。我国美学界也有人主张美学就是对于各种艺术中一般法则的概括。

（二）艺术美的本质

1. 生活是艺术创造的基础 艺术家进行艺术创造的前提和基础是生活。首先，艺术家的创作激情来源于现实生活的刺激。艺术家在生活实践中积累的感性材料越丰富，其创造性想象活动就会越富有激情。一个锦衣玉食的人不可能写出《茅屋为秋风所破歌》的。其次，生活推动艺术家技巧的发展。艺术技巧是在表现生活与思想情感的过程中形成和发展起来的，随着人类社会生活的不断发展，艺术家在技巧上也会有相应变化，如建筑艺术会因为建筑材料的改变发生巨大的变化。最后，艺术形象需要以一定的物质材料为媒介（或工具）才可以形成，如画家借助于颜料、画布，雕刻家借助于刻刀、石材，文学家借助于语言、文字等。如不借助于一定的物质材料，艺术家就无法将审美的感受转化为具体的形象，使其成为艺术作品，体现艺术美。所以，艺术美无论其来源、根据，还是原料都出自人类的社会生活，有着特定的社会历史基础。离开了客观的现实生活，艺术就会失去其存在的根本。

2. 艺术美是艺术家创造性劳动的产物 艺术美来源于生活，但并不是生活的简单再现，而是人的自由的、能动的创造活动在艺术作品中的感性显现。高尔基（Maksim Gorky）说："因为人不是照相机，不是给现实拍照。"人们面对艺术美而发出赞叹，是由于艺术形象体现了艺术家的创造、智慧和才能。艺术作为一种精神生产，表现了艺术家的主体生命，凝结着艺术家的审美观点、审美情感和审美理想。艺术家所创造的艺术作品中的形象是被艺术家所理解过、体验过的生活形象，必然会留下艺术家思想感情的烙印。艺术家在审美理想的指导下，可以创造出比生活、自然更美的艺术形象，可以不拘泥于某些生活的真实细节。宋代山水画家王希孟创作的《千里江山图》，画面上的奇峰幽谷、云林烟树、飞泉溪流，都是集江山之奇秀，把自然的山河加以选择、取舍、加工、提炼而创造出来的。此时，艺术形象的魅力在于以艺术家深刻理解过、体验过的东西，去唤起欣赏者的共鸣。歌德（Johann Wolfgang von Goethe）说："只有对自己所要表现的东西怀有深情的时候，你才可能淋漓尽致地去表现它。"鲁迅曾讲："看一件艺术品，表面上看是一幅画，一座雕像，实际是艺术家人格的表现。"因为艺术家的创造，简单的音符才可以使人快乐或痛苦，单调的石头可以拥有生命。

（三）艺术美的特征

1. 整体性 艺术美是把生活现象经过了艺术加工、提炼、取舍、想象、夸张等一系列典型化过程，使社会生活以更普遍的形态表现出来。其美以一种整体效应的方式表达。"墙角数枝梅，临寒独自开，遥知不是雪，为有暗香来。"寥寥几句，将梅的整体形象呈现在读者面前，腊梅之美，跃然纸上。泰戈尔（Rabindranath Tagore）说过："采着花瓣时，得不到花的美丽。"也就是说，审美活动是要把花作为整体来看待，而不是对花的不同部分如花瓣、花梗、花粉、花冠等分门别类加以研究。

2. 形象性 艺术是通过形象来反映生活、表达思想感情的，如文学艺术是以一个个鲜活的人物形象给人冲击，获得美的感受，如葬花的黛玉使人可怜、泼辣的熙凤令人敬畏。艺术的美必须借助于形象才能被感受到，离开了生动具体的形象就无艺术可言。

3. **理想性**　艺术作品或蕴含了艺术家的理想，或表达现实社会人们的理想。梁山伯与祝英台、罗密欧与朱丽叶均包含了人们对于坚贞爱情的审美理想；灰姑娘、白雪公主的故事，则象征纯洁的爱情。理想化在艺术中的含义不只是美好的理想，也有对现实社会丑陋的鞭笞，如葛朗台、孔乙己。这类艺术作品同样倾注了艺术家的审美理想，它通过丑与美的尖锐对立，使美得到正面肯定。

4. **情感性**　艺术美的感染力在于艺术品体现了艺术家的强烈感情，没有感情的艺术是没有生命力的。罗丹（Augeuste Rodin）说："艺术就是感情"。

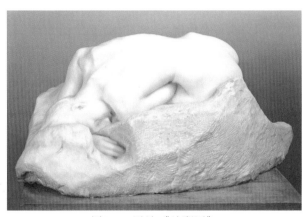

图2-1　罗丹《达那厄》

罗丹的艺术作品《达那厄》（图2-1），只雕刻了一段身体弧线，但通过对女性身体不寻常的姿势形成的曲线，给人以强烈的冲击和无限的美感，可以感受到作者对人体的赞美之情。而其另一件雕塑作品《巴尔扎克》将作者创作的自豪和傲慢，以及眩晕与迷醉赋予了雕像，使人产生丰富的审美情感和联想。情感是艺术美的重要组成部分，没有情感就没有艺术。

5. **个性化**　艺术作品的创造总会受艺术家独特的思想、风格和技巧的影响。两个艺术家即使表现同一对象，其内容和形式也不会相同，每一件艺术作品都是独具特性的，就算是临摹作品，也会因创造者强烈的个性而显示出不同的风格。如凡·高临摹歌川广重的《大桥骤雨》，用不同的斜线及色彩，将凡·高自由、疯狂的个性表现得淋漓尽致。（图2-2，图2-3）

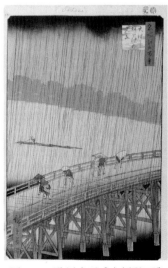

图2-2　歌川广重《大桥骤雨》

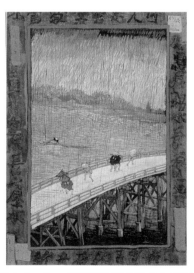

图2-3　凡·高临摹歌川广重《大桥骤雨》

（四）艺术美的欣赏

艺术美的欣赏可以有多种方式。

1. 从艺术作品的结构层次欣赏艺术美 艺术美表现在三个方面：一是材料层，当艺术作品以不同的物质材料作为载体的时候所表现的美是不一样的，如小提琴的悠扬、鼓的浑厚与震撼。二是形式层，是指艺术作品材料的形式化，但这个形式会超越材料而成为一个完整的"象"，如齐白石的《柳牛图》，以简单的线条刻画出一幅乡村美景。三是意蕴层，指人们在直接欣赏艺术作品时的感受和领悟，爱因斯坦(Albert Einstein)在谈到巴赫(J.S.Bach)的音乐时说："对巴赫毕生所从事的工作，我只有这些可以奉告：聆听、演奏、热爱、尊敬……并且闭上你的嘴。"此时的艺术美不需言传，只需感悟其意蕴。

2. 从观、品、悟三方面欣赏艺术之美 观，指通过艺术作品的形式，从直观层面上初步感受和了解其作品的一般意义，形成不完整或粗浅的印象。品，指细细品味，萌发想象，使意象更具欣赏者的个性。悟，指对艺术作品的意象深入佳境后升华为对意境的感悟。

3. 意境

（1）意境的定义：意境是指透过艺术意象，在主客体交融、物我两忘的基础上，将欣赏者引向一个超越时空，富有意味的境界。"流光容易把人抛，红了樱桃，绿了芭蕉。"并不是讲现实中的樱桃与芭蕉，而是时光易逝的意境。此时的意境，超越具体的、有限的物象、事件、场景，进入到了无限的时间和空间，即所谓"胸罗宇宙，思接千古"，从而对整个人生、历史、宇宙获得了一种哲理性的感受和领悟，如宋玉的"目极千里兮伤春心"、沈约的"高台不可望，望远使人愁"、何逊的"青山不可上，一上一惆怅"。李白的"试登高而望远，咸痛骨而伤心"写的是登山，寄的却是诗人不同的情感，将情寓于景中，使有限的景物表现出无限的人的情感，言有尽而意无穷，创造出一个虚空、灵奇的审美世界，让读者生出无穷的感悟来。

（2）意境的内涵：意境所指的"境"既指艺术家所创造的意境，也指欣赏者通过想象所把握的意境。在意境中，人化景物为情思，或化情思为景物，表现为情和景的交融。意境不是机械地模仿自然，而是艺术家创造的一种新境。

（3）意境引起美感的原因：意境引起美感的原因之一，是其具有生动的形象。"细雨鱼儿出，微风燕子斜"、"落霞与孤鹜齐飞，秋水共长天一色"、"幽林一夜雨，洗出万山青"、"大漠孤烟直，长河落日圆"，这些诗词之美，美在在我们面前展示出一个个生动的自然景象。意境之美不只是有生动的形象，意境中还饱含艺术家的情感，如"欲把西湖比西子，淡妆浓抹总相宜"，有形象，更重要的是其中有诗人对西湖的喜爱之情，西湖之景，是情中景，意境便有了一种特殊的韵味。此外，意境中的含蓄能唤起欣赏者无限的想象，使人感到"意在言外，使人思而得之"。意境的这种特性是和艺术家对生活形象的高度概括分不开的。王国维认为意境是"语话明白如画，而言外有无穷之意"。

4. 传神 传神是指艺术家通过艺术作品的外部特征表现其内在精神，并将艺术家的思想感情融入其中，体现了艺术家的创造。传神表现在以下四个方面：

（1）形似与神似的统一：形似是基础，神似是形似的升华。形似只是模仿，神似才是创造。东汉工艺品《马踏飞燕》(图2-4)，奔马的一只蹄，踏在一只飞燕的背上。暗示奔马的快速，连敏捷的燕子也来不及躲闪。马的躯体圆实壮健，马口微张，仿佛可以听到喘气的声音。通过奔马的这些外部特征，展示了其生命之美，力量之美。

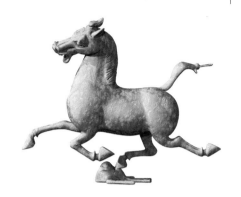

图 2-4　马踏飞燕

（2）艺术作品的本质特征与艺术家思想感情的统一：艺术作品中所表现对象的"神"，是艺术家所理解及体验出的"神"。传神的艺术作品在反映对象本质特征的同时，也表现了艺术家的爱憎和审美评价。德国女画家柯勒惠支（Kathe Kollwitz）的《面包》(图2-5)，画面上两个孩子哭嚷着，一前一后向妈妈索食，母亲背着身在抽泣，一只手在擦泪，一只手把仅有的一点面包屑塞给身后的孩子。这幅画上孩子空洞无助的眼神，母亲扭曲的背影，粗犷有力的衣纹，都表现了画家炽热的情感。珂勒惠支曾说："每当我认识到无产阶级生活的困难和悲哀，当我接触到向我爱人(他是医生)及我求助的妇女时，我就是立志要把无产阶级的悲惨命运以最尖锐强烈的方式表达出来。"

（3）个性与共性的统一：传神的艺术形象中都有自己独特的个性，通过鲜明的个性反映出人物的社会本质。歌德曾说："艺术的真正生命正在于对个别特殊事物的掌握和描述。"达·芬奇《最后的晚餐》中的人物形象各具特色，仅犹大这一角色，达·芬奇是在多年观察了许多地痞无赖，最终总结出其共性才刻画出如此生动的形象。

（4）技巧与艺术形象的统一：把握对象的本质特征，对表现对象有强烈的感情，不等于就可以创造出传神的艺术形象。要做到传神，还需要艺术家高超的艺术技巧。如画家总是善于根据对象的不同性格和自己的不同感受而采取不同的笔法，用粗狂表现豪放、柔和表现沉静、跳动表现活泼、沉着表现坚毅。

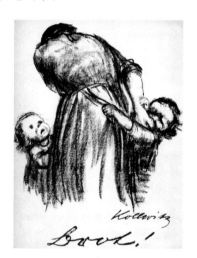

图 2-5　珂勒惠支《面包》

（五）艺术的分类及常见艺术种类的欣赏

艺术分类的问题，在美学史上早为人们所注意。亚里士多德在《诗学》中认为史诗、悲剧、喜剧等都是模仿现实的艺术，但它们之间又有所不同。他说："喜剧总是模仿比我们今天的人坏的人，悲剧总是模仿比我们今天的人好的人。"黑格尔则将艺术分为象征艺术(以建筑为代表)、古典艺术(以古希腊雕塑为代表)、浪漫艺术(以绘画、音乐、诗歌为代表)三大类。根据作品的再现与表现，以及所用物质手段的不同，艺术被分为再现的艺术、表现的艺术和语言的艺术。再现的艺术如雕塑、绘画、摄影、戏剧、电影等，表现的艺术有工艺、建筑、书法、音乐、舞蹈等，语言的艺术有文学、诗歌等。以下介绍几种常见艺术种类的欣赏：

1. 书法　书法是一种静态的表现艺术。中国书法以汉字为基础，是一种民族艺术。它的美在于点画运动的整体和谐，从整体结构中体现作者的情感和意蕴。在书法创作和欣赏中，用笔、用墨、结构、布白的有机统一，显示出不同风格。王羲之的《兰亭集序》(图2-6)，笔与笔之间有俯仰、有牵丝、有顾盼、有弛张，似断还连，显示出纯熟的笔法和清丽的笔调。整幅作品在俊秀妩媚中有强健，笔势起伏流动，淋漓畅快，姿态飞扬。

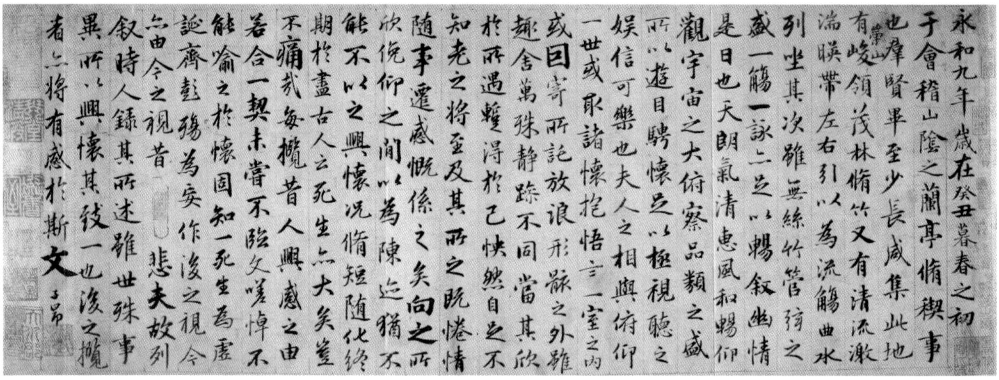

图 2-6　王羲之《兰亭集序》

张旭的《古诗四帖》(图 2-7)则行笔迅急，纵横驰骋，气势磅礴，其字忽大忽小，忽轻忽重，忽虚忽实，出乎意料。笔画丰满、敦厚、淋漓、畅快，富有自然的起伏波动，急中有缓，动中有静，展示豪放之美。

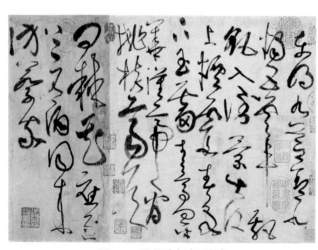

图 2-7　张旭《古诗四帖》

2. 音乐　音乐是一种动态的表现艺术。它的美是通过音符、旋律与节奏来表达作者的思想感情。音乐形象是活跃的、流动的形象，它可以模拟现实中的钟声、马蹄声、松涛声、流水声等，也可以运用象征、比拟的手法表现宁静的湖水、湛蓝的天空等自然现象。更多时候，音乐中的旋律、音响所代表的含义是朦胧、含蓄的，只可意会不可言传，这是音乐美最大的特点，表现人类社会宽泛的、含蓄的、起伏跌宕的情绪，如《二泉映月》的悲、《魔笛》的欢快、《军队进行曲》的激昂，这些音乐带给人的情感体验是丰富多彩的。

3. **舞蹈**　舞蹈是动态的表情或表现艺术。舞蹈美是用规范化了的有组织、有节奏的人体动作来表现人的感情。舞蹈最根本的特点，一个是虚拟性，一个是抒情性。舞蹈以不断运动中的人体，做出各种舞蹈动作和优美的姿态来抒发人丰富的情感。《诗大序》中说："言之不足，故嗟叹之；嗟叹之不足，故咏歌之；咏歌之不足，不知手之舞之，足之蹈之也。"充分说明舞蹈是抒发强烈内心情感的艺术表现形式。杨丽萍的《雀之灵》以其灵动多变的手势及曼妙的身姿，模仿孔雀动人的姿态，舞者表现孔雀的"迎风挺立"、"跳跃旋转"、"展翅飞翔"，通过舞者的艺术加工，在"孔雀"的灵与肉的交融中，呈现出孔雀高贵华丽之美，使每一位观者都希望将自己幻化为美丽的孔雀。

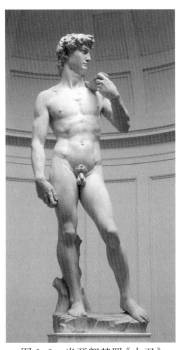

图 2-8　米开朗基罗《大卫》

4. **雕塑**　雕塑是静态的再现艺术，是一种以形体的造型来反映生活、再现现实的艺术形式。人们从雕塑作品体积的变化、转折中的韵律，来体会雕塑家想要表达的生命、情绪、情感，以及理想。雕塑在表达思想情感时，拥有概括性、凝练性和普遍性。米开朗基罗的《大卫》，体格雄伟健美，神态勇敢坚强，双眼炯炯有神，凝视远方，表情紧张，仿佛正在向地平线的远处搜索着敌人，身体中蓄积的力量随时如火山般即将爆发，艺术家还有意放大了人物的头部和两个胳膊，使大卫在观众的视角中显得更加挺拔有力，充满了巨人感，体现了全部理想化的男性美。（图 2-8）

5. **绘画**　绘画是静态的再现艺术，是通过线条、色彩、构图在二维空间范围内以动人的造型来再现现实，反映生活，表达画家的审美情感和审美理想。绘画的最基本词汇是线条、色彩和构图。其中，线条是构成绘画最主要的手段和词汇。线条的软硬、轻重、缓急等品格，以及长短、粗细、疏密、干湿、曲直、快慢等节奏的变化，都表现出无限丰富的感情层次，平行线表现宁静、上升线表现欢乐、下降线表现抑郁。色彩也是表现艺术家思想情感的语言，如耀眼的红色表现热烈喜庆、绿色意味平静和新鲜、黄色暗示温暖与喜悦、黑色给人神秘恐怖的感觉。当然，色彩的情调也会因人、时代及地区的不同而有差异。如在中国，红与黄表达富贵吉祥；而在西方，红色则表示血腥、恐怖，黄色因《最后的晚餐》中犹大的服色而象征为下等的色调。构图同样可以体现画家的思想感情，如斜线式构图包含着运动和力量、金字塔式的构图暗示着稳固和持久。

四、科学技术美

科学，作为一种精神性的创造活动，是人类对于自然界、社会发展的内在规律和结构的探索与认识。技术，是人类已有科学知识在生产劳动、社会生活中的直接应用。科学技术使人类对自然的认识更加深入，改变了人们的社会生活，使人类在自然和社会面前更为自由和自信。随着现代科学技术不断渗透到人类社会生活的各个领域，现代科学技术与人类审美活动的关系也越来越密切，显现出它独特的美学价值。

（一）科学美

科学美，包括理论美和实验美，其美学特征为和谐、简单和新奇。科学美在人类探索、发现自然规律的过程中表现出来，可见于实验的庄严、简洁，公式的对称，以及理论的严谨。海森堡（Werner Heisenberg）在创立量子力学时描绘："我窥测到一个异常美丽的内部，当想到现在必须探明自然界如此慷慨地展示在我面前的数学结构这一宝藏时，我几乎晕眩了。"爱因斯坦称科学美为"思想领域最高的神韵。"

1. 科学美的特征

（1）理性之美：事物的美有的以事物的感性外观形式呈现出来，有的以事物内在结构形成和谐、秩序的理性美。前者生动、具体，后者抽象，科学美即表现为抽象的理性美。这种理性美表现为对自然界的和谐有序的结构与规律，以及对科学理论成果在结构上的理解和欣赏。科学工作者对科学的真诚热爱会导致他们与其研究的事物之间形成情景交融的状态，从而产生美的感受。十九世纪德国大数学家魏尔斯特拉斯(Weierstrass, Karl Theodor Wilhelm)认为："如果一个数学家不具备诗人的某种气质，他就永远休想成为一个大数学家。"科学的理性美来源于客观科学研究对象和主体的科学研究实践，是审美主体在社会实践中形成的理性观念（包括哲学观点）、理性思维与审美意识的交融和渗透。

（2）创造之美：爱因斯坦认为，科学理论是"思维的自由创造"。这里所说的自由，是指在认识和掌握自然界的客观规律时，人的思维所具有的创造性。科学美的创造是在科技工作者丰富想象力的基础上的创造。美国数学家洛易甫（M.Loève）说："在数学中，也正如在各种体裁的诗歌中一样，读者从素质上必须是一个富有想象力的人。"爱因斯坦也认为，科学研究"想象力比知识更重要"。

（3）抽象之美：科学美是以抽象形式表现感性的自由内容。如关于数学之美，美国数学家克莱因（Klein, Christian Felix）曾说："音乐能激发或抚慰情怀，绘画使人赏心悦目，诗歌能动人心弦，哲学使人获得智慧，科技可以改善物质生活，但数学却能提供以上一切。"数学之美还在于其对生活的精确表述，对逻辑的完美演绎。可以说，正是由于这种精确性才成就了现代社会的美好生活，只是这种美是通过抽象的方式来演绎的。

2. 科学美的内容　科学美的内容表现在实验美、公式美、理论美三个方面。

（1）实验美：科学的实验美表现在实验意图的确立，实验方案的设计，以及严格的实验操作中。在医护领域中，许多的实验因其意图的神圣、设计的科学严谨、技术的精湛巧妙而表现为无可挑剔的实验美。如电镜下观察人的细胞，其色彩和形状形成特殊的科学之美。

（2）公式美：科学要求标准化、规范化、简洁化的逻辑表述。科学创造活动的目的就是用凝练、简洁的公式或定律去概括丰富的自然规律（图 2-9）。爱因斯坦的质能相当定律 $E=mC^2$（能量 = 质量 × 速度平方）仅三个字母就以巨大的概括力将整个自然界的质量和能量的转化关系科学地揭示出来了，导致原子能时代的到来。黄金分割律L=（L-X）：X 也有异曲同工之妙，它以简洁和精妙的形式表示了人们对长和宽比例上审美的最佳体现。

$1 \times 8 + 1 = 9$	$1 \times 9 + 2 = 11$
$12 \times 8 + 2 = 98$	$12 \times 9 + 3 = 111$
$123 \times 8 + 3 = 987$	$123 \times 9 + 4 = 1111$
$1234 \times 8 + 4 = 9876$	$1234 \times 9 + 5 = 11111$
$12345 \times 8 + 5 = 98765$	$12345 \times 9 + 6 = 111111$
$123456 \times 8 + 6 = 987654$	$123456 \times 9 + 7 = 1111111$
$1234567 \times 8 + 7 = 9876543$	$1234567 \times 9 + 8 = 11111111$
$12345678 \times 8 + 8 = 98765432$	$12345678 \times 9 + 9 = 111111111$
$123456789 \times 8 + 9 = 987654321$	$123456789 \times 9 + 10 = 1111111111$

图 2-9　有趣的数学

（3）理论美：科学理论美包含了新奇美和和谐美。科学思想的独创性和科学方法的新颖性形成新奇美，理论体系的逻辑性和构造的严密性则形成和谐美。科学理论通过概括自然界中各种事物最本质的特征显示其美。

（二）技术美

技术美（beautifulness of technology）表现为不断开发出的新技术、新产品、新工艺之美。近年来，以信息技术、生物基因研究、光电子技术、纳米技术等为代表的高新技术的崛起，改变着人类对其生存环境的认识，拓展了人的能力，延伸了人的感官，从而在人的面前展现了一个全新的世界。人的审美意识、审美理想、审美活动的内容与方式等也发生了相应的改变。

1. 技术美的形态及特点　技术美作为美的一种形态，在遵循美本质的同时也有自己的特点。技术美的核心问题，是如何在工业产品的设计和创造中，将现实的美学原则与产品的效用完美统一起来，从而促使工业产品的价值尽快得到实现。技术中的美需要与产品的功效相结合才能更好地发挥其审美作用。只有把美的原则与实用的原则统一起来，技术美才能真正显示出美的光彩，发挥美的效用。外形好看而无法起飞的飞机是没有生命力的。同时，技术美有较大的易变性。新技术、新工艺的不断产生与运用，必然加速新产品的开发，体现在产品中的审美观也就会随之发生变化。如早期的汽车轮胎是木质的，现在已经被更耐磨的橡胶替代；电视、手机等电子产品现在都以轻薄为美。

2. 技术美的一般美学原则　技术美的一般美学原则主要包括两个方面，即合目的性与合规律性。这是科技产品设计中应遵循的原则。

（1）合目的性：是说产品既要注意经济实用，又要具有科学性。工业产品的设计要把实用原则放在首位，其次才能求美、求新。产品外在形式美应以不影响产品的实用，不妨碍产品价值的实现为前提。

（2）合规律性：是说产品的艺术设计要体现美的一般规律，同时也要体现特定时期的审美理想。在产品的设计和制造中，应在满足大多数消费者审美心理要求的情况下，密切注意社会上出现的新的审美趋势，使产品更好地"按照美的规律"进行创造。

第三节　形式美

一、形式美与美的形式

（一）形式美

广义的形式美（beauty in form）是指美的事物的感性外观作为独立的审美对象而显现出来的美。狭义的形式美是指构成事物的物质材料的自然属性(色彩、线条、形体、声音等）及其组合规律（比例、节奏、韵律等）所呈现出来的审美特性，它是一种具有相对独立性的审美对象，具有抽象性和时代性。本章所研究的形式美是指狭义的形式美。

构成形式美的因素包括两个方面，即感性质料及感性质料间的组合规律。感性质料也就是构成形式美的物质基础，包括色彩、形状、线条、声音等。感性质料间的组合规律也被称为形式美的法则，包括对称均衡、单纯齐一、调和对比、比例与尺度、节奏与韵律、多样与统一。

形式美是在人类长期的生产劳动实践中，包括审美创造和审美欣赏活动基础上形成并发展起来的。人类在社会活动中，通过对对象和活动本身各种形式特征的不断认识，逐渐形成对于形式的要求和把握能力。此外，人的审美对象本身所具有的各种形式因素及其不同的组合关系，越来越直接地呈现出人的生命运动规律，表达人的某种情感。形式美的形成和发展不是一个纯自然的过程，而是历史文化积淀的成果，是与人相关的。形式美是人类社会对客观事物共同本质特征的抽象和概括的结果。如人们对红的花、红的云、红的太阳的概括，最终得出结论，红色所展示的形式美是热情和温暖。

（二）美的形式

美的形式则是指美的事物的外在形式，是该事物美的性质和特征的直观、生动呈现。形式美和美的形式之间密切联系却又有着本质的区别：从表现的内容来看，形式美体现美的形式的某些共同特征，是抽象的，单独呈现出形式所蕴含的朦胧、宽泛的意味，与所要表现的事物美的内容相脱离。而美的形式是事物本身美的内容的外在表现，是确定的、个别的、特定的、具体的事物的直观生动体现，美的形式与其内容的关系是对立统一、不可分割的。从存在的方式来看，形式美是独立存在的审美对象，而美的形式则是美的感性外观形象。如一朵红色玫瑰花的美的形式，是以这朵玫瑰花的直观形象刺激我们而感受到的美；而其形式美所表达的，则是被抽象出来的一些含义，比如红玫瑰所象征的火热的爱情，此时，红玫瑰所代表的美已经与玫瑰本身的含义相脱离了。

二、构成形式美的感性因素

(一) 色彩

色彩是光作用于物体所给人的一种视觉反应，是构成形式美的重要因素。一方面，色彩具有情感性，色彩刺激能影响人的情感或情绪。波长较长的色彩会引起扩张反应，波长较短的色彩会引起收缩反应；暖色引人接近，冷色推人离开；鲜艳明亮的色彩可以使人兴奋，晦暗浑浊的色彩则使人感到压抑；红色和黄色给人以温暖、热烈和喜庆的感觉，蓝色和紫色给人以寒冷、沉静的感觉，绿色则给人以生机盎然的感觉。此外，色彩还有轻重感、软硬感、华丽与质朴感；另一方面，色彩还具有象征性，如红色象征革命、黑色象征死亡、白色象征纯洁。中国的京剧脸谱就以不同色彩象征不同的人物性格，如红脸关公（忠义）、黑脸包公（憨直）、蓝脸窦尔敦（刚强）、白脸曹操（奸诈）等。

(二) 线条和形体

1. **线条** 线条可分为直线、曲线、折线三大类。直线中的粗直线有厚重、强壮感，细直线有明快、敏锐感，水平线有平静、安宁感；曲线则给人柔和、流畅的感受；折线给人动感和灵巧的感受。线条被较多地运用于建筑、绘画、雕塑、书法、舞蹈等。如在建筑艺术中，希腊式建筑多用直线，罗马式建筑多用弧线，哥特式建筑多用相交成尖角的斜线。

2. **形体** 形体以线条为基础，由点、线、面按一定规律组合而成。不同的形体会给人以不同的审美感受：圆形和球形给人以柔和完美之感，方形则给人以刚直、方正之感；金字塔式的三角形给人以安稳感，倒三角形则给人以倾危感；中国的太极图首尾相衔，彼此包容，象征周而复始、循环往复。

(三) 声音

声音又称音响，由听觉器官所感知的美。古希腊人通过对声音的研究得出结论，如 E 调安定、D 调热情、C 调和谐、B 调哀愁、A 调发扬、G 调浮躁、F 调激荡。近代实验研究显示，声音不仅影响人的神经，而且对血液循环、脉搏、呼吸都有一定影响。不同声音的刺激会使人产生不同的情绪反应，如低音凝重深沉、高音高昂激越、强音振奋、弱音柔和、急促的声音使人紧张、缓慢的声音让人舒缓、噪音则使人烦躁不安。

三、形式美的规律

形式美的规律是指人在长期审美活动基础上总结出来的各种形式美法则，概括起来主要有单纯齐一、对称均衡、调和对比、比例匀称、节奏韵律、多样统一等。

（一）单纯齐一

单纯齐一是人类最早发现，也是最简单的形式美。它由各种物质材料按相同方式排列所形成，使人产生纯洁、一致的感受。蔚蓝的天空、碧绿的大海、皑皑的白雪，以色彩的单纯给人纯净感。军队或集体舞蹈中的整齐划一的排列，让人感受到集体的力量。单纯齐一的形式美常被应用于商品造型、工艺美术品和公共建筑中，它让人感觉规范，但也有单调之感。

（二）对称均衡

1. 对称　对称有两种形式：线对称和点对称。前者以一条线为中轴，左右或上下两侧均等；后者则以一个点为中心，不同图形按一定角度在点的周围旋转排列，形成放射状的对称图形。日常生活中有许多对称之美，如人的眼睛、耳朵、四肢的对称，以及蝴蝶的翅、鱼的鳍、植物的叶脉。对称保持了单纯齐一的优点，同时避免了完全重复的呆板，既庄重、安稳，又能衬托中心，在现实生活中被广泛运用于建筑、绘画等艺术作品的创造，如巴黎圣母院、埃菲尔铁塔、天安门前的华表与金水桥等无不显示出对称之美。

2. 均衡　均衡是对称的变体，均衡的个体处于中轴线两侧的形体并不完全等同，只是大小、虚实、轻重、粗细、分量大体相当。均衡比对称显示出更多的变化，在静中趋向于动，给人以自由、活泼的感受，这在绘画、雕塑、建筑等造型艺术中常被采用，如中国画中常用题字来达到整幅画的均衡。

（三）调和对比

调和是在变化中寻找统一，对比则在变化中显示差异。

1. 调和　在调和中，各种形式因素基本上保持同一格调、同一基色。色彩中的红与橙、橙与黄、黄与绿、绿与蓝、蓝与青、青与紫、紫与红等就属于调和色；同一色彩中浓淡、深浅的层次变化属于调和。音乐中的和声，以及声乐中的二重唱、四重唱也属于调和。调和给人以协调、融合、宁静之感。

2. 对比　对比是把两种相互差异的形式因素放在一起，有反差大、跳跃的特点。色彩的冷暖，光线的明暗，体积的大小，声音的高低，均可形成对比。"接天莲叶无穷碧，映日荷花别样红"是色彩的对比，"大漠孤烟直，长河落日圆"是形体的对比，"蝉噪林愈静，鸟鸣山更幽"是声音的对比。对比常给人以鲜明、醒目的感觉。

（四）比例匀称

比例是指事物各部分与整体、部分与部分之间合乎一定的数量关系。匀称则指事物各部分之间合乎一定比例关系或比例恰当。比例和匀称是造型艺术需要普遍遵守的法则，著名的"黄金分割比例"被广泛地运用于雕塑及绘画艺术中，如达·芬奇名作《蒙娜丽莎》的各个部分就是按这一比例绘制的。日常生活中的许多物品，如报纸、图书、邮票、照片等也大都采用这一比例。

（五）节奏韵律

1. 节奏 是指事物在运动过程中有秩序、有规律地反复。构成节奏有两层变化关系：一是时间上的间隔与连续所产生的变化过程，二是力量的强弱变化。这两种变化有规律地组合起来，并加以反复交替，便形成节奏。自然现象中的日出日落、月圆月缺、寒来暑往、潮涨潮落；人的日出而作，日落而憩，均体现了节奏。

2. 韵律 是一种富有情感色彩的节奏，比节奏内涵丰富，它在节奏基础上形成，并被赋予了一定的情调，呈现出特有的韵味和情趣。如诗词歌赋以押韵、对仗形成韵律，音乐以旋律与节奏的变化形成韵律。

（六）多样统一

多样统一又称和谐，是形式美的高级法则。多样指整体所包含的各个部分的差异性，统一则指各个部分在形式上的共同性。多样统一是把有差异的多种要素有机组合起来，在整体中融合，消除差异性，寓变化于统一之中，是对单纯齐一、对称均衡、比例匀称、节奏韵律等规律的集中概括。

当然，这些形式美的规律都不是绝对的，随着人类审美领域的不断扩大，审美能力的不断提高，形式美也会发展出新的规律。

第四节　美的基本范畴

美学范畴，是美学领域中的基本概念。范畴是人们对客观事物的普遍本质的概括和反映。美学范畴就是人们对于美的现象形态的认识和把握。把握了美学的范畴，也就把握了美学的核心。现实中的美多种多样，如果依据存在领域来分类，可以分为自然美、社会美、艺术美和科学技术美。如果依据美的表现形态分类，可以分为优美、崇高、悲剧和喜剧等。优美、崇高、悲剧和喜剧等也被称作美的基本范畴。

一、优美

（一）优美的概念和表现形式

1. 优美的概念 优美（grace）又称"秀美"、"委婉"、"阴柔"之美，与壮美和崇高相对。在拉丁文中，优美叫 gratia，即愉快、直爽。这个词源于希腊女神哈丽特所象征的意义。罗马人称哈丽特为哈拉齐，她是世界上一切美好事物的代表，是光明和欢乐的象征。优美是一种静态的、柔性的、优雅的美，是最常见的美，其基本特点在于和谐。

2. 优美的表现形式 优美是一种常见的形态，它具体表现为清新、秀丽、柔媚、娇小、纤细、精巧、淡雅、幽静、轻盈等形式。在社会生活、自然界和艺术中，优美又有不同的特点。

（1）自然中的优美：自然中的优美偏重于形式。但凡自然界中形式上显得和谐统一，能与人的活动相协调一致，能唤起人愉快情感的事物，一般都可认为是优美的。如微微起伏的山丘，长满嫩绿庄稼的田园，艳丽的鲜花，娇嫩的小草，开屏的孔雀，跳跃的小兔小鹿，杭州的西湖，上海的豫园等都是优美的。自然界是人生活的环境，自然界的有些事物之所以显得优美，就在于主客体的矛盾中，客体屈服于主体，与主体相和谐一致，而不会给主体造成任何威胁。

（2）社会生活中的优美：社会生活中的优美偏重于内容。由于人是社会的主要组成部分，社会优美的对象主要是人及其人的行为、性格，比如优雅文明的举止、和蔼可亲的态度和谈吐、自然灵活的动作，等等。社会生活中的优美一般以小巧、娇柔、妩媚为特征。儿童游戏的场面是优美的，劳作后的人们在田间小憩的情景也是优美的，优雅女子的行为动态，幸福和睦的家庭，纯洁的友情，甜蜜的爱情，无不充满人与人彼此的关爱体贴。远离纷争冲突，凸显了人的美好情愫；善良的心灵及人类特有的智慧力量都会让人感到心意平和，身心得到抚慰而惬意舒适。

（3）艺术中的优美：艺术中的优美是艺术家对现实中优美的提炼加工，因而更加鲜明。艺术中的优美是现实中的优美的能动反应。优美的艺术是根据优美内容的要求，用与内容相协调的美的形式表现出来的。在这二者之间，优美的内容决定优美的形式，只有优美的形式与内容相一致所创造出来的艺术品才显得优美。比如提香（Tiziano Vecellio）的以女子为题材的画（图 2-10）、施特劳斯（Johann Strauss）的《蓝色的多瑙河》、王维的田园山水诗都是优美的内容和形式相结合的艺术品。

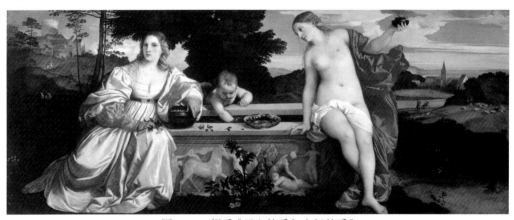

图 2-10　提香《天上的爱与人间的爱》

（二）优美的本质和特征

从本质上讲，优美是主体和客体和谐统一的美，是内容和形式的和谐，是矛盾统一的现实化，矛盾的过程已经消失在统一之中，看不见斗争留下的痕迹。社会实践与客观规律相一致，真和善达到高度的统一，并通过合规律的美的形式表现出来。所以，优美的本质是和谐，其美学特征主要包括和谐感、自由感和纯粹的形式感。

1.和谐感　和谐是优美的根本特征。优美在整体感觉上是一种和谐感，如风和日丽、鸟语花香的自然景色、典雅文静的人物形象、柔和的线条、调和的颜色、舒缓的节奏等都是优美的表现形态。它们给人的都是和谐、安静的审美享受。优美是人与对象、人与自然、人自身内部都处于和谐状态的一种美感经验。其中，没有任何冲突、争斗的痕迹，而是一种内在与外在的和谐感。在这种和谐感中，人自身的存在得到了一种最直接的、最单纯的肯定，因此，它伴随着舒畅、轻松、欢快与明朗的感觉。

2. 自由感　优美在心理反应模式上是一种顺受反应。在优美的经验中，没有任何忤逆、反抗等因素，而是一种合规律性与合目的性的统一。因此，它的心理反应模式就是一种自由自在、无忧无虑的感觉，这正是一种一切都合乎人的存在目的的自由感，仿佛整个世界都是按人的存在目的而安排的，一切都那么安闲、平静而静穆。

3. 纯粹的形式感　唤起优美感的形式，多具小、柔、轻、媚、精、润、秀、纯等特征，是一种偏于静态的美。如朱光潜所说："春风微雨、娇莺嫩柳、小溪曲涧荷塘之类自然景物和赵孟頫的字画，《花间集》《红楼梦》里的林黛玉，《春江花月夜》乐曲之类文艺作品都会令人引起秀美之感。"女性的羞怯、纤细、娟秀、妩媚等也会唤起优美感。所以，优美又被称为女性的美，以相对于男性的崇高之美。

二、崇高

（一）崇高的概念

崇高（sublime）是一种庄严、宏伟的美，以巨大的力量和慑人的气势见长。它近似阳刚之美的形态，但比阳刚之美更伟岸、更肃穆。

崇高又被称作雄伟、壮美，是一个古老的美学范畴。它最早是由古罗马时代的修辞学家、美学家朗吉努斯（Cassius Longinus）在一封名为《论崇高》的长信中提出。在这封信中，他提出的宏大与精细的差别，以及崇高感是一种令人"惊心动魄""肃然起敬畏"之情感的看法，给后人的研究以很大影响。

（二）崇高的本质和特征

1. 对崇高本质的认识　对于崇高本质的问题，从来都有各种各样的看法，不过，主要表现还是唯物主义和唯心主义的两种见解。

客观唯心主义者认为，"崇高是理念胜于形式"，如黑格尔（Georg Wilhelm Friedrich Hegel）、费肖尔（Friedrich Theodor Vischer）等人就持这种看法。他们认为，自然界和人类社会的一切事物都是"绝对理念"的显现，如果这种"绝对理念"充分体现在一个事物中，以至它的形式所不能容纳，当人们观赏这个事物的时候，由于主观想象力的干预，而在人们内心唤起"无限"理念的，这个事物就是"崇高"。这种观点，把物质世界归结于"绝对理念"的显现，否认他的客观存在，这是根本错误的，但这种观点看到了崇高事物之间存在着内在矛盾有其合理的一面。

主观唯心主义者认为，宇宙万物不过是人的主观精神的表现，如立普司（Theodor Lipps）等人就是持这种观点的。他们认为，人对于某种对象感到崇高，也就是自己的某种感情"移入"到或"外射"到对象上去的结果，崇高只不过是人格的伟大感情移入于对象罢了。主观唯心主义还有另一种观点，就是认为崇高的本质特征就是"绝对的大"，康德(Immanuel Kant)就持这种看法。他认为，凡是某种对象"全部的、绝对的、在任何角度(超越一切比较)称为大，这就是崇高"。崇高有两种表现形式：一种是"数学的崇高"，其大在数量体积，如高山；一种是"力学的崇高"，其大在威力，如狂风暴雨、海啸狂涛等。其实，康德讲的"绝对的大"，用的是埃及金字塔和罗马圣彼得大教堂作为例子，而就这两种建筑都没大到"绝对"的地步，这就表现出康德理论自身的矛盾。

车尔尼（Carl Czerny）运用唯物主义的观点对唯心主义的崇高论进行了批判。他批驳了黑格尔对崇高概念的解释，指出："无论说崇高是理念压倒形式，还是说崇高是绝对的显现，都不能说明崇高的本质。"车尔尼指出："崇高的对象并不是什么神秘的东西，不过是远大于别的东西的对象而已。"车尔尼强调了崇高在于事物本身的属性，这就剥去了黑格尔给崇高披上的神秘外衣。但我们也应看到，他对这一问题的探讨，并没比康德、黑格尔进步多少，他把数量上巨大得多作为崇高的本质和特点，这就很难说明崇高作为一个美学范畴的特殊内容和特殊意义。那怎样才能科学地说明崇高的本质呢？

崇高作为一种美的表现形态，同样是事物的一种客观属性，但又不是纯粹的自然属性。它来源于人类的社会实践，或直接、间接地与人类实践相联系。人类改造世界的实践斗争是严峻、艰巨的，充满矛盾和冲突。人们在实践中越是遇到严峻的考验和艰难险阻，斗争的历程越是激烈、严峻，就越能激发、表现出人类自身本质力量。而崇高正是人的这种主体力量与客体冲突在对象世界中的感性显现。

按照马克思主义观点，崇高同优美一样，都是人的本质力量在对象世界的感性显现。它同优美的区别，在于优美体现了人的本质力量与客体在对象世界的和谐统一，崇高则体现了这种本质力量与客体在对立冲突中的统一，这就是崇高的本质。

2. 崇高的美学特征

（1）*外在形式*：崇高主要表现在形体和力量上的巨大，在威力上往往具有强健的物质力量和精神力量，以及压倒一切的雄伟气势。比如"吴楚东南坼，乾坤日夜浮"（杜甫）、"大漠孤烟直，长河落日圆"（王维）的这种种气势上的巍峨之美，又或"四海翻腾云水怒，五洲震荡风雷激"、"乱石崩云，惊涛拍岸，卷起千堆雪"（苏轼）的这种力量的伟大，都让人感受到一种崇高之美。

（2）*心理效应*：崇高强烈地体现出主体在对立冲突中的坚定性与刚强性。如果优美引起知觉者平静的、和谐的愉快，那么，崇高引起人动荡的、剧烈的愉快。康德对崇高所引起的心理特点，做了比较准确的说明，崇高"把我们心灵的力量提高到超出惯常的凡庸"，主体在崇高对象面前感到凡俗平庸，从而唤起昂扬的情绪和奋发的意气，要去学习对象、赶上对象，从而提升了自己的精神境界。崇高"使我们显示出另一种抵抗力"，困难和挫折激起主体的勇气和上进心，要求征服对象、战胜对象，从而产生出豪迈的气概。在这两种情况下，崇高对象都能引起惊心动魄的审美感受。

三、悲剧

（一）悲剧的概念和分类

1.悲剧的概念 悲剧（tragedy）通常被看作是戏剧的一种类型，是以剧中主人公与现实之间不可调和的冲突及其悲惨的结局构成基本内容的作品。悲剧作为美学中的一个范畴，是与喜剧相对的特殊表现形态。它是指现实生活或艺术反映中那些作为实践主体的肯定性社会力量，在具有必然性的社会矛盾冲突中，遭到不应有、但又不可避免的苦难或毁灭，从而引发悲痛、同情和奋发感受的一种审美形态及其特性。正如鲁迅所说，"悲剧就是把人生有价值的东西毁灭给人看"，美学的悲剧主要是研究现实生活和艺术中的一切悲剧性现象及其本质规律，因而就不只局限于戏剧中的悲剧了。这实际上是悲剧的概念在广义和狭义上的区别，所以美学范畴的悲剧又被称为"悲剧性"。但无论是广义的悲剧还是狭义的悲剧，其本质特征是一样的。悲剧具有重要的美学意义，和崇高一样，它可以说是美的一种特殊的表现形式。

2.悲剧的分类 悲剧植根于社会的矛盾冲突，它反映了历史必然性和现实可能性之间的矛盾，由于矛盾性质的不同，悲剧的类型也不同。

（1）英雄人物的悲剧：古希腊悲剧家埃斯库罗斯（Aeschylus）的作品《被缚的普罗米修斯》就是一个典型的例子。普罗米修斯盗天火给人间而被天神宙斯惩罚，被铁链钉在高加索山上。河神劝他和宙斯和解，但遭到他的拒绝。在希腊神话中，普罗米修斯是一位小神，经过埃斯库罗斯的艺术加工，他成为一个不畏强暴、敢于为人类的生存和幸福而斗争的伟大的神，他的形象自古至今受到称赞，被马克思称作"哲学的日历中最高尚的圣者和殉道者"。保罗·鲁本斯（Peter Paul Rubens）的同名画作描写的正是恶鹫啄食普罗米修斯肝脏时的情景（图2-11）。画家着意渲染了恶鹫的凶狠无情（巨大的黑色双翼，尖利可怕的鹰爪和那叼食血淋淋肝脏的

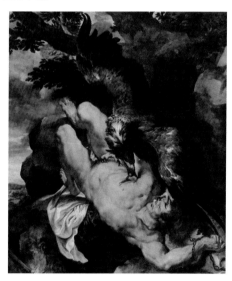

图2-11 保罗·鲁本斯《被缚的普罗米修斯》

钢喙）和普罗米修斯肉体上和精神上的痛苦（他被捆住的双手挣扎着，想赶走恶鹫，身体扭曲着，两脚拼命蹬着岩石）。而画面的一角，那不熄的火种依旧在燃烧，象征着被缚的囚徒终究是个胜利者。

（2）普通人物的悲剧：是指普通人日常生活中的不幸和苦难。他们没有惊天动地的伟业，只是正常的生活愿望受到摧残，例如鲁迅笔下的祥林嫂。鲁迅认为，这种"简直近于没有事情的悲剧"是大量存在的。

（3）旧事物的悲剧：旧事物灭亡的悲剧性有一个前提，就是它的存在一定程度上还

没有丧失历史合理性。否则，人们就不可能对它的灭亡产生同情和怜悯。例如光绪皇帝就是这样的悲剧人物。他是行将灭亡的封建制度的代表，但他变法维新的行动仍有某种合理性。最后，在慈禧太后的压制下，落得个悲惨的下场，令人同情。

（二）悲剧的本质和特征

1. 悲剧的本质　悲剧是与喜剧相对的特殊表现形态，从两个方面揭示矛盾冲突：一方面，正面的事物在毁灭中显示其价值，在暂时失败中预示着未来的胜利；另一方面，反面事物在其暂时胜利中暴露了它的虚弱和必然灭亡。悲剧是崇高的集中形态，是一种崇高美。关于悲剧的本质，马克思（Karl Marx）和恩格斯（Friedrich Engels）从辩证唯物主义和历史唯物主义出发，在科学研究人类社会发展的规律基础上对悲剧的本质作了深刻的说明。恩格斯在评论拉萨尔（Ferdinand Lassalle）的剧本《济金根》时曾说，悲剧是"历史的必然要求和这个要求的实际上不可能实现至今的悲剧性的冲突"。悲剧本质在于客观现实中的矛盾冲突，这种冲突有其客观的历史必然性。

2. 悲剧的美学特征

（1）**正面性**：悲剧人物必须是正面人物，或具有正面艺术的人物。真正的悲剧人物总是在某些方面或多或少地与特定历史时期的人民群众的精神性格、思想感情等正面素质相通的人物。这些人物既包括英雄人物，又包括默默无闻的小人物；既包括人民群众，也包括统治阶级中符合历史潮流的正面人物或具有一定进步性的人物。在悲剧中，有些人虽然不是正面人物，但只要他们身上具有某些正面素质，也可构成悲剧。如鲁迅先生笔下的孔乙己，很难说他是什么正面人物，但因他身上存在着善良的一面，比如他对小孩的可亲可爱的和蔼态度、热心教人识字等，虽然总的看起来是迂腐可笑的，但还是有善良的因素，因此，当他作为科举制度的牺牲品而悲惨死去的时候，仍然能引起我们某种怜悯之情。

（2）**必然性**：悲剧人物的不幸、痛苦和灭亡必须具有一定历史条件下的社会必然性。悲剧之所以为悲剧，就在于某些人物的正面素质和正义的行动，按人类生活的要求或历史发展的要求是应该得以合理存在和发展的。但在当时特定的历史条件和斗争形势下，受到了与他相对立的社会力量的影响、打击、摧残和迫害，结果遭到不幸、痛苦，以至死亡，那么，任何伟大的、正面人物的死亡和不幸，都不能认为是悲剧。例如雷锋和刘胡兰都是伟大的，但刘胡兰的牺牲是悲剧，而雷锋的牺牲则不能称为悲剧。那是因为，刘胡兰的牺牲是丑对美的暂时压倒，是尖锐的两种社会力量的矛盾冲突的结果；而雷锋的牺牲则缺少这种冲突的社会历史必然性，只是纯粹偶然的结果。当然，偶然的因素有时也会造成悲剧，但这种偶然必须是含有社会必然性的偶然，而不是毫无社会意义的纯粹的偶然。

（3）**矛盾性**：悲剧必须以矛盾冲突为基础。悲剧是现实生活中矛盾冲突的反映，因此，它必须以矛盾冲突为基础。这种冲突不是人与自然的冲突，而是体现社会关系的矛盾冲突，是正义的社会力量和非正义性的社会力量间的冲突，结果是"非正义"压倒"正义"，最终导致悲剧性结局。

（4）乐观性：悲剧是对正面人物高贵品质的肯定，因而是充满乐观主义精神的。悲剧虽然以美的毁灭而告终，但却显示了美的真正历史价值和人生价值的崇高性，预示出新世界必然到来的前景和旧势力必然没落的趋势。因此，它是悲而不伤，痛而不绝，悲壮慷慨，充满乐观的。

三、喜剧

（一）喜剧的概念和分类

1. 喜剧的概念　喜剧（comedy）是通过美对丑的嘲弄、否定和揭露，真实地展示新事物淘汰旧事物、新生力量战胜腐朽势力的历史过程。喜剧像悲剧一样，通常也被人们称作一种戏剧类型。而作为美学范畴的喜剧事实上远远超出作为一种戏剧类型的狭义范畴，渗透在各类再现艺术中。美学范畴中喜剧的研究对象是包括社会生活中的一切喜剧现象及其在艺术中的反映，并找出其中有规律性的东西，而不仅限于喜剧。

2. 喜剧的分类　喜剧的表现形式多种多样，一般可分为两种，即否定性喜剧和肯定性喜剧。

（1）否定性喜剧：否定性喜剧以揭露旧事物、反面人物，讽刺落后为特征。丑的事物往往喜欢披上美的外衣，用美的形式乔装自己。喜剧就是要剥去丑的事物为掩饰自己的本质而设的伪装，使其原形毕露，从而产生喜剧效果。

（2）肯定性喜剧：肯定性喜剧是通过表现喜剧人物某些本质的可笑方面，肯定和歌颂先进人物，来赞美真、善、美的思想和品行。如豫剧《徐九经升官记》中的徐九经，虽长相奇丑，但才能过人，主持公理，廉洁公道。通过他美的心灵与丑的长相和动作之间的矛盾，衬托了他甘当清官，不畏强权的高尚品格。

（二）喜剧的本质和特征

1. 喜剧的本质　喜剧也是一个古老的美学范畴，在美学史上，曾有过许多关于喜剧的见解。最早对喜剧提出看法的是亚里士多德（Aristotle），他认为"喜剧总是模仿比我们今天的人坏的人"。鲁迅认为，"喜剧就是把无价值的东西展示给人看"。和崇高、悲剧一样，喜剧的本质特征也存在于事物的内容与形式的矛盾对立，所不同的是崇高和悲剧是内容大过形式，而喜剧则是形式大过内容，是在对丑的直接否定中肯定美。马克思以社会矛盾冲突为基础，对喜剧的本质与根源进行了深刻的经典性论述。他认为，"历史不断前进，经过许多阶段才把陈旧的生活形式送进坟墓。世界历史形成的最后一个阶段就是喜剧"。所以，喜剧的对象是那些已偏离历史正常规律，失去存在的合理性现象，还力求表现其虚假的合理性，因而往往是内容与形式错乱，本质与现象背离的不正常的东西。对这种社会现象的解释和否定就构成喜剧。喜剧的本质是它在美与丑的矛盾冲突中，以美压倒丑为其基本点，以内容与形式、动机和效果相互矛盾的行为、事件为基本内容，从而引起人们发笑，直接或间接地肯定人的本质力量，给人们精神上以满足，使人获得某种审美享受。

2. 喜剧的美学特征

（1）引人发笑的表现形式：笑是喜剧最基本的表现形式，也是喜剧在欣赏者生理上的集中反映。喜剧是以笑为形式去否定生活中的不协调现象，从中肯定生活中的美的艺术、美的社会现象和美的生活现象。由于喜剧的多样性，笑也是各种各样的。但喜剧的笑不是纯粹的生理反应，而是人的心理活动的表现，是人们的感悟所引发的带有强烈刺激性的笑。喜剧来自笑，通过笑的形式才得以实现人格的轻松。只有当笑用于否定丑、肯定美时，才构成喜剧。在笑中，现象的缺陷遭到否定，而现象美的本质得到肯定。

（2）寓庄于谐：这是喜剧艺术的特点。"庄"是指喜剧的主体思想体现了深刻的社会内容，"谐"指的是主体思想的表现形式是诙谐可笑的。因此，"寓庄于谐"就是用倒错、荒谬、背理等形式来表现事物的深刻社会内容。如赵本山的小品"卖拐"、卓别林（Charlie Chaplin）的《摩登时代》等以倒错的形式揭露本质，使讽刺的对象处于"欲盖弥彰"之下。说明喜剧艺术的魅力不仅逗人发笑，还必须给人以智慧和启迪。在喜剧中'庄'与'谐'处于辩证的统一，没有深刻本质的内容和思想，喜剧就失去了灵魂；没有诙谐可笑的形式，喜剧也不能成为具有独特审美效果的真正喜剧。

第三章　护理人体美

自文明社会以来，人体美便成了人类在世间永恒的追求。千百年来，它吸引了许多艺术家、医学家、美学家，以及社会学家的目光。他们从不同的视角，多层次、全方位地对人体美进行了探索和研究，形成了当今的人体文化。护理人体美是从护理的层面对人体美进行探讨，与人体美和医学人体美之间有着紧密的联系。医学人体美是以人的健康为基础的现实人体美，主要研究人的形体美及其健康之美，它是一个多层次的整体概念系统，涵盖着一系列成对存在的子概念：现实人体美与标准人体美；体形美与结构美；功能美与生命美；体魄美与思维美；动姿美与气质美；外在美与内在美。护理人体美属于医学人体美的范畴，它是医学人体美的一个重要组成部分。它侧重于护理人员、护理对象的人体美及其维护的研究，促使人体的形式结构、生理功能、心理进程和社会适应等方面，都朝着健康状态下合乎目的地达到协调、匀称、和谐与统一。

第一节　人体美的基本要素

人体美如果从不同角度来认识，就有着不同的含义。其一：人体美就是指一个人外在和内在整体所表现的美学价值。它是自然美与社会美的交叉表现，同时也是形体美与精神美的统一。其二：人体美是一种独特的审美对象，是对人自身的深层次的认识，是人对美的自我欣赏和追求。同时，人体美又是指人体作为审美对象而具有的美。

人体美可分为广义的人体美和狭义的人体美。广义的人体美包括人的相貌、体型、神态、体态、气质、风度的美，身心健康的生命美，以及文化素养、人品性格乃至服饰的美，等等。狭义的人体美，主要从形态上特指人的形体和容貌的美。人体美与其他美的事物一样，都必须遵循形式美的法则。从狭义的人体美来看：人体的线条美、色彩美和结构美是组成人体美的三大基本要素。

一、人体线条美

线条是构成形体美的自然物质材料之一，有直线、曲线、折线三种基本类型。每一种线条都有它一定的美学特征。人体线条与这三种形式均有关，尤以曲线关系最为密切。

人体的轮廓线以直线和曲线为主，它们之间的审美特征各不相同。直线给人以刚强力量和稳定感，在理性上偏于冷漠；曲线则给人以优美、柔和与律动感，在理性上偏于热情。两种线条的协调搭配、刚柔相济、微妙变化，形成了人体丰富的线条美。男子一般具有平直的肩线及"倒三角形"的体形；头方耳大，显得有棱有角；胸腹腰背，刚柔有度，强劲有力。这种直线条较多，体块分明、开放式的线条美，使男子具有了魁伟雄奇的力量，表现出"阳刚之美"。女性一般以曲线为主，线条美集中在面部及躯体侧面的轮廓线上。面部侧面观呈四个"S"型，躯体为一个大的"S"型，整个侧面轮廓线由五个"S"型组成。女性的面部、胸部、乳峰、臀部是一种多层次、多线条交叉而又极其和谐的曲线，复杂多变而又柔和流畅，加上其他自然物质难以媲美的细腻且有质感的皮肤，使其比男性更具魅力。从正面看，女性的躯体由无数条弧度不同的曲线和直线构成。这些线条以转折圆滑、秀媚、多变为主要特征。这种曲线起伏、柔和流畅、封闭式的线条美，使女性具有鲜活的生命力，显示出"阴柔之美"。

曲线被看做是最美的线条，而人体最突出的特征就是曲线构成的轮廓线。根据形式美的知觉生理学研究显示，不同的线条或曲线对视觉可造成不同的刺激。优美的曲线给人带来的知觉就是快感。此外，研究结果也显示：曲线只有遵循有规律的韵律，并与一些数学方程式相关时，才会使人产生愉悦感。这些曲线主要有抛物线、正向双曲线、反向双曲线、椭圆、渐变的曲线，以及法国双曲线。而人体的轮廓线恰恰主要由这类曲线所组成，所以能极大地取悦于眼睛，产生美感。如恰到好处的眉毛、炯炯有神的明眸、忽闪张合的睫毛和眼睑、挺拔的鼻子、宽宽的额头、高高的颧骨、端庄的下颌、柔软的嘴唇、俏丽的面庞、灵巧自如的双手、丰腴耸立的乳房、浑圆舒展的臂膀、修长健美的双腿、纤细柔软的腰肢、苗条而又不失丰满的身材，无不蕴藏着曲线之美。

人体的曲线富于美感，还在于它具有强烈的动态感。我国古代美学家曾把人体曲线之美喻为"宛如游龙"，双眉的舒展，眼波的流转，嘴唇的张合，胸腹部随呼吸而起伏，以及躯体和四肢的运动，都充分展现出动态的曲线美。

人的形体既然都同样是由曲线勾画的，那么，为什么还有美丑之分呢？问题在于组成某一形体的曲线是否具有其内在的美学规律，以及曲线组合是否协调。在人体上有一条十分重要的美学线，即背、腰、臀连续的"反向双曲线"，有人称为霍格斯线。该曲线呈"S"型，给人以柔美和平衡之感。此线为人体侧面观时最具魅力的线条，许多人体摄影作品均热衷于表现这条曲线。但臀部过于肥大，或腰太粗都会破坏这条曲线，使正"S"变为倒"S"，则平衡丧失，美也不复存在。

虽然人类的容貌和躯体并不都由曲线构成，但曲线在人的视觉上更易显现。曲线具有修饰、软化其他线条和角形的作用，从而增添和谐之美。在所有曲线中，人类容貌和体形的曲线是最美的。人体以它生动、柔和、对称、和谐的曲线轮廓，显示出人类特有的动态和静态、局部和整体之美。因此，人体美离不开线条美。

二、人体色彩美

色彩美是视觉感官所能感知的美，健康人体的肤色在光的作用下，富有诱人的魅力。肤色能反映人的健康状况和精神面貌，人的面色红润、容光焕发会给人以充满活力的美感，面色苍白、精神萎靡只能给人以病态之感。

人体的色彩可以分为人体的固有色彩和人体的装饰色彩。

（一）人体的固有色彩

人体的固有色彩主要表现在皮肤和毛发上。

（1）肤色：对于人的肤色除了有人种的肤色之分（如白色、黑色、黄色、棕色）外，一般还可从水色、血色、气色三方面来进行评价。例如中国人对人体色彩的审美要求是：在水色方面，皮肤要滋润、柔软、细腻、光洁；在血色方面，要外观红润，微泛红光，黄里透红；在气色方面，实际上是精神状态在容貌上的表现，如喜悦、满足、安闲等。具有好的水色、血色、气色的人，往往会显得精力充沛，光彩照人，会给人一种美感享受。

肤色的深浅是由毛细血管的密度、血流量和皮肤所含黑色素的数量及分布状况决定的，其中黑色素最为重要。人体的肤色、发色和眼睛都是由黑色素决定的。当黑色素主要集中在表皮生发层时，皮肤表现为褐色；若黑色素延伸至颗粒层时，则为深褐色。反之，如果生发层所含黑色素少且分布分散，则皮肤颜色浅。在阳光照射下，黑色素在含酮的酪氨酸酶氧化作用下，易使皮肤变黑，故皮肤颜色与阳光照射关系密切。皮肤颜色还受毛细血管密度的影响，血管密度大，血流量丰富，皮肤就显红色。

此外，肤色还与胡萝卜素、胆红素的多少，以及皮肤角质层的厚薄有关。

（2）发色：毛发的色彩也具有明显的种族、地域差异，如东方人的黑发、西方人的金发各有其魅力。此外，毛发随着年龄的增长，头发会变白，这是人体因衰老而代谢功能降低，酪氨酸酶减少形成的。老年人拥有一头银发实际上也是一种美。

毛发的色泽主要是由毛囊内黑色素的多少、性状及某些色素所含的微量元素所决定的。如东方人头发黑色素多，呈颗粒状，黑色素中含酮和铁多，所以头发呈黑色；而西方人头发内黑色素少，呈均质状，黑色素中含钛多，则头发呈棕红色。

（二）人体的装饰色彩

人体的装饰色彩是指人体皮肤和毛发以外的，对人体起修饰和点缀作用的色彩。它包括服饰、化妆、鞋帽及佩戴物等的色彩，它是人体色彩美中一个不可分割的部分。这里主要谈谈服饰和化妆色彩。

1. 服饰 服装的色彩设计，应与人体的肤色和体态相协调。由于人对色彩存在着视错觉，如白色、浅色、暖色会给人以宽大、膨胀、前进的感受；黑色、深色、冷色会给人以收缩、后退的感受；黑色、红色、橙色还会给人一种沉重的感觉，等等。所以在选择和设计服装色彩时，就可以利用这种错觉配置颜色，从而达到扬长避短的效果。

2. 化妆 化妆是一门色彩技术，它能通过色彩体现人体的优点而掩饰和弥补缺陷，从而使人增加美的风采，同时也能满足个人的需要和愿望。化妆可以通过丰富人体的色彩美，增强人体的色彩对比度，提高人体固有色的和谐美等三个方面来增强人体的美感。

在化妆中，色彩的冷暖关系在不同的搭配方式下能够产生不同的效果。冷色及其特定的化妆技巧会给人带来温柔、平和或冷郁、高傲的感觉。化妆的色彩因其表现形式又可分为高光色、阴影色和装饰色，通过不同的应用方法可以增添人体美。在面部轮廓造型中，可利用色彩的高光色与阴影色的对比、色彩的引导、线条的变化、装饰色的运用等技巧，并通过色彩的块面分割过渡、线条倾向的转移等来矫正、修饰面部的不理想部位，扬长避短，塑造人体美。

三、人体结构美

人体结构美包括容貌结构美和形体结构美两大类。

（一）容貌结构美

容貌居于人体之首，是人体最袒露，最引人注目的部位。容貌中的五官是展示人的心灵、情感及个性的窗口。容貌之美是人体审美的核心和主要对象。容貌结构美主要包括眉、眼、鼻、耳、唇、齿、颊、颏等结构的美。

1. **眉** 是容貌的重要结构之一。在人的面部，除了灵动的双眸外，最能传神、以表现人的内心和性格特征的就数双眉了。眉犹如眼睛的框架，两者关系好似画框与画面的关系，好的画需要相宜的框架来衬托才会熠熠生辉。同样，粗细适中、浓淡相宜、线条优美的双眉对于顾盼神飞的双眸来说，就像绿叶之于牡丹，衬托得双眸更加明媚迷人，使整个面部轮廓显得明晰而和谐，使容貌增添风采。

2. **眼睛** 是容貌的中心，是容貌美的重点和主要标志。人们对容貌的审视，首先从眼睛开始。一双清澈明亮、妩媚动人的眼睛，不但能增添容貌美，并使之更具魅力和风采，而且能遮去或掩饰面部其他器官的不足和缺憾。"画龙点睛"这句成语，体现了眼睛的美学重要性。眼睛的形态、结构比例如何，对人类容貌美丑具有重要的影响，因此美学家称人的双眼是"美之窗"。眼睛美包括眼的形态结构之美和眼神的动态之美，只有两者的和谐统一，才能真正表现出眼睛美的全部内涵。

3. **鼻** 突现于面部的最前端，与相对凹下的眼睛相互烘托，增强颜面部的立体层次感。因其位于面中的 1/3，故在面部起着承上启下、联系左右的作用。鼻的形态结构、对称与否可以左右容貌的美丑。所以鼻素有"颜面之王"的美称。

4. **耳** 位于头颅两侧，左右各一。虽然是缺乏表情和动感的器官，但又是头面部不可缺少的器官。石雕、木雕、泥塑的神像，那双耳朵成为庄严法相颇具表现力的部分。

5. **唇** 是一个多功能的混合器官，是最具色彩、表情和动感、最引人注目的器官，也是构成容貌美的重要部位之一。唇在容貌美学中的重要性仅次于眼睛，有时甚至胜于眼睛。达·芬奇的著名肖像画《永恒的微笑》，其重点就在唇。由于唇是人的感情冲突的焦点，因此有人称它为"面容魅力点"和"爱情之门"。上唇皮肤与唇红交界处所呈现的弓形，连接两端微翘起的口角，形似展翅飞翔的海鸥，给人以含有笑意的轻巧美感，西方画家称之为"爱神之弓"。唇的最大优势是色彩美，一副敏感而醒目、娇艳柔美的朱唇往往是展现女性风采的特征之一。

6. **牙齿** 是口腔的门户，牙齿呈弓形，整齐地排列于口腔之中，组成完整的牙列，行使咀嚼、语言等各种功能。俗话说"牙齐三分美"。我国最早的文学作品《诗经》中，就以"齿若瓠犀"来赞美女子的牙齿洁白整齐。从美学角度讲，牙齿的形态可以表现出一个人的个性。牙齿的形态与面形协调，二者相得益彰。如果一个高大威猛的壮汉，却有一口细小的"糯米牙"，或者一位窈窕淑女满口"大板牙"，一定会使人感到滑稽可笑。

7. 面颊 占据面容的大部分，女性的"粉面桃腮"，以及"笑靥"（酒窝）成为花容月貌的重要因素。

8. 颏 俗称下巴，位于面上，上部与唇毗邻，下部为颜面之最下端，左右与颊部相延续。颏与鼻、唇一起决定着面部的侧貌突度及轮廓。颏的高度、突度及大小对面下1/3的高度及宽度乃至整个面型都有着至关重要的影响，对于面庞成凸面型、凹面型还是直面型起着举足轻重的作用。在一定的程度上，颏部的外形轮廓还可反映出人的性格特征和气质。一些公认漂亮的面庞，就是以微微突出的颏为其鲜明特征之一，有人称之为"现代人类的美容特征"。

（二）形体结构美

人的形体结构美主要包括头部、颈部、肩部、胸部、腰部、臀部、四肢等部位的结构美。

1. 头、颈、肩 头形卵圆或椭圆，前额扁平微突，面形端庄周正；颈呈圆柱，对称适中，润滑而有弹性，均视之为美；男以肩部宽大为美，女以圆润的溜肩为美。

2. 胸部 胸廓近似于圆锥形。胸廓饱满，胸大肌发达，显现出男性的伟岸之气。乳房丰腴挺立，皮下脂肪丰富，肌肤细腻而有弹性，体现出女性的特有魅力。

3. 腰部 腰部呈扁圆筒形，扭转屈伸自如。男性腰部粗圆，以熊腰著称，蕴含着刚柔相济的力量；女性腰部纤细苗条，与胸部、臀部一起构成婀娜体态，形成动人的节奏和韵味。

4. 臀部 臀部似两个对称的半圆球，浑圆后凸，丰满而有弹性，其轮廓弧线微微上行，与腰部、大腿形成人体最具魅力的曲线。

5. 四肢 双臂均呈圆棒状，上臂至肘过渡的曲线自然顺畅；手部大致呈菱形，手指修长而灵巧；双腿皆为柱形，上粗下细，主要由股四头肌和腓肠肌勾勒出腿部优美的线条；足部呈三角形，因足弓结构大大美化了人的脚形。

第二节 人体美的基本特征

大千世界，物种万千。作为审美的对象是很多的，可以是名山大川，可以是江海波涛，也可以是一只飞鸟、一朵白云、一缕清泉、一株古松，这些都可以使人领略各种各样的美。而人乃是美中之至美，人把自身作为审美对象，其独特之处当然妙不可言。

著名的美学家和画家达·芬奇精确地研究了人体美的比例后认为，人体是完美的东西，而人体的比例又必须符合数学的某些法则才是美的，人体的各部分也要与圆形、正方形、三角形等完美的几何图形相吻合。

美的人体以其严格的对称，精妙的比例，流畅的线条，微妙的起伏，和谐的色彩，以及美妙的节奏成为世界上一切美的集合体。所以说，人体美是最深刻、最动人、最均衡的一种美，是自然美的最高表现形态。

人体美的基本特征是指人的审美价值。人体越符合美的规律就越美，审美价值越大。人体的美学特征包括以下三个方面：

一、和谐统一的整体

和谐统一的整体是指人的生理的、心理的、社会的和精神的各个部分之间所构成的有机联系。人体各部分之间越和谐统一，整体感就越强；整体感越强，则人体美就越突出。人体的有机构成是多样复杂的，首先体现在整体的完整性之中，这就是说，人体美构成各要素的统一，哪一方面受到破坏，均会损害人体的完整性。疾病往往是对人的容貌与形体的破坏，这势必破坏人体的完整性，因而也破坏了人体美。其次，表现在整体的形态和线条上。这就是说，人体各部分都不是孤立地存在，而是按适中的要求构成整体，形成自然的线条和形态，体现出整体的曲线美。例如：双肩对称、男宽女圆就是整体曲线的一种表现。其三，表现在整体的一致性上，这就要求人体的内在与外在协调。人体内在美因生理的、心理的条件限制，是因人而异的；人体外在美的因素受经济、习惯、文化修养的影响。人体美要求内外、形体各部分之间的协调一致。窈窕淑女与形体明显的曲线在一起是协调一致的，英俊少年与健壮体形在一起也是协调一致的，反过来则破坏了人体整体美。

二、均衡匀称的形态

（一）人体比例美

人体比例是指人的整体与局部、局部与局部之间的数学关系。比例是实现人体框架各部分和谐的根本。中国古代宋玉所谓"增一分则太长，减一分则太短"就是指这种比例关系。我国早就有面部的"三停五眼"，身材的"立五、坐七、盘三半"的反映人体各个器官之间和各个部位间的比例关系的口诀流传。人类从长期的审美实践中认识到"黄金分割"，是衡量人体各部分比例恰当与否的最基本标准。人体结构比例中有18个"黄金点"，15个"黄金矩形"，6个"黄金阶数"和3个"黄金三角"，它们构成人体比例均衡的最基本的参数。如头部是身高的八分之一，肩宽是身高的四分之一，平伸两臂的宽度等于身长，乳房在肩胛骨的同一水平上，大腿的正面厚度等于脸的宽度等。又如脸部的长宽比、躯干的长宽比、乳房所在位置之上下长度比、脐之上下长度比等比例关系都是所谓"黄金值"0.618：1的近似值。

有关人体比例关系的研究从古至今都在不断地探索之中，由于东西方人种的差异，迄今为止，并无绝对统一的人体比例标准，但较有影响的人体比例学说有达·芬奇人体比例学说、弗里奇的人体比例学说、巴龙通人体比例学说和阿道夫·蔡辛人体比例学说（即黄金分割率）等。

（二）人体对称美

人体形态一般来说是镜像对称，其特点是对称的双侧有高度的一致性，就如同镜面反射出的物像与现实的物体完全相同。人体的外形构造，基本上是一种镜像平衡。除部分脏器外，人体形态构造在外部形态上是左右对称的，面部以鼻梁为中线，左右两眼、两眉、两耳相对称；嘴唇、牙齿是对称的；胸部以胸骨为中线，两侧胸廓是对称的；以脊柱为中线，左右两肩、上肢、下肢、肾脏是形态对称的；还有大脑半球、小脑、脑干也是对称的。容貌镜像平衡的破坏，往往影响容貌美。当然，对称并不是说完全一致，而是基本相称。在现实生活中完完全全的左右一致也是不存在的，正如美国学者戈尼研究人面部平衡时指出："虽然面部的基本平衡是令人向往的，但实际上所有的脸上绝对找不到完全的平衡。"

（三）人体体型美

体型是指身体外形特征和体格的类型。体型美不美的问题，说到底就是一个身材问题，身材是体型概念的集合。身材的构成内容具有多元性，是评判人体的综合性指标，内容包括身高、骨骼发育、肌肉发达程度、皮下脂肪储积量。健美体型和身材的基本标准是：

1. 骨骼发育正常，关节不显粗大。
2. 肌肉发达匀称，皮下脂肪适量（即符合中间体型）。
3. 五官端正，与头部配合协调。
4. 双肩对称，男宽女圆。
5. 脊柱正视垂直，侧视弯曲正常。
6. 胸廓隆起，背面略呈"V"字形。
7. 女性乳房丰满而不下垂，侧高有明显曲线，下腰紧而圆实，微呈圆柱形，腹部扁平。
8. 男性腹肌垒块隆起，臀部圆满适度，腿长，大腿线条柔和，小腿腓侧稍突出。
9. 中国人的最佳身高，男性为 1.75m，女性为 1.70 m。

人越接近这些标准，且比例匀称，即可谓体型美和身材美。

三、饱满充盈的活力

人是有生命的，只有具有饱满充盈活力的人体才能展示出人体美。毫无生气或行将就木的人体是谈不上美的。

（一）健康是使生命充满活力的基础

饱满充盈的生命活力是建立在健康基础之上的。对于人体美，不同时期、不同的人有不同的看法。过去曾有人欣赏病态美，而今"以健康为美"已成为时尚和主流，如现在人们认识到过胖或过瘦都不能视为健康。过胖易致高血压、高血脂、糖尿病等；过瘦易造成营养不良、体力弱、抵抗力差。因此，过胖或过瘦的人群由于生活质量和生命质量的下降，必然缺乏生命的活力。

（二）饱满充盈的活力是体现人体美的保证

人与自然一样，有生长、转化、消长的形式，表现为生、长、壮、老、死的生命过程。人体在不同的阶段，容貌形体必定会发生一些变化，但只要身体健康，充满生命的活力，那么在生命的各个阶段都会表现出特有的生命自然之美，如小儿活泼好动、青少年朝气蓬勃、中年人成熟稳健、老年人安详平和。所以说，饱满充盈的生命活力是体现人体美的保证。

当代人不仅满足于生理健康美，而且追求力量美，追求身体的力量、速度、耐力、平衡能力、定向能力、柔韧力、协调性、灵活性、适应性，追求人体美的质感、量感、光感、立体感、雕塑感。因此，具有风采的、富有生命活力的现实人体美（健美）成为现代护理人体审美的主要内容。

（三）人体的健美是强大生命活力美的外在表现

人的生命活力所推动的人的一切行为活动，是人自由自觉的活动。所谓自觉就是有意识，有意识的活动才是自由的活动。这是人的生命活动区别于动物生命活动的"类"的特性，就是具有美的创造性意义的社会实践。可见，任何社会实践都是人的生命活力的全部特性的体现，它包含着人的生命活力美感的全部信息，也包含着自然生命力的全部信息。

健美是最佳的一种人体美形式，它集健康、美感、活力、强壮于一体，是人们所追求的一种人体美。人体美所以能给人以美感，就在于人们接受了人的生命活力这个本质所反映出来的那些和谐的信息。因此，人体的健美就是强大生命活力的外在表现。健美的人体，就是人的生命活力美所培育的一朵朵健美生命之花。

第三节　人体美与健康

一、人体美的解剖学基础

健美的人体是以正常人体系统、器官的形态结构和功能为基础的。各系统、器官形态结构和功能是一个有机的整体，它们互相联系，又互相制约，共同维持着机体的平衡。如运动系统的骨、骨联结、骨骼肌，以及头颅、脊柱是构成容貌美、体态美和动作美，以及曲线美的基础。神经系统的运动神经又支配着肌群的协调和平衡，是人体动作协调美的基础。皮肤是人体最大的器官，它的色泽、质感直接影响着人体美。

中医的五脏六腑学说虽然指的是功能性的实体，但也建立在粗浅的解剖学基础之上。五脏六腑通过十二经脉与皮肉筋骨、五官九窍及四肢百骸形成一个有机的整体。脏腑对形体、组织、器官形态和功能的正常与否起着决定性的作用。脏腑功能的盛衰决定着形体、容貌的荣枯。

二、人体美的生理学基础

人体生理学是研究正常人体生理活动规律的科学。人体各系统、各器官的生理活动协调，是生命活动的基础。只有人体各系统、各器官的生理机能健全，才会有健康的人体；有了健康的体魄，才会有人体的美。如果人的生理机能异常，必然会影响人体美。

神经系统在人的生命活动中起主导作用，是人体功能的主要调节系统。它调节和控制着各器官的生理功能，只有各系统、各器官之间的配合、协调和统一，才能适应体内外环境的变化，维持正常的生命活动，为人体美提供保证。如面神经麻痹不能正常支配面部的表情肌，则会出现口眼歪斜，影响人体美。

血液在心血管系统内循环流动，起着沟通内外环境和联系机体各部分的作用，血液中红细胞、血红蛋白，以及红细胞含氧量的多少，决定着血液的颜色。血液的颜色又直接影响皮肤的色泽，决定着肤色的美与不美。

内分泌系统的功能对人体美的影响极大。例如：幼年时脑垂体生长激素分泌过多或过少，则会出现"巨人症"或"侏儒症"。成年后脑垂体生长激素分泌过多，则会患"肢端肥大症"，这些都会影响人体的容貌形体美。甲状腺素具有维持新陈代谢、调节体温和促进生长发育的作用。人出生后的 4 个月内，甲状腺素缺乏，就会出现智力迟钝、体矮，上下身长度不成比例，牙齿发育不全的"呆小病"；如果出现甲状腺机能亢进则会出现消瘦、眼球突出、疲乏、多汗等；若出现甲状腺机能减退，就会出现苍白、水肿、唇厚、舌大、表情淡漠等。肾上腺分泌的激素起着调节水、盐、糖代谢的作用，对第二性征和身体发育也有影响。肾上腺功能亢进（柯兴综合征）就会出现水牛背、满月脸、腹大，女性长胡须等；肾上腺功能减退（阿狄森综合征）则表现出衰弱无力，面部色素沉着。性腺分泌性激素，能促进生殖器官和第二性征的正常发育，增进男性的阳刚之美和女性的阴柔之美。若内分泌失调，雌激素水平增高，易引起黄褐斑等；雄激素水平增高则易出现早秃、脂溢性脱发等。凡此种种，可见内分泌系统功能的异常均会影响人体美。

中医认为，五脏功能的活动是人体生命活动的基础，可直接影响着人体容貌和形体美。如"心，其华在面，其充在血脉，开窍于舌"；"肺，其华在毛，其充在皮，开窍于鼻"；"脾，其华在唇，其充在肌，开窍于口"；"肝，其华在爪，其充在筋，开窍于目"；"肾，其华在发，其充在骨，开窍于耳及前后二阴"。五脏的功能失调则会出现五体、五华的功能异常，影响人体容貌形体美。

此外，五脏的功能活动与人体的情志关系密切。如"心藏神，在志为喜"，"肝藏魄，在志为怒"；"肺藏魄，在志为忧"；"脾藏意，在志为思"；"肾藏志，在志为恐"。五脏对情志功能的调节失调则会影响人体情绪变化；甚至出现精神失常，极大地影响着人体美。在人体精神意识和心理活动中，心主神明的功能起着主导作用。

三、人体美的生物化学基础

生物化学是运用化学方法研究人体物质代谢规律的科学。构成人体美和参与新陈代谢均离不开糖、脂肪、蛋白质、水，以及各种无机盐、酶、维生素、激素等物质。

糖是生命活动的重要能源，随时提供人体所必需的热量；蛋白质是组成人体一切细胞、脏器、组织的主要成分，是生命的物质基础；脂肪供给人体能量和脂溶性维生素；水调节体温，输送各种物质并参与化学反应；钾、钠、钙、镁、铁、磷酸、硫酸、碳酸、盐酸以及各种微量元素构成人体的成分，参与生理功能的调节；酶是体内化学反应的催化剂；维生素通过酶来控制人体代谢；激素能促进反应物质通过细胞膜或影响酶的合成及活性来实现对代谢的调节。

在生命的新陈代谢过程中，各种物质都发挥着各自的作用，一旦缺乏，人体就会生病，从而影响人体美。如糖代谢紊乱引起糖尿病，则会出现消瘦；蛋白质缺乏则肌肉瘦削，皮肤易出现皱纹；脂肪代谢失常，使皮脂腺分泌旺盛，易出现痤疮、脂溢性脱发等；维生素 A 缺乏易引起皮肤粗糙、夜盲、眼干燥症；维生素 D 缺乏，儿童会出现佝偻病，成人则出现骨软化病；维生素 C 缺乏和铜离子过多易引起色斑。可见，人体美也有赖于生化系统的正常运行。

中医就生化物质对人体美的影响也有类似的阐述。它是从五味入五脏的角度来认识的，如"酸入甘，苦入心，甘入脾，辛入肺，咸入肾"。五味调和则"五脏平和……骨正筋柔，气血以流，腠理以密"，人体才能保持健美。反之，若"多食咸，则脉凝泣而变色；多食苦，则皮槁而毛拔；多食辛，则筋急而爪枯；多食酸，则肉胝而唇揭；多食甘，则骨痛而发落"，从而出现各种损美性疾患，影响人体美。

四、护理实践对人体美的维护

人体美是以健康为基础的，古人云"皮之不存，毛将安附焉"。离开了健康，一切美均无从谈起。健康是人体美的前提条件，同时，人体美又是健康最直接的体现，健康的人体美说到底就是生命美。生命美体现了血、肉，与情感、思维、伦理相结合的一种高层次美，即生理、心理、社会适应性协调、统一的健康之美。

（一）人体美与生理健康

1. 生命是人体自然美的载体 生命是形神协调、天人合一的和谐统一状态。而形和神正是构成人体美的两大要素，只有生命美才能赐以人体美。

2. 健康使人体美增色 一个健康的机体必须具有健全的组织结构和功能活动，以适应人体内外环境的变化。健康者因之而具有充沛、蓬勃的生命力，表现为肌肉发达、面色红润、眼神炯炯、坐立挺拔、步履矫健，充分展现出人体美。

3. 神气是人体美的灵魂 一个精神萎靡不振，缺乏生活和工作乐趣或双目呆滞的精神失调患者，即使容貌形体漂亮也会丧失美的感觉。

4. 疾病和衰老使人体美减色 疾病使脏腑的结构或功能发生异常，从而损害人体美。例如脾胃虚弱，气血化源不足，机体失于充养，出现精神疲惫、面色萎黄、口唇色淡、形体消瘦、肌肉松弛无力等；肝肾不足者则见腰膝酸软无力、难以久站久立、脱发、牙齿松动、眼圈发黑、形容憔悴、面色晦暗、皮肤干燥等损美性改变。人在进入衰老期后，五脏功能逐渐衰退，出现"失强"的衰老征象，如"背屈肩随"、"转摇不能"、"屈伸不能"、"行则偻附"，同时视物不清、耳听不明、皮肤松弛、皱纹横生。

5. 死亡使人体美消失　死亡是生命活动的终结。即使是一个天使般的美人，其死后也绝无美感可言。因为随着生命的消失，人体美也就随之自然消失。

（二）人体美与心理健康

心理健康可直接影响人体美，因为人是一个有机整体，其生理、心理及各系统、各组织间互相联系、互相影响，心理健康与否对人的整个躯体活动起着至关重要的作用。

随着新的医学模式的提出，人们对心理健康重要意义的认识越来越深刻。"健康的一半是心理健康"、"心理健康是身体健康的必要条件和根本保障"等观念已渐渐深入人心。

大量的研究和实践也表明，心理活动对人体各器官、系统具有重要的调节作用，对人的日常生活、疾病过程等均可产生较大的影响。健康的心理，能调动人的潜能，增进人体身体健康和抗病能力，有助于人体美的恢复。不健康的心理则会对人体产生不利影响，人的生命价值和人体美就会减色。

健康的心理应包括智力正常；有安全感；情绪稳定、心情愉快；意志健全；自我概念成熟；适应能力强；恰当的现实感；人际关系和谐；行为调节、反应适度；心理特征与年龄相符等十个方面。为了增强人们的身心健康，有利于人体美的维护，医护人员应从这十个方面，积极地为护理对象创造生理性审美环境、心理性审美环境和社会性审美环境，促使其保持和恢复健康的心理，以利于疾病痊愈和人体美的恢复。

（三）护理实践就是对人体美的维护

护理学是为人的健康服务的，它的研究领域、工作内容和范围都离不开"人"这一特定对象。护理美学是美学与护理学相结合所形成的交叉学科。在护理审美的诸多对象中，人体美是护理审美对象研究的核心，其他范畴皆以此为出发点和终极，这也是由护理美学这门学科的性质所决定的。

护理学研究的重点是如何护理整体的人。护理工作根据人们不同的健康状况，采取不同的护理方式。对于尚未生病和健康状况良好的人来说，护理的任务是保持其健康或促使其更加健康，即保持或促进人体美；对尚未生病、尚未有健康问题，但处在危险因素中的有可能出现健康问题的人来说，护理的任务是预防疾病，即防止病魔侵害人体美；对已经患病或出现健康问题的人来说，护理的任务是协助其康复，即恢复人体美；而对病情危重或生命垂危的人来说，护理的任务则是尽量减轻其痛苦，维护其尊严，使临终者能安然地度过人生最后的旅程。最后对死者进行尸体料理，使尸体清洁无味、五官端正、肢体舒展、姿势良好。从人生命的开始到生命的终结，护理工作主要是围绕人体进行的，维护人体美成为护理实践的核心。

护理的目标说到底就是为了人的健康，而人体美是健康最直接的体现。因此，人体美的维护必然成为护理实践的最终目标，且贯穿于人的整个生命过程之中。

从帮助产妇和新生儿开始，人体美作为护理审美目标就出现了。如在产妇产后的一般护理中，乳房护理和会阴护理不仅关系到婴儿的哺育和母体的康复，而且关系到日后母亲人体美的恢复。新生儿一出生，就要立即清除其鼻腔及口腔中的分泌物，给正常新生儿清洗身体，除去胎脂，彻底清洁皮肤的皱折处及臀部，显出正常的红润肤色，初步展露人之初的人体美。

同样的，对于机体结构功能有损害的婴幼儿、学龄前儿童、学龄儿童、青少年、成年人、老年患者的身心护理，无不以人体美作为护理审美实施的目标。在实施整体护理的过程中，护理人员必须考虑如何护理才对服务对象的健康有利，从各个方面帮助服务对象，并选择与治疗、保健、康复有关的最佳协助方案。从生理、心理和社会适应性等方面给予服务对象最为合适的照顾，从而获得最佳的护理效果，重现人体美，以达到护理实践的目标。

在医疗护理实践中，预防疾病和促进健康以维护人体美是医护人员的天职。因此，人体美就成为医护人员工作成效的一个重要尺度。护理实践的有效与否取决于人体美的恢复。

美国护理学会在 1979 年制定了八项护理实务标准，内容如下：

标准一：有系统且持续地收集与患者健康状况有关的资料。

标准二：依据对患者健康状况资料的分析，确定护理诊断。

标准三：依照护理诊断拟定护理计划，其中包含护理目标。

标准四：护理计划包括护理问题的优先次序及达成目标的措施。

标准五：提供促进、维持和恢复健康的护理活动。

标准六：护理活动以协助个人发挥其最高的健康潜能为宗旨。

标准七：健康目标的达成，取决于护理人员和服务对象双方的配合与努力。

标准八：需不断地评估健康目标是否达成，并据此调整和修正优先次序及护理计划。

符合这些标准的护理实务就是美的，达到这些标准往往能使护理对象恢复身心的健康与和谐，或达到更高的健康水平，恢复和重现人体美。所以说，护理实践就是围绕着维护人体美而展开的，并以维护人体美为最终目的。

第四章 护理美感与审美

护理美感是护理美学理论体系中一个重要的有机组成部分，也是护理美学研究中的一个热点问题。在护理实践过程中，若没有对美的客体的体验与感受，则美的存在就无从知道。正如法国雕塑大师罗丹所说："美是到处都有的，对于我们的眼睛，不是缺少美，而是缺少发现。"让护理人员在护理实践中拥有一双发现美的眼睛，也是整个审美活动中值得研究的课题。

第一节 护理美感与审美概述

护理工作的劳动过程就是美的创造过程，利用美感的生理效应、心理效应，使人在生理上、心理上达到最愉快的状态，促进康复。南丁格尔曾有过这样精辟的论述："护理是精细艺术中最精细者。"护理艺术通过护理人员美的形象展现出护理专业独特的美感与审美特点。

一、美感与护理美感的概述

（一）美感的概述

1. 美感的概念 美感的概念有广义和狭义之分。狭义的美感，指的是审美主体（审美者）对于审美客体（审美对象）所产生美的主观体验或心理反应，即审美感受；广义的美感，是指"审美意识"，它包括审美主体所反映的审美意识的各个方面和各种表现形态，如审美趣味、审美观念、审美能力、审美理想、审美感受等。其中，审美感受是审美意识的核心，也是审美意识中最基本、最主要的形式。

2. 美感的本质

（1）美感的认识论本质：美感是接触到美的事物时所引起的一种心理感受，是一种赏心悦目、怡情悦性的心理状态，是对美的认识、欣赏和评价。因此，美感在本质上是一种认识活动，它和其他的认识活动一样，都具有一个从感性认识到理性认识的发展过程，都具有认识世界和改造世界的特点。然而，它又不同于一般的认识活动，这种认识活动是潜藏在情感活动之中的，情感体验贯穿于美感认识活动的全过程，知觉、想象、理解等认识因素都暗含在对感性具体形象的感受之中。例如，对于同一审美对象来说，不同的审美者会产生不同的审美感受，而同一审美者在不同的时间也会产生不同的审美感受，其原因就在于美感认识活动具有强烈的情感性。

（2）美感与美：美感和美都来源于人类的社会实践，它们是人类在社会实践过程中形成的审美关系的两个方面。美是客观事物的审美属性，是客观的，是普遍存在的；美感则是以美的存在为前提条件的，是对美的事物的能动反映，其形式是主观的，而内容是客观的，它只存在于人类所特有的审美活动中。

（3）美感与快感：美感不同于一般的通过五官感觉得到的快感，它是以感官的生理快适为基础，由快感进化而来的。一般来说，杂乱无章的线条，纷繁嘈杂的噪音，使视觉、听觉感官产生不快，因而难以产生美感。美感与快感的主要区别在于：一方面，快感是人与动物所共有的，而美感是人类所特有的；另一方面，快感的主体是无意识的，它无需认识快感的目的，而美感的主体是有意识的，它能够意识到其目的，同时使其行为符合目的。

（4）美感与满足感：美感不同于一般意义上的满足感。当人们在实际的直接物质需求方面获得满足时，能感到一种愉快，但这并不是美感。马克思说："贩卖矿物的商人只看到矿物的商业价值，而看不到矿物的美的特性。"可见，物质生活上的实用满足同精神生活上的审美满足是两个不同的领域。黑格尔认为，人们通过利用以至消灭客体的存在，都能获得快感和满足，而美感却让对象"自由独立存在，对它不起愿望，把它只作为心灵的认识方面的对象"。因此，美感总是力图摆脱各种单纯的、狭隘的生理需要和实用满足，旨在激励人们的思想、情感和意志。正如现代体育中的攀岩运动，它既不能使人获得任何的生理快感，也没有丝毫的实用性满足，相反，还面临着生命危险，但却有许多人热爱它。其原因，就在于人们能从它的惊险无畏中获得精神上的愉悦，从中看到自身的勇气和力量，体会人生的真谛，从而获得极大的美感。

3. 美感的特征

（1）美感的直觉性：所谓美感的直觉性是指审美者在接受审美对象的刺激后，无须通过理智思考和逻辑思维即刻就能把握与领悟美的特性。即在审美主体接触审美对象的一瞬间，美以它特有的感染力吸引、感动审美主体的心灵，使审美主体整个身心沉浸在审美愉悦之中，专心于对美的体验和感受之中。值得强调的是，虽然美感是人们直接感受形象而产生，并由形象直接引起的，但美感中包含着深刻的理性内容，单凭直觉是不够的。因此，美感的直觉性还包含着将美感的理性内容深藏在外露的形象之中，即将理性认识潜藏、沉淀在对美的感性形象的品评与体验之中。

（2）美感的愉悦性：人们对美的追求是一种积极的精神需要，是人们精神生活日益丰富的表现。当我们面对美的事物时，从美的事物中能够直观到人的自由创造的力量，体验到人的智慧和才能，感受到人的理想的实现。因此，人在审美过程中就会产生一种情感上的愉快和舒畅，就会觉得自豪、兴奋。美感的愉悦性就是指审美主体在对审美对象进行审美时所产生的一种精神上的满足、愉快和喜悦的心理状态。美有自然美、社会美、艺术美、科学美之分，无论人们欣赏哪一种美，所获得的审美感受总是带有精神的愉悦。比如我们欣赏一幅美丽的图画，聆听一首动听的音乐时，所感受到的精神上的愉悦远远超过了物质上的满足。

由此可见，在美感的愉悦性中，包含着审美主体对美感形象的不自觉的理性认识和思想，包含着生理需要和心理需要的体验，也包含着特殊的精神上的满足和享受。换句话说，美感的愉悦性是理智、意志、情感的统一。正是人的理性认识和情感在美感活动中的和谐统一，才使美感具有了震撼人心的力量，才使美感对人的精神世界产生深刻的影响。

（3）美感的功利性：美感作为一种特殊的心理表现形式，是有社会功利目的的。美感的功利来源于美的对象的功利性所表现的社会生活内容。原始人萌芽状态的美感比较明显地体现着社会功利内容。如他们喜欢用某些动物的皮、爪、牙等装饰自己，原因是他们认为佩戴这些有力的兽类身上的东西，是战胜这些兽类的标志，可以显示自己的力量、勇敢和智慧，谁能战胜力大的东西，谁就是勇士，从这里可以看出明显的社会功利性内容。现代人由于在很大程度上摆脱了原始人的那种狭隘的功利观念的束缚，从表面上看美感的内容似乎失去了社会功利色彩，但实际上美感的功利已在漫长的岁月中沉淀、溶化在美感的喜悦、爱好和兴趣之中，成为美感的潜在内容。普列汉诺夫指出："不过功利究竟是存在的，它究竟是美的欣赏基础。如果没有它，对象就不会显得美了。"鲁迅先生也说："享乐着美的时候，虽然几乎并不想到功用，但可由科学的分析而被发现。所以美的享乐的特殊性，即在那直接性，然而美的愉悦的根底里，倘不伏着功用，那事物也就不见得美了。"可见，美感的功利性是潜伏的，它蕴含在愉悦之中。

具体来说，美感的功利性包括两个方面的含义：一是美感的社会功利性。即指美感可以使人们将愉快的体验化作精神动力，并应用到认识世界、改造世界的实践中，形成推动整个社会前进的强大动力，从而提高社会的物质条件，改善社会的精神风貌。二是美感的个人功利性。即指美感不仅给人以赏心悦目、心旷神怡的喜悦，使人的身心得到更好的娱乐和休息，而且就在这种喜悦中能给人以精神上的影响，提高人的思想境界，丰富人的情感，使人受到潜移默化的教育，进一步激起为美好生活和理想而积极奋斗的热情。

（二）护理美感的概述

1. 护理美感的概念 护理美感有广义和狭义两个概念：广义的护理美感，指的是护理审美意识活动的各个方面和各种表现形态，包括护理审美趣味、护理审美能力、护理审美观念、护理审美感受、护理审美理想等；狭义的护理美感，指的是护理审美主体在护理审美活动中因美的事物或行为而产生的有利于身心健康的审美感受，这是由护理审美对象引起的护理审美主体的一种特殊的心理状态。我们这里所讲的护理美感主要是指狭义的护理美感。只有当护理审美主体、护理审美客体和护理审美实践共同存在时，才会产生护理美感。

2. 护理美感的本质 护理美感是护理审美主体对护理审美活动中存在的美的事物、美的行为、美的理念及美的操作手段等带有情感性、实践性的认识。尽管护理美感表现为审美主体在护理审美过程中对美的事物的主观反映，也无论这种反映是否正确，它总能在客观上找到护理美的存在。可见，护理美感的内容是客观的，它以护理美为前提，又反映护理美，即护理美感是客观护理美的一种反映，属于审美认识论的范畴。

3. 护理美感的特征　护理美感是指人们在护理审美实践中产生的一种有利于身心健康愉悦的情感。在护理美感的形成过程中，它除了具有一般美感的特点之外，还有着自己独有的特征。

（1）护理美感的主体：可以是护理工作人员，也可以是患者，因此，主体的功利性也应从护理工作者和患者两个方面来分析：

对于护理工作者来说，正确地执行医嘱、美好的护理形象、舒适的护理环境、完善的护理设施等，既与护理工作任务的完成密切相关，又与护理工作者的个人形象紧密相连。因此，护理工作者所进行的护理和一般的欣赏艺术作品截然不同，在护理美感形成的过程中，护理工作者总是以最大的努力促成美感的实现。这种主体功利性是护理美感不同于其他美感的一个重要表现。

患者在接受护理过程中，将与护理有关的各种事物、现象纳入到审美评价之中，通过直接或间接的方式对护理环境、护理手段、护理过程、护理人员，以及护理人际关系等做出美与不美的评判。这种美感之中夹杂着患者的主观喜恶，也充分体现了护理美感的主体功利性。

（2）护理美感的社会功利性：护理人员的护理行为是一种社会现象，它依赖于社会，并受社会制约。而护理的对象也是一种社会存在，因此护理美感关系着整个社会的利益。

护理工作是一项预防疾病、挽救生命、增进健康的人类社会的崇高事业，整个护理过程就是一个战胜死神、战胜丑恶、发现美、褒扬美和创造美的过程。在这个过程中，护理工作者始终调动了自己全部的情感和能力，来维护护理美的圣洁，并在对护理美的感受中向社会展现护理美的真谛，昭示护理美的价值，使人们为护理美而陶醉，从而追求更加美好的人生境界。

（3）护理美感是在护理审美主、客体互动中孕育产生的：就审美的主客体而言，护理审美活动和一般的审美活动不同。一般审美活动大多表现为审美主体反映审美客体，其中主体是积极、主动的，客体是消极、被动的。而在护理审美活动中，审美的主、客体可以都是人，护理工作者在护理活动中可以从患者那里获得愉悦的审美感受，患者也可以从护理工作者身上感受到美，他们都是积极的、主动的，同时又是相互影响、相互作用的。

二、审美与护理审美的概述

（一）审美的概述

1. 审美的概念　所谓审美，就是人（审美主体）通过感官对审美对象（审美客体）的体验与感受，并从中获取精神享受和启迪，是主体与客体相互作用的产物。审美的形成来源于人们的社会实践，是审美情感、认识及能力的总和。

2. 审美关系　审美关系是由审美主体、审美客体和审美实践三要素构成。

（1）审美主体：人类的一般主体并不等于审美主体，只有当一个主体（人）面对特定的审美对象，并能够同它发生审美关系、具有"美感定型"时，这个主体才能成为审美主体。

审美主体的特点主要有：审美主体以自己独特的审美心理结构的方式感知审美对象。其中，审美心理结构是指以情感为核心，包括感觉、知觉、表象、联想、想象等因素综合形成的结构系统。这种动态结合的心理结构的功能具体表现为对人自身生理状态和心理状态的感知和体验，由于先天遗传和后天环境的综合作用，每个人对外界事物的感知和体验都不同。一个人的审美爱好既与个人的先天气质、性格特征有关，也与他的日常审美经验的积累有关。

审美主体还具有双重活动的特点，即无意识的"忘我"活动和有意识的自觉活动。审美往往是主体进入一种情感状态，即当审美主体处于聚精会神的静观状态时，会坠入一种情感之中，一种如痴如醉、宠辱皆忘的境界；同时，在这种"忘我"的状态中主体针对审美客体也在进行积极的思考，即有意识的自觉活动。这种情感上的"忘我"与意识上的自觉活动，使审美成为一种脱离了自我，同时又发现自我的活动。

审美主体对审美客体的感知是对自己本质的一种特殊的肯定方式和享受方式。在审美活动的主、客体相互作用中，主体体验美感享受。"对于没有音乐感的耳朵来说，最美的音乐也毫无意义。"（马克思. 马克思恩格斯全集·1844年经济学哲学手稿. 北京：人民出版社，1979）因此，劳动者发挥自己的劳动能力，这是一种肯定和满足；艺术家创造艺术品，抒发自己的情感，也是一种肯定和享受；欣赏者欣赏艺术作品，满足自己的精神生活的需要，同样是一种肯定和享受的方式。

（2）审美客体：审美客体的特点有主体所感知的审美客体只能在审美关系中。离开审美主体，便没有客观存在的审美对象。审美主客体不是实体性的概念，而是一种关系型的概念。客体成为主体的审美对象，这取决于客体具有审美属性及主体具有欣赏这种属性的能力；审美客体不单纯是客观存在的事物，而且是被主体内化了的一种存在。审美主体对审美对象的知觉既内含审美对象的本质，也内含主体的本质；既是主体心理的内在结构，又是客体的外在结构。例如，鲁迅说读《红楼梦》："单因命意，就因读者的眼光而有种种：经济学家看见益，道学家看见淫，才子看见缠绵，革命家看见排满，流言家看见宫闱秘事。"（鲁迅. 鲁迅全集·＜绛洞花主＞小引. 北京：人民文学出版社，1982）

（3）审美实践：审美主体与审美客体的关系是一种相互建构的适应关系。主体的审美感受来源于外部世界的审美实践活动，人类审美实践的水平有多高，就能在多高的水平上建构自己的审美心理结构。与此同时，审美主体又是活跃的、能动的，不断地推动着人类的审美实践活动。人类的社会实践不只是美的基础，也是美感的基础。人类在"人化自然"的基础上也在改造着自身。劳动实践造就了客体的审美价值和主体的审美心理结构，在生产劳动中，人们一方面创造了客观的审美对象，另一方面又创造了审美主体，同时造成双向进展的人化自然。在原始社会，最初的审美对象往往是劳动工具，如精致的石器、骨器等；或者是劳动对象，如狩猎动物、饲养的家畜；或者是劳动成果，如用来做装饰品的兽皮、象牙、羽毛等。可见，人们最初的美感主要建立在社会实践中对规律性的把握，对自然秩序的感受。对于审美主体来说，其审美心理结构是在漫长历史发展中逐渐形成的，并随着社会实践和审美活动的提高而不断提升的。如匈牙利的贝拉·巴拉兹在《电影美学》中写道，当导演利菲斯第一次在好莱坞电影院里放映特写镜头时，观众突然看到一个"被割断的"人头出现在屏幕上时，曾发出阵阵恐慌的叫声。而经过电影艺术的不断发展和欣赏水平的逐渐提高，人们已经提高了理解能力和感受能力，对于现代电影中的时空交错、意识流等新的手法和技巧都能接受并产生审美感受。可见，审美实践活动是一个从低一级的有序转化为无序、进而又导向更高级的有序的过程。

3.审美的社会学特征　美是一种社会现象，它源于生活，又高于生活。审美活动与人类的社会生活也是紧密联系在一起的，它伴随着人类生产劳动的社会历史进程而出现，是人类实践活动的一部分。因此，它的社会学特征主要表现在以下几个方面：

（1）审美的民族性：民族是历史上形成的有共同语言、共同地域、共同经济生活，以及表现于共同文化基础上共同心理素质的稳定共同体。不同民族在审美习惯、审美趣味、审美情调上存在着差异。为此，世界上的每一个民族都在不同程度上保留和发展着本民族的美学思想，如各个国家、地区、民族中那些风格独具的建筑艺术、音乐、舞蹈、绘画、服饰及民间的风俗、礼仪等，无不透视着本民族的审美特点。

（2）审美的阶层性：阶层既是政治的划分，也是经济的划分。在不同的社会阶层中，审美主体在鉴赏和评价审美对象时会做出不同的审美评价。如一部《红楼梦》，社会各阶层人的立场、观点及审美标准是不同的，这是由于他们的审美需求、审美理想、审美标准、审美观点、审美能力、审美情感，以及所处的社会文化环境、民族习俗、宗教信仰、审美修养、职业等不同而造成的。当然，不同的阶层也有共同的审美要求，也不能把审美的阶层性与审美的共同性绝对地对立起来。

（3）审美的时代性：不同的国家、不同的民族有着不同于他人的审美意识与情趣，即便同一国家、同一民族，在不同的时代也有着不同的审美标准。例如，素称中国"一绝"的"三寸金莲"在当时被视为女性最有魅力之处；再比如，工业时代，烟囱、隆隆的机器声成为了人们赞美的对象，而现在鳞次栉比的工厂、喧嚣震耳的机器运转声，非但不再给人以美感，反而成了一种生态危机的象征。所以审美内容、审美形式、审美观念及标准是随着时代的发展而变化的。

（4）审美与社会文化发展的适应性：人类总是生活在一定的文化环境之中，如民族文化、地域文化和时代文化等，因此，人类的审美也要受到文化的影响乃至制约。

（二）护理审美的概述

1.护理审美的概念　护理审美是人们在参与护理实践的过程中，逐步形成的审美情感、审美意识和审美能力的总和。护理审美是护理领域中的审美活动，是客观的护理美在人们头脑中的能动反映。护理审美有特定的审美目标，它将维护人的身心健康、促进人的身心舒适作为护理审美的最高目标。

2. 护理审美关系 护理审美关系由护理审美主体、客体和护理审美实践三要素构成。其中，护理审美主体处于主导地位，是最活跃、最重要的因素；护理审美客体是具有护理审美性质的对象，是护理审美关系产生的基础。

（1）护理审美主体及其特征：护理审美主体是受社会文化和护理审美意识所支配的人，是按照护理美的尺度有意识地对人或物实施护理美或评价护理美的人。护理审美的主体既可以是护理人员、医护管理人员，也可以是患者、家属、公众等。护理审美主体是在特定环境下进行审美的人，需要具备一定的基本特征和审美素养。

护理审美主体必须是具有一定的护理审美能力的人。充当护理审美主体的人，应当对护理实践有基本的认知经验，并且具有基本感受能力和鉴别能力，能够感受到护理过程中的美，并且能够判断护理质量的高低。护理审美主体必须是具有一定的护理审美需求和审美理想的人，这是主体具有护理审美意识的重要条件。只有具有一定的审美需求的人才会关注护理实践中的美学内容，只有具有审美理想的人才会对审美客体做出评价，产生审美感受。

护理审美主体也是在护理审美过程中表现出个性化特征的人。不同的护理审美主体，会产生不同的审美需求、审美趣味、审美理想。如对于护理人员来说，她们掌握专业化的护理知识和操作技能，在审美过程中比较关注护理知识的运用情况、操作技能的准确熟练程度，因此，其审美情感的产生常常与高质量的专业操作有关。而对于患者及其家属来说，除了对护理实践中的技术操作进行审美外，他们更专注于护理人员表情、语言、态度，以及护理环境的质量，如果在这些方面感到满意，就容易产生美感，有时甚至会放低对护理人员专业技能的要求。

（2）护理审美客体及其特征：护理审美客体，即指护理审美活动所指向的对象。护理审美客体既可以是人，也可以是医疗器械、家具物品、人际关系、自然环境、病房、媒体、书籍等自然客体、关系客体或者精神客体。医疗、护理、预防、康复、保健等活动中涉及的人或事物都可能成为护理审美客体，如护理人员的衣着仪容、护理技术、护理环境，以及与患者沟通的状况。护理审美客体不单纯是某个客观事物，而是被审美主体内化的一种认识对象。如对于患者来说，护士的一句热情的问候就可能成为患者的审美客体，并使患者产生美好的感受，这是患者主体希望护士对自己尊重、关心的心理期望的结果。因此，护理审美客体是主体内心期望的外在对象。

护理审美客体成为审美对象的重要特征在于它具备护理美的性质。护理美是护理美学的重要范畴，其本质上是在维护人体美和人的生命活动中所体现出来的综合美。因此，作为护理审美客体，要具备以维护人体美和生命美为宗旨的基本护理美学特性。

此外，护理审美客体还具有多样性的特征。由于护理审美主体所掌握的护理美学知识的拓展，以及认识、创造护理美的能力的提高，护理审美客体的数量和范围也在不断增加，呈现出丰富多彩的特点。随着现代护理理念的发展，护理审美主体认识到护理工作的范围已经由医院扩大到家庭和社区，从而产生了对家庭和社区环境的审美要求。因此，社区内鸟语花香的自然环境、防尘防噪音而又造型美观的仪器设备、设施齐备和安全的社区环境布局、社区护理人员的沟通技巧等都进入了护理审美客体的范畴。

（3）护理审美主体与客体的关系：审美主、客体是一种关系型的概念，二者是一种认识与被认识的关系。护理审美主体是指具有一定护理审美意识并能懂得从事护理审美活动的人，而审美客体可以是具有护理审美性质的事物，也可以是参与护理实践活动的各类人。护理审美主体与护理审美客体在审美体系中是对立统一的关系，彼此相互依存、相互建构、相互影响。

护理审美主体的美感来源于护士准确、省力、高效的护理操作，来源于护士整洁优雅的衣着外表，来源于护士对患者关心体贴的问候和照顾，来源于医护、护患之间的融洽氛围，来源于温馨整洁的护理环境，甚至是人性化的物品摆设。而这些导致美感产生的客观存在都可以作为审美客体。可见，护理实践中的任何环节都是审美主体与客体存在的基础。在护理实践中，护士与患者之间的关系是最重要的一种审美关系。从护理美学的角度来说，护理人员与患者之间应当是一种亲切自然、和谐美满的审美关系：护理人员对患者尊重关爱、呵护有加，患者积极配合诊疗护理、体谅和信任护理人员，护患双方都在护理实践中感受到和谐、轻松的气氛。没有护理审美主体，审美客体也就无从存在，而二者的和谐共处是审美关系成立的重要基础。

护理审美主、客体角色可以相互转化。如对于中医科护士来说，当她对患者进行针灸、点穴、中药热敷、按摩等护理操作时，她对护理操作过程中在患者皮肤上可能留下的操作痕迹是否美观、敷料和胶条粘放位置是否合理的看法，甚至对患者面对疾病时积极心态的欣赏，都构成了护士与患者之间的审美关系。此时，护士作为审美主体，而患者作为审美客体。与此同时，护士也处于被观察的地位，患者会从审美的角度观察护士操作时的姿态、面容仪表，以及表现出关爱或耐心的态度。这时，护士成为审美客体，而患者成为了审美主体。因此，在护理实践中，审美主体、客体的关系是多重的，可能在同一时间、同一地点有多个审美主客体关系的发生，也会出现角色相互转化的现象。

3. 护理审美的基本范畴

（1）护理审美情感：情感是审美心理中最为活跃、最富有创造性的因素，感受、体验、想象、评价等都伴随着情感活动。护理审美情感，是指在护理实践中，审美对象唤起的审美主体的情感反应。护理审美情感是伴随着对护理美的认识和护理实践过程而产生的，同时与主体的情感经验和情感意识有关。护理人员的护理实践活动、交往活动中都伴随着情感反应，并从根本上决定了情感内容的性质。

（2）护理审美感受：是护理审美活动中，审美主体通过感官对审美对象的感觉。审美感受是指美感的心理结构及其运动方式，表现为主体在欣赏美的对象时所产生的综合心理反应。作为一种包含着人的认知活动、情感活动和意志活动的复杂心理流程，审美感受是美感形成的基础，也是审美意识系统的核心。

（3）护理审美能力：是指在护理实践中，审美主体所表现出的对各种护理美感的敏锐性，以及对护理美的体验和认识水平。审美能力是审美主体在审美过程中必须具备的素质，只有对美具有感受的敏锐性和评价的能力，才能使审美主体感受到美的存在，审美关系才能够得以确立。在护理实践中，审美能力的提高在于不断丰富审美的知识、增加审美实践的机会和丰富审美体验，并通过学习以提高对护理美感的敏锐性。

（4）护理审美趣味：审美趣味是指在审美活动中，以个人爱好方式表现出的审美倾向性。审美趣味既具有明显的个体差异性，又具有一定的共同性。护理审美趣味是指护理审美主体所表现出的审美兴趣和倾向性。在护理审美实践中，审美主体既可以是护理工作人员，也可以是患者、家属、健康人等，不同主体的审美趣味会由于个人的立场和背景而表现出明显的差异性。但在一定程度上，审美主体也表现出对护理实践的共同的审美趣味，如希望看到医护人员着装的整洁庄重、护理技术的精湛快捷、护理态度的真诚热情。因此，护理审美趣味具有差异性和共同性的特点。

（5）护理审美理想：审美理想反映个体最高的审美需要，也反映社会最高的审美需要。护理审美理想是从审美观念出发，对现实护理审美关系的高度抽象，对护理审美关系、审美形象和审美境界的创造性的探索是对理想目标的憧憬和想象。护理审美理想的价值不仅建立在个人的审美实践基础上，而且还来源于整体医护人员和社会人群的审美实践，同时表现出个人与社会的和谐。

4. 护理审美的社会学特征

（1）护理审美的民族性：护理审美的民族性是指不同的民族、种族，在历史的不同演变进程中具有不同的审美心理结构、审美趣味、审美习惯及审美标准。所以，护理人员在具体实施护理的过程中，应根据不同民族的审美特性因人施护，尤其注意不同民族在语言习惯、生活习惯等方面的文化差异及个体差异，同时还应尊重他们的宗教信仰、风俗、忌讳及价值观。例如，欧美国家信奉基督教，禁忌"13"，因为这个数字与耶稣殉难日联系在一起，认为是不祥之兆，为此，在安排床位上应尽量避免。当然，由于人类有着共同的人性要求和审美追求，所以护理审美的民族性也不是绝对的，比如对于和平、健康的渴望，是每个民族共同的追求。因此，护理审美的民族性也在不断地更新变化，它需要在保持原有民族审美传统的同时，同世界和时代的健康审美思潮相融合，并吸收各国护理审美的养分，丰富和发展本民族的护理审美。

（2）护理审美的阶层性：护理审美的阶层性在商品经济社会中主要表现为不同的阶层有着不同的世界观和审美观，而世界观和审美观又制约着审美理想、审美态度、审美内容和审美倾向。由于不同阶层人的经济地位、生活环境、生活方式、心理需要及文化艺术修养等不同，他们的审美趣味和爱好也不同，因此，当面对同一审美对象时，所引起的审美感受和审美体验是不同的。如面对相同的护理人员提供相同的护理服务时，不同的阶层会有好坏和美丑判断之分。当然，即使同一阶层的人，由于性格、需要和情感等的不同，也同样存在着美感的差异，就像一棵树上的叶子没有完全相同的一样。不同阶层的护理对象，由于社会分工的不同，对护理审美也有一定影响，俗话说"一花一世界"，更何况是具有复杂社会性的人呢？当然，作为护理人员，不论患者的地位、财富、容貌如何，都应该一视同仁，以同样的爱心去关爱他们，但在护理实践中，应针对不同阶层的患者选用适合他们特点的语言、行为和护理方式，从而更好地满足他们的身心需要和审美要求。需要注意的是，护理审美在不同的阶层中也有着它的共性。例如，对护理人员语言、行为、学识、道德、心灵和为人类健康事业奉献精神的要求，不同阶层患者的要求是相同的，尤其在今天，那种明朗、健康、高尚，以及充满乐观主义精神的审美趣味，无疑是各个阶层所共同拥有的护理审美趣味。

（3）护理审美的时代性：护理审美经历了从简单的清洁卫生照顾到以疾病为中心、以患者为中心、以人类的健康为中心的发展历程，它也体现着不同的时代特色。例如，在人们贫穷时，苦于缺医少护；温饱时，除了要求有医有护外，还要求就近、就便、省时、省钱的利民服务；小康时要求好医好护，且不满足于单纯的身心护理，还要求得到健康信息和保健指导；富裕时更是要求健康长寿，要求高质量的护理和高水平的生活质量。因此，在当今时代，护理审美也应更好地符合人的身心健康需要。虽然随着护理审美实践的不断发展，能够为人们所认识、改造和创造的护理对象越来越多，但"人"的美却是当代护理审美的核心，"促进并维护人的身心健康"是现代护理审美的最高目标。

（4）护理审美与社会文化发展的适应性：不同历史时期的不同文化直接影响着护理审美。美国护理专家莱宁格（Madeleine Leininger）倡导的多元文化护理，使护理审美达到了一个更高的境界。我国护理专家林菊英于 1992 年在引进多元文化的理论和跨文化护理的概念后，也指出应为不同文化的人提供共性和差异的护理，以维持健康，促进健康。

随着社会文化的发展，护理审美意识、审美理想、审美活动的内容与方式也得到了提升，比如医院环境园林化、病房家庭化、饮食科学化、语言文明化等，使患者在住院期间能处处受到美的感染而产生愉悦的心理，从而利于患者康复。其次，现代科学技术的发展，不仅为我们创造出了许许多多新的审美形式，同时也为我们展示了更多的审美内容，例如通过电子计算机监测患者的各种化验检查、监控全病房的病员情况及进行护理资料的信息处理；通过心电监护仪、CT 等仪器的使用，使危重患者的死亡率大大下降；通过网络的开发，使护理远程教学得以实现；通过各种现代传媒或载体，也使得更多的医学基础知识及教育内容在大众日常生活中得以迅速传播。除此之外，护理人员的仪表、仪容美、礼仪美、语言美、心灵美，护理专业的艺术美、创造美及技艺美、安全美等也都必须与社会文化的发展相适应。

第二节　护理工作中的审美活动

护理人员由于职业的特殊需要，必须提高对护理美的认识，增进对护理美的心理与行为体验，热切地向往美、追求美和热爱美，在理论和实践活动中不断地探索美和创造美。

一、环境建设中的审美活动

环境是指围绕在事物周围的一切客观条件，是人类生存的空间依托。南丁格尔认为"环境是影响生命和有机体发展的所有外界因素的总和"。医院环境是一种特殊的环境，有研究表明，美的环境能激发患者的美感，导致心理情绪的良性发展，有利于人体的身心健康。护理审美环境作为医学审美环境的一个组成部分，属于医学审美的范畴。因此，加强护理审美环境的建设和完善，是促进患者恢复健康、提高护理质量过程中不可缺少的环节。

（一）病房外环境美

病房外环境包括医疗供应保障区、行政管理区域、绿化区域、科研区、患者康复和健身休闲活动区等。随着医学模式的改变，医院的功能不断演变，由原来简单的医疗型向医疗、预防、保健、康复、教育、科研复合型转化，医院医疗服务种类和对象产生了重大变化，因此，医院外环境的建设也将随之发生变化，医院的艺术化、家庭化、庭院化、数字化将更加明显，医院外环境建设应更符合人的心理和社会变化，以满足医院功能的变化需求。医院外环境美化应注重环境设计、环境绿化、环境装饰。

1.环境设计　环境设计是对医院建筑和环境的总体安排。环境设计的中心是"人"，在设计上充分体现患者和医院工作人员的需求。医院的建设不仅从生物学的角度考虑，更应从心理学与社会学的层次考虑，让患者感觉是在社会环境中治疗，促使他们以健康身心回归自然，回到社会。

随着社会发展和医学科学的进步，以及人们生活水平的不断提高，医院各项功能的内涵也发生巨大变化，医疗服务不断扩充、科研教育的功能不断扩大、康复保健等业务逐渐增多、医疗辅助设施不断增多、物流大量增加，因此在环境设计中应充分考虑医院的功能需要。在规划上，医院建筑群的布局、造型、结构、装饰等应充分考虑美化需要，同时应满足环保、卫生学方面的要求。现代医学通信的进步，要求医院在环境建设上趋于智能化、数字化，如背景音乐、电子广告牌、电子查询服务等。

2.环境绿化　良好的医院绿化使环境优雅，能产生良好的视觉和色彩效应。据有关专家测定，绿色对人的心理有奇妙的镇静作用，长期处在绿色环境中，有利于人体的体温、脉搏、呼吸功能调节，并能增强人的记忆力和理解力，是构成医院病房外环境美中最主要的因素。另外，绿化可以防止空气污染，增加空气中氧气的含量。

3.环境装饰　环境装饰对医院环境起到锦上添花的作用。环境装饰主要表现在对环境对象的形状和色彩两个方面进行美化。医院的色彩包括在标志、着装、指示牌、大厅、接待、救护等各个方面，是医院传递给服务对象的第一信息。在诊室的布置、窗帘、工作牌、工作衣，以及建筑和环境的规划等方面，利用色彩营造出的医疗环境将给患者更多的身心帮助，也可使工作人员精神饱满，充满活力。

（二）病房内环境美

病房内环境是患者接受医疗、护理、康复、生活的重要场所，内环境的美化直接关系到患者的身心健康和医护人员的工作效率。可以用美的规律创造一个适宜的病室环境，而且这种持久的、温和的美感能令人身心愉悦，激起人们对生活的热爱，增强战胜疾病的勇气。病室内环境的美化展示的是个性美、文化美、时代美。病房内环境美包括医疗环境美和人际环境美。

1.医疗环境美　环境性质决定患者的心理状态，它关系着治疗效果及疾病的转归。

由于疾病因素，住院患者对病室的温度、湿度、安静、安全、通风、光线、颜色等的要求与日常要求会有所不同。在日常护理工作中，注意环境的整洁美、舒适美、色彩美、安静美、安全美等是护士的重要职责。

（1）整洁美：护理人员应为护理对象创造一个整洁的治疗休养环境。应做到物品摆放有序，用后归位；病区内墙、地面、物品要定时、及时地湿式清扫；及时清除治疗护理后的废弃物及护理对象的排泄物。保持院区、病区、病室、床单位、工作人员，以及护理对象的整洁，使护理对象舒适、安全。

（2）舒适美：每个人都需要一个适合其成长、发展及活动的空间，在设计安排空间时，应充分考虑不同阶段人群的需求，增加人文关怀。为方便操作和护理，以及保证患者的活动空间，病床之间的距离不得少于一米。病室内的温、湿度应保持在护理对象生理上感觉舒适的水平。一般室温宜保持在18℃～22℃，随着季节的变换，气温差别很大，应根据不同季节采取相应措施以保持室温的适宜；病室湿度以50%～60%为宜，湿度过高或过低都会给护理对象带来生理、心理的不适，因此，应根据湿度情况的评估进行调节，保持适宜的湿度。病房的朝向，一般是医护办公室朝北，病房朝南，使患者能接触更多的阳光。病房应经常开窗通风，采光应充分利用自然光，发挥阳光中紫外线的作用，净化室内空气，室内人工光源既要保证工作、生活照明，又不可影响护理对象休息。

（3）色彩美：色彩是美感的普及形式，时刻与人们的生活联系在一起，影响着人们的精神和情绪。色彩的明暗、深浅，可使人产生冷暖、紧张、平静、远近、运动等效果。色彩选用应注意利用色彩的温度感、情绪感、空间感等，通过适宜的环境颜色促使患者感觉舒适愉快、轻松安静，解除患者的忧虑、恐惧等心理，产生良好的医疗效果。从颜色对心理影响的效果来看，绿色环境让人有清凉、安静感；灰与蓝色有令人明朗、安抚镇静的功能；蓝绿色可令注意力集中；粉红色有温馨怡人的感觉；红色具有热烈兴奋的作用；白色是一种纯洁的色彩。应根据病房收治对象不同，采取不同的颜色，达到相应的审美和医疗效果。

（4）安静美：根据WHO规定的噪声标准，白天病区的噪声强度应控制在35dB～40dB。为了控制噪声，医护人员应做到"四轻"，即说话轻、走路轻、操作轻、关门轻；病区地面应采用软性材料铺设以减少噪声；病房窗外应有一定的隔离带；护理对象休息场所的声响应控制在标准范围以内，尽量减少噪声所引起的烦躁、紧张等情绪。

（5）安全美：安全是每一个个体的基本需求。患者由于疾病变得虚弱，在日常生活中容易发生意外伤害，如烫伤、自伤、跌倒等，易产生不安全感，而护士也应具备对患者安全方面的敏锐性、相关知识和防范手段。在环境建设中，应评估影响个体及环境安全的因素，采取积极的措施。如足够的床间距、床与床之间应有隔帘（使护理对象能够保留个人的隐私）、在走廊上装扶手、床边使用床档，以及提供辅助器（拐杖、手杖等）、防滑垫、流水洗手设备等等。

2. 人际环境美 一个人生活在社会上不是孤立的，总是要和周围的人形成各种各样的社会关系。在整个治疗疾病、促进健康过程中形成的护（医）患关系、医护关系、患者间关系等，是形成病房内人际环境美的主要内容。

（1）良好的护患关系：护理从本质上说就是尊重人的生命、尊重人的尊严和尊重人的权利。护士在履行职责时，要一切以患者为中心，尊重患者的生命价值、权利与人格，满足患者的身心需要。护士要通过自己的言行举止、仪表仪容、技术操作、工作态度、情绪等为患者创造一个舒适、温馨的令人愉悦的人际环境。患者在患病后应积极接受治疗，尊重医护人员的劳动和人格尊严，在治疗护理中尽力与医护人员合作。

（2）良好的患者间关系：同室患者在共同的治疗康复生活中相互联系、相互影响。患者间的互相尊重、互相帮助、互相照顾有利于患者的心理调适，解除不安情绪，增进疾病相关康复知识的沟通，增加相互间的友谊和团结。护士有责任协助和建立患者间的良好关系，使患者所处的人际环境更加有利于患者的康复。

二、临床护理工作中的审美活动

护理是一门实践性很强的学科，在实践过程中蕴含着美、体现着美。护理工作的整体化、程序化、规范化、多样化的统一原则，使普通的护理工作表现出和谐美和节奏美。护理人员在实施各种护理行为时，应时刻体现护理人员和护理专业所特有的美。

（一）生活护理中的爱与美

生活护理的目的在于协助患者维持良好的外在形象，预防并发症的发生。生活护理中护士的每一次护理活动、每一次叮嘱、每一次微笑、每一次短暂的健康指导、每一次轻柔的触摸、每一句鼓励的话语都体现了护理人员对患者无私、深沉的爱，使患者如沐春风，加深了对护士形象美的认识。对于生活不能自理者，生活护理应做到"六洁、五防、三无、一管理"。"六洁"即口腔、面部及头发、手足、皮肤、会阴、床单位清洁；"五防"即防压疮、防体位性低血压、防泌尿系统感染、防呼吸系统感染、防交叉感染；"三无"即无压疮，无跌倒、无烫伤；"一管理"即膳食管理。

（二）病情观察中的敏与美

护士的重要职责之一是收集患者多方面的资料，了解疾病的发生、发展及转归，为预防、诊断、治疗、护理提供依据。资料越详尽，越精确，护理计划越能切中要害并有充分的依据。护理人员通过对患者的病情、药效、手术伤口、术后效果等多方面的密切观察与监测，敏锐地获取患者病情上的每一点细微变化。此外，护理人员对患者的心理状态亦需敏感，及时发现烦躁、易怒、伤感者，以美的言行、耐心细致的心理护理，使患者恢复平静，减轻精神负担和忧伤，保持良好的身心状态，积极配合治疗。护理人员的敏锐观察，以及随之实施的各种及时的护理措施，使者感到自己备受关注，从而产生一种安全、亲切和温暖的美感，这种体验在疾病的防治和护理中，具有药物无法比拟的特殊作用。

在病情观察的过程中，还应充分体现护理工作的"真、善、美"。护理人员尊重

"真"，即尊重人的健康和生命。护理观察违背"真"的原则必然导致差错、事故的发生。护理人员在病情观察过程中，应做到观察方法规范，观察结果真实、准确、及时，记录清晰、准确，保证资料的可信、可靠、可用，充分体现护理工作准确、精细的审美要求。护理病情观察中的"善"，体现在护理人员所具备的高度责任感，时刻关注患者的安危，关注病情变化，工作一丝不苟、严谨慎独的工作态度上。"美"是真与善的统一，护理病情观察中的"美"体现在护理人员诚挚、和悦、美好的语言；动作轻柔、熟练的操作；观察敏锐、反应敏捷、求实、求精。

（三）护理技术操作中的精与美

护理技术美是护理工作者在护理实践中体现医嘱内容，施展技艺水平的美感表现。美是艺术之精华，精与美如影相随。南丁格尔在 1859 年就已指出，"护理是一门最精细的艺术"。精，即精湛、精细、精益求精。护理人员通过将护理技术之精与操作艺术之美融为一体，给患者以赏心悦目的美的感受。这种展现于技术之中的护理美感，可以用严谨规范、精湛娴熟、细致轻柔等作为其美感评价的标准。

1. **严谨规范**　主要体现在严格执行"三查七对"制度和无菌操作原则。护理人员在执行任何一项操作时，绝不马虎，不凭印象、不凭经验，严格执行查对制度，既要执行医嘱，又要查对医嘱，查清后再执行。护理人员的衣着也应严格按无菌技术操作原则加以约束，操作时要戴口罩，不可佩戴戒指、手镯、大耳环、长耳坠，以免妨碍操作并增加患者的思想顾虑。指甲需及时修剪，保持清洁，不可涂有色指甲油，以免影响无菌原则。

2. **精湛娴熟**　精湛的技术是为患者提供服务的前提。护士在执行护理操作时沉着冷静、动作娴熟而有条理，可使患者增加安全感和信任感。要体现护理操作精湛的美，就要求护士对业务精益求精，刻苦钻研技术，熟能生巧，巧中有美。如静脉注射一针见血、肌肉注射"两快一慢"（进针、拔针快，推药慢）、膀胱冲洗轻捷利落、铺床敏捷迅速等。

3. **细致轻柔**　护理人员实施每一项操作，应做到细致轻柔。如饮食护理，要细心观察患者的食欲，耐心喂食，适当调剂；给药要细心、准确、及时；采集标本要留心异常的细微变化；对危重患者的护理要加强巡视，细致观察，及时与医生联系，等等。精中有细，细中有精，精雕细刻方显护理艺术之美。护理人员的动作轻柔、体贴，不仅使患者感到舒适，减轻患者的痛苦和损伤，而且给人以优雅的美感。

（四）急救护理中的捷与美

抢救危重患者是临床护理工作中一项重要而严肃的任务。护理人员应以其镇定自若、沉着稳重、迅捷准确、技术娴熟、有条不紊的工作状态，显示出临危不乱的特有职业风度美和"救死扶伤"的护理道德美，使搁浅的生命之舟重又起航，让枯萎的生命之花再度绽放。

1. **高度的责任心，严谨的工作态度**　急救护理工作中处处体现一个"急"字，患者病情急、就诊时间急、诊治要求急。这就要求护理人员具备良好的医德和精湛的技术，工作中既要紧张、果断、有序，又要严守各项规章制度，如查对制度、无菌操作制度，并且认真准确地实施各项急救方案。护理人员以高度的责任心，主动、灵活、协调、有效地进行医护合作，保证急救效果。

2.**敏锐的观察力和细致分析问题、果断处理问题的能力**　在抢救过程中，必须做到争分夺秒。在医生未到之前，护士应根据病情做出临床判断，当机立断，给予紧急处理，如测生命体征、给氧、吸痰、止血、配血、建立静脉输液通路；对心跳、呼吸骤停患者立即进行人工呼吸、胸外心脏按压、心电除颤等。待医生到达后，立即报告处理情况，积极配合抢救，正确执行医嘱，密切观察病情变化。护士应善于捕捉细微、复杂的信息变化，不失时机地采取有效的抢救措施。

3.**动作迅捷、思路清晰、忙而不乱、有条不紊**　在急救护理工作中，护理人员应情绪稳定，反应迅速，头脑清醒。即使工作繁重，气氛紧张，心理压力较大，也依然是胸有成竹，沉着稳重。如抢救患者需快步疾走时，应注意上身保持平稳，步履紧张而轻盈，给人以忙而不乱、镇定敏捷的美感。注意创造抢救室内的医学审美环境：室内用品安置有序，抢救物品做到"五定位"，即定数量品种、定点安置、定人保管、定期消毒、定期检修；控制室内噪音，及时更换污染的衣物、床单，清除分泌物、呕吐物、排泄物；注意患者卧位和保护具的使用，确保患者舒适、安全；室内光线适宜，必要时局部用鹅颈灯照明；室内通风适宜，空气新鲜，保持清醒的头脑，使抢救工作有序地进行。

（五）护理文书的书写美

护理文书应用于护理工作的各个方面和环节，包括病室报告、各种护理病历及护理记录等，是护理工作中不可缺少的沟通方式。借助护理文书，可以有效地收集患者的相关资料，制定护理计划，完成有关医疗文件的整理和建档工作。护理文书应体现书写的规范、真实，具体表现在以下几个方面：

1.**及时**　护理文件是记录患者生命体征的改变和护理人员对其进行治疗、抢救、护理等措施的依据和见证。护理文件不允许在工作完毕很长一段时间后补记，而应适时、有效地记录，避免护理文件的记录内容与患者的客观事实之间出现偏差。

2.**真实、准确**　真实可靠是护理文件具有客观性和法定性的重要原则。记录的准确性直接关系到治疗、抢救等措施是否及时有效。护理文件书写中的错漏，轻者可以引起患者不必要的痛苦，重者可能致伤、致残，甚至危及患者生命。护理人员身系患者的安危，必须有高度的责任感。护理文书的书写一定要力求确切，不追求语言的艺术化，在内容上要绝对真实、客观，不可虚构。在书写中不允许使用"大概"、"大约"、"可能"等语义模糊的词语，注意用准确、平实的词语来陈述病情。

3.**完整**　护理文件作为一种专业性记录，完整性是其最基本的要求。绝不允许出现漏记、丢失现象。护理人员应连续地、全面地、动态地观察和记录患者在住院期间的整个身心状态，在记录患者生理变化的同时，还应注意观察和记录患者的心理活动、患者对疾病的认识及社会支持系统的影响等。

4. 连贯　护理人员在记录患者病情发展的过程中，应将病情发生变化的时间、症状体征、如何演变、采取了哪些治疗和护理措施、效果如何等，进行连续、完整地记录，而不是断断续续、支离破碎地记载。

5. 简明扼要　简明扼要是一切文件所必需的条件，对护理文件则更为重要，这是由护理工作的性质决定的。具体是指语言精练、表达明确、重点突出、详略得当，从宏观上要求对护理记录对象主要的病情变化、护理工作重点作详细、清楚的交代，次要的则省略书写，使记录的篇幅不长，但重点突出，各项问题无遗漏。从微观上，则要求对每个患者的情况能抓住本质性的情况进行记录交代。要做到记录简洁、重点突出，则要求护理人员不仅能深入细致地观察，还要有一定的业务水平，特别是要熟悉常见病的主要症状和疾病发展的特点，择其要者而录之。

6. 应用医学术语　护理作为一门应用科学，有着约定俗成的专业术语，这些术语在表意上有高度的精确性，又是高度抽象化的，其结构紧凑，避免了使用普通词语所出现的概念不准确、语言冗长累赘的毛病。在护理文件中，要求使用专用医学术语表述病情和治疗情况，以便于医护人员参考，不得使用俗语和地方口头语。另外，还要务求语句通顺、语义准确、语法规范，使护理文书科学化、规范化，体现科学的特点和性质。

7. 字迹清晰　字迹应工整、端正、清晰，易于辨认和理解，避免错别字。署名处要求书写记录者签全名。

（六）健康教育中的健与美

健康教育是一种增进健康的有计划、有目的、有评价的教育活动，是以健康为中心，为改善住院患者及其家属、社会成员的健康相关行为所进行的教育活动。其中，患者健康教育是健康教育中的重要组成部分，贯穿于医疗、预防、护理和康复等全过程。通过健康教育，有助于患者主动地参与和配合医疗护理活动，更好地促进其身体和心理方面的康复和转归。

1. 因人施教　由于受年龄、职业、文化等因素影响，患者对教育内容的接受能力不尽相同。如果用文字资料进行宣教，对老人、小儿、文盲和有视、听缺陷的人就不适宜。因此，应根据患者的不同特点因人施教。

2. 按需选择　根据自己的需要去学习是患者的愿望，护士应对患者的学习需求进行评估，根据评估结果选择相关的资料，提高患者学习的主动性和积极性。

3. 鼓励参与　健康教育是护士与患者教与学的互动过程，成年患者具有较强的独立意识，通常希望按照自己的愿望去选择学习内容和学习方式。对不能参与教学的患者，应以患者家属为教育对象，尤其对需要进行居家护理的患者，如居家护理中预防压疮的护理、气管切开后患者的护理、留置尿管患者的护理、鼻饲患者的护理、佩戴人工肛门患者的护理、伤口换药和家庭全胃肠外营养 (TPN) 护理等，更需要家属参与健康教育过程，以便帮助家属掌握居家护理技术，为患者做好家庭护理。

4. 理论与实践相结合　患者通常渴望将所学到的知识即刻付诸实践，护士可制定短期的较现实的目标并帮助患者进行实践。如果短期目标能得以实现，则无论患者还是护士，都会对讲授的内容充满信心。

5. 有序安排 护士应灵活有序地掌握宣教时间，将计划的落实穿插在与患者交往的每一刻中。如在进行治疗和护理操作过程中，可进行相关知识的教育；利用非治疗和护理的间隙，对患者进行系统的健康教育。此外，对患者宣教时间的安排因人而异，一般住院患者的宣教时间宜安排在午睡醒来和活动以前，对危重患者则应安排在病情稳定时或恢复期。

6. 氛围良好 环境是提高患者学习效率的重要因素。健康教育最好在专门的场所进行。光线良好、安静、整洁的场所有助于提高患者学习的效果。此外，宣教者还应与患者建立良好的教学关系，取得患者信任，给患者创造一个温暖、舒适和安逸的学习氛围。

（七）临终关怀中的善与美

每一个人都有生命结束的日子，都将面临死亡。在即将离开人世的时候，他们求生欲望强烈，内心矛盾突出，表现为多种异常心理状态如恐惧、愤怒、抑郁等。他们更需要人世间的温暖，社会的尊重，精心的照料和亲友们的依恋。除家人外，护士是临终患者获得支持的重要来源，置身于这些身心处于特殊状态的患者之中，和他们朝夕相处到最后时刻，护士应让临终患者感受到护士是他们的依靠。护士通过敏锐的评估，提供适当的支持，满足患者的需要，如缓解疼痛、保存精力、促进舒适、保持平静的心态和生命的支持等。应以自己美好的心灵和爱的力量温暖每一颗心，让患者不仅得到良好的护理，还能得到人间真情的滋润，让患者感受到临终照顾中的人间真情美，体现诗人笔下的"生如夏花般绚烂，死如秋叶般静美"。

护理工作是集真、善、美于一体的创造性劳动，尤其在临终患者的护理中，要把技术、伦理和情感融为一体，最大限度地实现真、善、美在护理工作中的和谐统一。护理人员对临终患者实施无微不至的照料与护理，向患者及其家属讲解生与死的客观规律及人生临终阶段提高生命质量的重要性，耐心倾听患者的诉说，稳定患者及家属的情绪，帮助患者战胜死亡前的痛苦、恐惧和孤独感，努力为患者创造一个有意义、有尊严的医疗环境，让患者平静、庄严地面对生命的最后时刻。在这项特殊的护理工作中，护士的善良无处不在，体现了护理人员的职业道德美与人性美，这必将会赢得临终患者与家属的信任与尊重。护理人员对临终患者护理中的辛劳，必将转化为创造护理艺术美的欣慰，达到一种崇高的善与美的境界。

三、护理管理中的审美活动

世界卫生组织给护理管理下了这样的定义："护理管理是发挥护士的潜在能力和有关人员及辅助人员的作用或运用设备和环境、社会活动等，在提高人类健康这一过程中，有系统地发挥这些作用。"实践证明，护理管理既体现了科学性，又体现了艺术性，是科学性和艺术性的统一。

在护理管理过程中，管理者是作为一种自由创造的主体而出现的，无论是吸收先进管理技术，还是制定管理目标，在医院环境的管理、人的管理，以及相应设备管理等具体工作方面，无时无刻不在体现美和创造美。此时，可以将护理管理者视为审美主体，而被管理者、管理的程序和制度、管理的物品及环境等可被看做是审美客体。由于审美主体和审美客体的相对性，同时也可以把护理管理者作为审美客体来进行研究和评价。因此，护理管理中的审美实践，是包括护理管理者本身及解决护理管理中普遍性问题的审美实践。

（一）护理管理者的审美活动

当护理管理者作为审美客体存在时，其自身素质、人格魅力、领导艺术、管理程序等则成为护理人员和患者等审美主体所感知和评价的审美内容。护理管理者优良的心理素质、宽广的心胸、高度的事业心和责任感、公正廉洁、严于律己、宽以待人、以身作则的精神，丰富的管理知识和较强的业务素质，有效的沟通方式，灵活的管理艺术，以及整洁得体、文雅大方的外部形象，都可以给被管理者以美的感受，能鼓励和激发护理人员的工作热情，帮助患者建立良好的心态，从而更体现出护理管理中所蕴含的美及美的效能。

因此，作为护理管理者应有意识地不断培养和提高自身素质，强化个体的人格魅力，不断学习先进的管理知识，借鉴国内外丰富的管理经验，掌握和运用适宜的沟通技巧，学会灵活使用聆听、交谈和批评的艺术等，在护理审美实践过程中更好地、更有意识地创造美、体现美。

（二）护理管理中普遍性问题的审美活动

护理管理中普遍性问题的审美实践，主要包括护理人员的管理、患者及其家属的管理、环境的管理等内容。

1. 护理人员管理中的审美活动 护理管理的特殊性之一就是护理人员普遍参与管理过程，因此，要加强护理人员的管理，才能确保管理目标的实现。通过护理管理，使护理人员树立高尚的道德情操及人道主义精神，培养高度的责任感和科学严谨的工作态度，加强"慎独"修养，自觉执行各项管理及操作规程。加强护理人员自身素质的建设，不断提高专业护理知识及掌握娴熟准确的护理技能，树立良好的护士形象，做到仪表端庄、举止大方、表情真切、语言文明、语调适中、态度端正、行为有度，从而使患者感到亲切、信赖、安全、尊重，并能充分配合护士的工作和管理。

2. 患者及其家属管理中的审美活动 医院的服务定位应是以人为本，无论是在医院的环境建设上，还是在服务理念上，以及在医院的规章制度上都应体现以人为中心的管理思想。在管理过程中，时刻牢记"患者的需要就是护理服务的宗旨"，从而真正地为患者提供人性化的服务，提高护理质量。

3. 医院环境管理的审美活动 首先，管理者要重视医院环境美的重要性，加强医院环境美的建设，也就是按美学观点，一方面将医院环境尽可能安排得舒适、整洁、美观、布局合理、空气清晰、卫生设施洁净、医疗设备完好，以及对色彩、声音、光线、气味、温度及湿度等管理符合标准。另一方面，管理者要注意医院社会心理环境的美化，有意识地培养护理人员高尚的道德情操，与医院内其他专业人员保持和谐的人际关系，努力为患者创造优美的休养环境。美的医院环境，不仅能使医务人员精神愉快、提高工作效率，而且也有利于患者良好心态的建立和促进身心康复。

总之，护理管理审美实践要以美学的基本理论为指导，联系护理管理工作的实际和目标，站在审美的立场上品味护理管理过程中的各个环节和内容。将他律性与自律性、被动性与主动性、原则性与灵活性融为一体，以体现护理管理的本质，达到外圆内方、外宽内紧、外柔内刚的管理艺术境界。

第五章　护士职业形象美

随着社会的不断进步，人们对护理工作中的美学提出了越来越高的要求。职业形象美是护士的内在美与外在美交相辉映的整体美，是护士良好的职业素质的一种自然表露，对护理职业具有很重要的意义，良好的职业形象在护理中能唤起患者对护理人员的信赖，从而增强战胜疾病的信心。社会及公众对护士职业形象的期许与赞誉是用"白衣天使"这一美好形象来表述的，她形象地表达了社会所赋予护士角色美的特殊内涵与要求——圣洁仁爱、拯救与维护人类身心健康。在今天，随着护理学科的发展及社会历史的进程，护士形象的内涵也在不断地充实与更新。

第一节　护士职业形象美的概述

一、形象内涵及分类

形象是指事物的具体可感的外在形态，是人的视觉所能感知的空间性的美。它既包括客观事物的色彩、线条、形状、音响等外在形式，也包括客观事物的生命力、气韵、精神等内在气质。就个人形象而言，简单地说，就是一个人的外表或容貌，也是内在品质的外部反映，是内在修养的窗口。社会学者普遍认为，一个人的形象在人格发展及社会关系中扮演着举足轻重的角色。

从心理学的角度来看，他人通过观察、聆听和接触等各种感觉形成对某个人的整体印象。人的内在气质是一种心理特征，是看不见的，但它又常常可以通过人的仪表、举止、言谈反映出来，因而形象综合体现了一个人的德才体貌，显示出一个人的情操、学识、阅历、修养、风度。由此可见，形象是内容和形式的和谐统一。

现实世界是以形象的方式存在的，可分为自然体形象、社会体形象和艺术形象三大类。

（一）自然体形象

自然体形象一般分为两种：一种是未经人工改造，主要体现自然力塑造的形象，如桂林山水、湖南张家界、四川九寨沟等，它所特有的自然风貌，使人赏心悦目，获得美的享受；第二种是经过人工改造雕塑而成的形象，它的基本形态是大自然，但经过人的一般加工和艺术加工而带有人类实践活动的痕迹，如杭州西湖、昆明世博园、法国埃菲尔铁塔等，直接体现着人的智慧和本质力量，所以我们也把它归于人工塑造的艺术形象中。

（二）社会体形象

社会体形象是带有明显社会内容的事物形象，也可以说是在社会实践活动中展现出来的形象，比如社会的道德风尚、政府的管理机制和才能、企业的信誉及效率等。社会体形象的分类复杂多样，常见的有国家形象、民族形象、城市形象、集团形象等。按形象的内容体系又可分为基础形象、设施形象、环境形象、队伍形象、特殊形象等五个部分。

基础形象是指集体单位中最基本的功能形象，如行政功能、生产功能等，这些功能形象通过名称、字体、色调、图案、口号等具体形式表现出来；设施形象是指集体单位的生产设备和办公设备，包括劳动资料与劳动手段，也可以简单地说是一切硬件，如高大的厂房、宽敞的办公大楼、明亮的教室等都是设施形象的一个部分；环境形象是人们对一个企业、一个单位的外部环境感性认识上的评价，它包括净化环境、绿化环境、美化环境和保护环境；队伍形象是指人的形象，其中包括群体形象与个人形象。一个集体单位的群体所采用统一的服装、统一的规范动作、统一的言谈内容、统一的纪律、统一的精神面貌，这就是群体形象，而构成群体的每一个人的形象就是个体形象；特殊形象是指特殊活动的形象，它包括典礼仪式、宴请招待、宣传媒体等。

就形象的可见性而言，它又可分为有形形象和无形形象。有形形象是指具体的实物的形象，如企业的外观、设备、产品，以及人的行为等；而无形形象是指经过思维后有形形象在大脑的再现或是有形形象概念的再现。也就是说，无形形象是在有形形象的基础上，通过人们的记忆、思维等心理活动在头脑中升华而得到的。因此，无形形象是有形形象的抽象，它包括企业的信誉、企业精神、企业风格和职工的精神面貌。无形形象在公众心目中具有恒定性，是比有形形象更为重要的一种形象。

（三）艺术形象

艺术形象是艺术创造者把生活里的多个形象"摄入"到脑子里，然后按塑造的形象要求删繁就简，去粗取精地综合起来，通过艺术手段，塑造出具有典型意义的形象，它是对形象一般性的积极提升，是艺术创造者把主客观统一的审美物态化为艺术作品的过程，也是形象自身规定自身、自身拓展自身和自身实现自身的过程。艺术形象不同于自然体形象和社会体形象，它是对现实形象的一种映现，是按照创作者和艺术家自己的审美要求和审美理想而定的，表现艺术创造者的审美高度和审美情趣。艺术形象是生动的，它既有大致的确定性又有一定的不确定性，是创造的典型的自然体和社会体。艺术形象包括文学艺术形象、戏曲艺术形象、舞蹈艺术形象等。

二、护士职业形象的形成与发展

（一）护士职业形象的形成

护士职业形象的形成，主要经历了三个历史时期，即最初的护理行为的产生时期、南丁格尔时代和当代护理专业学科体系的确立时期。

1. 护理行为的产生时期 "护理"一词来源于拉丁文"nutricius"，其原意是养育、保护、营养、维持生命和对老幼病残的照顾等行为。这一含义直接影响了护理行为者，即护理人员形象的形成与发展。

人类的护理行为是随着人类的繁衍生息而产生的，它最先表现为为生存而自卫，为人类的延续而养育，为保存生命而维护健康。

在早期社会，护理行为的承担者多是妇女，妇女有保护整个家族健康的责任，她们以母亲的本能，母性的爱，在一个家族中哺育孩子，照顾患者和老人，这就是人类最早而又最朴素的护理行为。世界各国最早的护理行为，也都是这样开始的。有人又把这种殷勤慈祥，无微不至的母爱型的家族式护理行为，称之为民俗形象的护理。而这种殷勤慈祥，无微不至的母爱形象也就构成了护理形象的最初内涵。

一直到 19 世纪之前，世界各国都没有专门的护理职业，医院也很少。人们患病时，除了家人照顾外，往往求助于宗教，请求教堂中的神父进行治疗，而承担护理工作的则是修女。那时的护理，更多的是一种精神上的安慰和生活上的照顾，美主要体现在伦理道德的要求上，修女们以对上帝的忠贞来代表上帝关怀帮助上帝的子民，这便为护理职业角色增添了强烈宗教色彩的圣洁与仁爱的内涵。

2. 南丁格尔时代 到了 19 世纪中叶，英国的南丁格尔作为先驱开创了护理事业，她把自己所学的知识应用于护理实践，使护理行为发展为一门系统的学科和专业。从此，护理才被确立为一种专业来发展，国际上称这个时期为"南丁格尔时代"。这是护理专业划时代的转折，也是护理专业发展的开始。

南丁格尔全名佛罗伦萨·南丁格尔（Florence Nightingale），她出身于英国上层社会的贵族家庭，受过高等教育。她认为生活的真谛在于为人类做出一些有益的事情。在她青年时期，常常协助父亲的一位医生老友，精心护理患者，逐渐对护理工作发生了兴趣。她自学有关护理知识，积极参加各种慈善活动，并认真思考护理工作的重要性。

1854 年，克里米亚战争爆发了，战争进行得很激烈，伤亡惨重，许多伤员无人照顾，在痛苦中挣扎，士兵的死亡率高达 42% 以上。南丁格尔听到这一消息后，自愿组织了战地救护队，开往前线参加救护工作。当时的战地医院，设备简陋，用品匮乏，卫生条件极差。南丁格尔决定改变这里的一切，使之变为一个真正医治伤员的医院。她说："护士必须具备一颗同情的心和一双愿意工作的手。"她亲自动手，带领同仁清洁卫生，整修医院，扩大病床，自己还拿出钱为医院增添设备和药品，改善伤员的生活环境和营养条件，使战地医院的面貌焕然一新。南丁格尔以高度的责任感，夜以继日地照料伤病员，在夜深人静时，她手提油灯在病区巡视伤员，像慈母那样爱护伤员，深受伤员的爱戴，她的身影所到之处，士兵们都亲吻她的身影，表示对她的崇高敬意，并称之为"提灯女神"。南丁格尔以及她所带领的护理人员，救护了大批伤员，减轻了伤员在精神上和肉体上的痛苦，使伤员死亡率由 42% 以上下降到 2%。这一创举震惊欧洲，从此，改变了政府和社会各界对护理职业的认识和评价，使社会和公众认识到护理工作的重要性。

1901 年，南丁格尔因操劳过度，双目失明。1907 年，英王颁发命令，授予南丁格尔功绩勋章，成为英国历史上第一个接受这一最高荣誉的妇女。1908 年 3 月 16 日南丁格尔被授予伦敦城自由奖。她的一生，历经整个维多利亚女王时代，对开创护理事业做出了超人的贡献。她毕生致力于护理的改革与发展，取得举世瞩目的辉煌成就。这一切，使她成为 19 世纪出类拔萃、世人敬仰和赞颂的伟大女性。南丁格尔所主张的"护士必须具备一颗同情的心和一双愿意工作的手"及护士必须具备"精湛的护理技能和献身精神"也成为这一时期护士职业形象的内涵。

3. 当代护理专业学科体系的确立时期　自南丁格尔创立了护理专业以来，使护理专业从此摆脱了宗教色彩，逐步走向科学发展的轨道和正规的教育渠道。南丁格尔在护理实践和护理教育中深深地体会到："从事护理工作，要有高尚的品格，相当的专业知识，专门的操作技能。"她立足于这方面的培养和教育，确立了近代护理工作的社会地位和科学地位。因此，她在塑造护士职业形象中所要求的是：护士要以呵护生命和维护人类的健康为己任，以患者的利益为自己工作的出发点，以丰富的专业知识和操作技能为基础，能够从身心两方面对患者实施护理并得到满意。

南丁格尔是护理发展史上的里程碑，自她以后的一百多年里，又经后人的不断努力、发展、充实和提高，护理学已成为一门专业，并形成了自己的科学体系，而护士职业形象也越来越清晰、明确。

（二）护士职业形象的发展

随着科学的发展，社会的进步，护理领域也发生了日新月异的变化，特别是随着健康概念的拓展，护理的对象由患者转为人，从而使护士工作的对象及范围都在不断地扩大。护理工作对护士的要求越来越高，护士职业美所体现的内涵也更加丰富，除了对有利于树立良好的护理职业形象的内容和方式要继续保持和发扬以外，还要在表现形式上赋予更多的时代特征，以体现护士良好的精神风貌。如护士的仪表和仪态，护士的表情和表现，护士的语言和动作，护士的知识和技能等都需要随着时代的发展和进步而不断地进行调整和创新。只有这样，才能不断满足患者对护理职业形象美的需求，从护士的身上感受到生活的美好和对健康的渴望。

目前，我国护理教育层次也在不断提高，许多医学院校在护理专业课程设置中，大大增加了人文社科类的课程，如人性人类学、心理学等。这些都为进一步培养护士的交往能力、语言能力、职业工作能力、护理教学能力、科研能力奠定了基础，同时也大大丰富了护理职业美的内涵，如礼仪美、语言美、人性美、仪容仪表美、创造美与艺术美等。随着我国加入 WTO，护士职业形象还会具有国际化的烙印，相信 21 世纪护理职业形象美将会展现得更加充分。

第二节　护士职业形象美的内容与塑造

在众多社会形象中，社会及公众对护士的形象寄予了很高的期望，如"崇高的职业"、"白衣天使"、"生命的守护神"等等。这些期望,既赋予了护士职业形象美的要求,又寄托了人们在身患疾病之时仍然对生活的热爱,对美的向往与追求。由此可见,美好的护士职业形象不仅对患者的身心健康有着积极的影响,而且对护理专业的生存与发展产生着至关重要的作用。

护士的形象是指护士全部内涵的整体形象,也是护士在护理活动中所表现的外表、思想、语言、行为、知识、能力等。它既反映了内在的内容,又显现了外在的表现形式。从美学角度看,人的内在美是属于人的本质、人的精神的深层次的美,人的外在美则是借以显现人的本质精神的外露的美。只有内在美与外在美的有机结合、自然美与社会美的高度统一,才能构成护士美的形象。

护士职业形象美主要包括以下几个方面:

一、护士外在形象美

(一)护士的外饰形象

护士的外饰形象是指护士的仪表所形成的形象,它包括容貌、修饰、表情、着装等。

1. 护士的容貌 容貌是人体审美的核心部分。在人际交往中,容貌会引起交往对象的特别关注,它影响着对一个人的整体评价。通常所说的容貌包括两方面内容:一是先天的自然相貌,二是后天修饰的容貌。

对于护士来说,容貌尤为重要,并有其特殊的职业要求。护士的容貌美是指构成护士容貌的自然要素与修饰成分的组合。在护理工作中,人们希望在护士的容貌中读出的是端庄、优雅、恬淡与温和。因此,护士容貌的自然长相也是护士容貌美中很重要的一部分,护士的自然美是符合患者自然审美心理的。

但由于护士职业的特殊性(长期的夜班、生活工作紧张且无规律),加上岁月的流逝,年龄的增长等因素,使护士的容貌渐渐变得暗淡、憔悴或颜面生斑,因此需要必要的修饰,但修饰的成分不能过分,浓妆艳抹非但不能使护士的形象美锦上添花,而且还破坏了护士的整体形象美。

护士容貌美的真谛是自然和谐,即护士的容貌应与自身年龄、身份、职业,以及所处的环境相和谐,充分体现个体的自然特征。护士对容貌美的塑造及修饰应给人以洁净、文雅、舒展、大方与平和的视觉享受为原则;以对皮肤护理胜于容貌化妆为原则;以护士的职业淡妆为原则,针对自己的容貌进行扬长避短,塑造出美好的个人形象。护士的妆容要以表现健康的肤色为主,眉型平整开阔,不宜过细;口红以浅粉、自然唇红为最佳选择,唇形轮廓要清晰,颜色浅淡为宜,使修饰后的整体相貌呈现出美观、整洁、自然、得体、协调的一种自然美。

在工作中,护士与患者接触最多的部位是手。双手应始终保持清洁、滋润。护士手的修饰不宜过于张扬,应经常修剪指甲,指甲以不超过指尖为度。护士不能将指甲染色,带有颜色的指甲会刺激患者心理,引起患者的反感和不安,同时还会增加双方在护理过程中的种种顾虑。一双清洁、灵巧、温柔的手，能给患者带来巨大的安慰和信心。

发型不仅是人体仪容的修饰，也是展示人的内心活动、人物个性、精神世界的有机载体。发型的变化丰富多彩，发型美的评价应与个人的脸型、年龄、性格、气质、环境、职业、身材、季节等相协调。对于护士而言，发型应体现护理工作的严谨干练。

2. 护士的表情　表情是指人的面部情态，它是人的无声语言。在人际交往中，表情最能直观地、形象地、真实可信地反映人们的思想情感。人的内心感情怎样掩盖也无法控制它从面部显露出来，人的一招一式、一举一动都带着内心情感的因素，如高兴时"眉开眼笑"、得意时"眉飞色舞"、愉快时"眉舒目展"、激动时"欢呼雀跃"，等等。现代心理学家认为，在人们所接受的来自他人的信息中有45％来自有声的语言，而55％以上则来自无声的语言，而后者又有70％以上来自于表情，可见表情在人与人的沟通中起着重要作用。在护理工作中，护士内心美好的情感、对患者和蔼的态度往往都是通过面部表情传达给对方的，可见，护士的面部表情在护士职业形象美的塑造中也是至关重要的。

构成表情的主要因素是眼神和笑容。

（1）眼神：常言道，"眼是心灵之窗"，它最明显、自然、准确地展示了人的心理活动。护士对患者的真诚、友善的情感，往往是通过眼神表现出来的。当患者心情沉重，表现焦虑、恐惧的时候，护士给予温和、镇定的目光，会使患者感到安慰；当倾听患者谈话的时候，给予正视关注的目光，以表示对他的重视和爱护，等等。这些目光对患者来说如同冬天的阳光、夏日的甘露汇成一股暖流，倾入患者的心田。患者透过护士的眼神看到的是护士的善解人意、豁达宽广的胸怀，也愿意把所有的烦恼向护士倾诉，以得到护士的指导和帮助。

英国哲学家爱默生曾说，人的眼睛和嘴巴说的话一样多，而且不用字典，就能从眼睛的语言中了解整个世界。因此，我们要把握好眼语交流的方式和途径。

眼语的构成，一般与时间、角度、部位、方式等有关。

时间：注视对方的时间长短十分重要。一般表示友好则注视对方的时间应占全部相处时间的1/3左右；表示重视、有兴趣，如听报告、请教问题等则注视对方的时间应占全部相处时间的2/3左右；若表示轻视，注视对方的时间不到全部相处时间的1/3；若表示敌意，注视对方的时间超过全部相处时间的2/3以上，有挑衅之意。

角度：注视他人的常规角度有平视、侧视（斜视）、仰视、俯视等，一般常用的友好角度为平视。如果是晚辈与长辈交流可采用仰视，以表示尊重、敬畏之意。像斜视、俯视则表示对他人轻蔑歧视，这些都是失礼的表现，应避免使用。

部位：与患者沟通时，注视的部位通常是双眼。表示聚精会神、一心一意重视对方，又称"关注型注视"。在公务、社交场合一般注视的部位有额头、眼及唇部，不宜注视的部位有头顶、胸部、大腿及脚部。

在人际交往中，常分为公务注视、社交注视、亲密注视和关注型注视。其中社交注视所注视范围是脸的下三角部分，即以双眼为上线，上嘴唇为下顶角所形成的三角区域。这种注视给予对方亲切、友好的感觉，便于双方产生信赖感，营造轻松、和谐的社交氛围。护士在与患者或同事交流时应采用这种注视。

方式：注视他人的方式很多，通常有直视、凝视、盯视、虚视、扫视、眯视、窥视、环视等。一般表示认真、尊重、专注、恭敬的注视方式为直视和凝视，其他方式不宜采用或忌用。

（2）微笑：微笑是一种令人感觉愉快的面部表情，在现实生活中以微笑最受欢迎。它是最自然、最大方、最富有吸引力、最令人愉悦、最真诚友善的面部表情。在社会交往中，有人视微笑为"参与交往的通行证"，被称为基本笑容或常规表情。我们每个人都应该养成微笑的习惯，使我们的生活充满希望，使人与人之间的关系更加愉快和谐。

微笑，也是护理工作中不可缺少的重要内容，微笑要做到眉、眼、口、面、心等五笑，即会心的笑。微笑服务是护士礼貌对待患者的最基本要求。

当患者看到护士的微笑时，它是一种关怀、是一种力量，就好像是护士送来的一剂良药，驱散了患者心中的愁云，从而减轻了患者身心的痛苦和压力；同事之间，看到微笑，是一种友善，是一种理解，就好像是一种润滑剂，彼此之间消除了隔阂，缓解了矛盾，架起了友谊的桥梁。同时，甜美的微笑还可以使护士的相貌变得更加生动感人，给护士的形象增添了无穷的魅力，使护理职业形象美得以提炼和升华。

3. 护士的服饰 服饰包括服装和饰品，它既可以用来遮体御寒，同时也是一种文化，可以反映一个国家、一个民族的经济水平、文化素养、文明程度。服饰是一种无声的语言，它显示着一个人的社会地位、文化品位、审美意识，以及生活态度等。

一般来说，护士的工作服应以整洁、淡雅、端庄为宜。目前，世界各国较认可的护士服颜色是白色。按照心理学研究的结果，有些医院将儿科、妇产科的护士服改为淡粉色，急诊、手术室的护士服为绿色，血液科的护士服为淡蓝色等。

护士服的穿着既有严格规定又有美学要求。护士服应保持洁白、干净、平整、合体，不缺扣，衣领和袖口的扣子要扣牢；穿在护士服里的衣服的衣领、袖口都不应外露，袖长和身长要适宜，以袖长到腕部，身长刚好过膝为宜，衣带平整，松紧适度。不干净、不合体的护士服会让患者感觉护士的精神状态不佳，会因此对护士的能力表示怀疑，从而对护士产生不信任的感觉。夏季穿裙装时，要注意衬裙的颜色及长短。一般应选择白色或肉色，衬裙和裙边不宜外露，袜口应高于裙摆，宜选择长筒或连裤袜，若裙、腿和袜形成三截，给人以不良的视觉感受。冬季下装一般为白裤。护士的工作鞋，为白色坡跟软底鞋，鞋要经常保持清洁，切忌光脚穿凉鞋，给人很不雅观的感觉。总之，护士着装既与工作环境相协调，又与审美鉴赏相统一。

护士的燕帽是护士职业的标志和象征，它是"天使"形象的缩影，戴上它，护士就感受到了一种职业的自豪与责任。因此，燕帽应保持洁白，而无皱褶；佩戴端正，后面用白色的小发卡适当固定，戴帽子的位置要高低适中，不宜太前，也不宜太后。戴燕帽时要求短发，应以前不遮眉，后不遮衣领，两侧不掩耳为宜。长发应梳理起来，盘于脑后，用于固定的发卡应素雅庄重，不宜过于艳丽、花哨，否则会破坏护士的仪表美。

护士在工作中，不能戴戒指、手镯、耳环、项链等饰品，一方面妨碍护理操作，容易造成污染，另一方面也与护理工作严谨、认真的要求相违背。

随着护理观念的转变，越来越多的男护士加入到护理队伍中来。男护士的仪容应体现男性的干练、刚毅和潇洒，同时也应表达护理专业特有的严谨、圣洁、负责的职业情感。

（二）护士的形体形象

形体美是指以人的形体作为审美对象所表现出来的美。它包括两方面的含义：一是作为自然美的范畴，是人体在正常状态下的形体结构、生理功能和心理过程的协调、匀称、和谐的统一；二是指形体美作为社会美的范畴，充分显示出人类蓬勃向上的生命活力。具体来讲，应该是身体健康、五官端正、结构匀称、比例适中、生机蓬勃、英姿焕发。形体美应该是健、力、美的结合。健康、匀称的体魄是人体美的首要条件，只有健康匀称的人体形象，才能表现出生命力的美。

护士和护生要长期坚持体育锻炼和形体训练，尤其是护生，身体可塑性强，只要积极参加运动和形体训练，完全可以得到健美的体形。

1. 健美运动方法

（1）颈部运动：颈部是人类的重要部位，是连接头和躯干的桥梁，它的内、中、外有着丰富的肌肉、血管和神经。颈部又是人体比较薄弱的部位，它的健美，不仅影响全身的风采，而且对人的精神和神经系统也有一定的影响。如颈部缺乏锻炼，不仅影响美观（皮下脂肪堆积），而且还能导致颈椎病，进而使血管神经受压，可出现头晕、耳鸣、失眠、颈部酸痛等症状。

训练一：颈部伸展运动

平躺在垫子上，两手放在身体两侧，双脚分开与肩同宽。双手握拳，将手肘顶着垫子，吸气的同时将手肘用力顶住垫子将胸部往上推，头不动。呼气时，双腿并拢的同时抬高头部，停留 5 秒钟，慢慢还原调息。注意呼气时头部用力向前倾，下巴用力内收，保持 2 秒钟，脚尖背屈（图 5-1）。

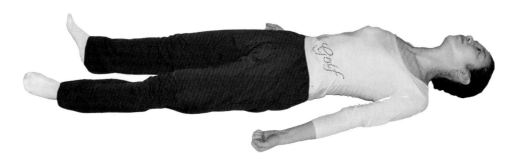

（1）

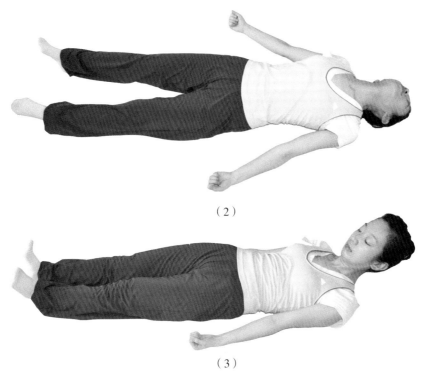

（2）

（3）

图 5-1　颈部伸展运动

训练二：颈部前屈后伸运动

站立或坐姿，用力低头，下巴尽量紧贴胸部，接着仰头后再低头，连做 8 拍。然后抬头到极限，使头尽量后仰，静止 3 秒钟。这套动作共重复做 4 ～ 6 遍。

训练三：颈部侧屈运动

站立或坐姿，使头向左侧屈，还原后再向右侧屈，各做 8 次（图 5-2）。

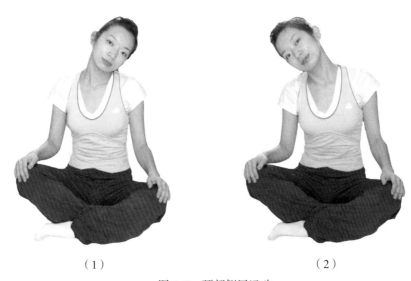

（1）　　　　　　　　　　　　　　（2）

图 5-2　颈部侧屈运动

训练四：颈部旋转运动

站立或坐姿，头向左侧旋转，用下巴接触左肩部，停留几秒钟；还原后，再向右侧旋转，停留、还原，各做 8 次。

（2）肩部运动：站立，自然呼吸，屈肘，双手指分别触及两侧肩部，用肘部带动肩关节做环绕运动，前后各 4 次。在上述动作的基础上，呼气，双肘上提，手背在脑后相碰，吸气，沉肩，如此反复，共做 4 次。

（3）胸部运动：丰满结实的胸脯是青春健美的象征，它使男子显得格外魁梧、强壮，女子更加丰满妩媚。通过正规的训练，可以提升腰围线，紧实胸部，改善形体曲线。

训练一：扩胸运动

站立，两脚分开与肩同宽，屈肘抬臂与肩平，掌心向下，胸前两手指相对，然后展开，扩胸，手心向上，还原，重复做 10 ～ 16 次（图 5-3）。

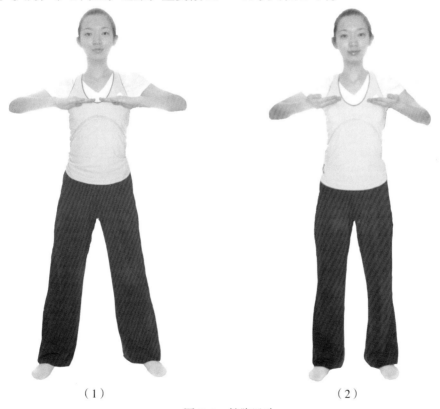

（1）　　　　　　　　　　　　　　　　　（2）

图 5-3　扩胸运动

训练二：上举运动

站立，两臂垂直于身体两侧，两臂后摆与身体夹角呈 15°，头稍低，然后两臂经胸前向上抬举，带动乳房上提，稍低头，两臂向上抬举时要吸气，落下时要呼气，重复做 10 ～ 16 次。

（4）腰背运动

训练一：腰背部热身运动

站立，两脚分开与肩同宽。屈膝，塌腰，翘臀，抬头，双手置于膝盖上；上身慢慢前倾，脊椎骨一节一节地放下，到最大限度后，放松颈部，垂头；脊椎骨一节一节地展开，慢慢将上体撑起来。如此反复，共做4次（图5-4）。

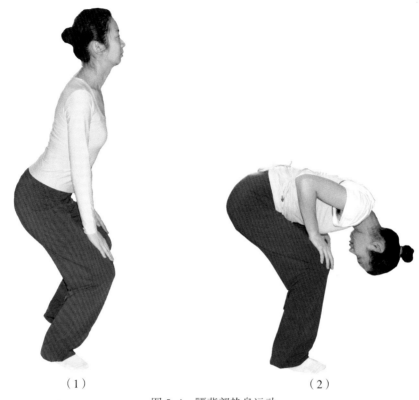

（1） （2）

图 5-4　腰背部热身运动

训练二：腰部消脂运动

跪姿，双踝并拢，将左腿向左侧伸出，单膝跪地，身体直立，左腿伸直，脚心着地。吸气，双手平举与地面平行。呼气，右臂及躯干向左腿方向弯曲，弯曲身体直到左手与左脚脚背相接触；右臂同时伸展向左上方，眼睛看手指尖的方向。此姿势保持1分钟。最后吸气，将躯体转向正前方，收回左腿左臂，呈跪姿。再做另一侧动作（图5-5）。

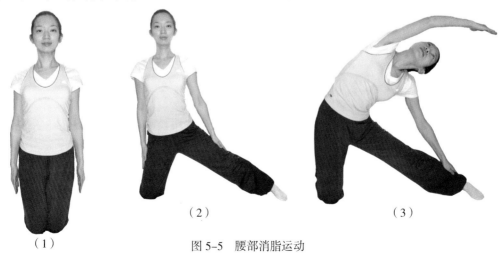

（2） （3）

（1）

图 5-5　腰部消脂运动

训练三：腰椎运动

跪姿，将小腿紧压于地面，足趾向外使足背贴于垫子上，两腿分开与肩同宽。然后双手从后面扶住髋关节，吸气时打开胸廓头向后仰，稳定后双手抓住双足跟，头自然后仰，停留 30 秒钟。起身时手先扶住腰，然后缓慢起身（图 5-6）。

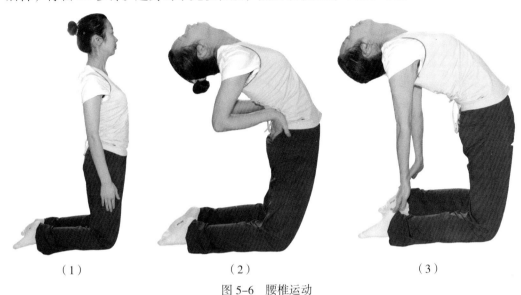

（1）　　　　　　　（2）　　　　　　　（3）

图 5-6　腰椎运动

训练四：搭肩扭转运动

坐在地上，双腿并拢伸直，双手自然放在身体两侧，均匀呼吸。双臂向上伸展，在背部交叉，右手触左肩，左手触右肩。收腹，向右侧扭转躯干，保持此姿势 5 秒。回到中心位置，向另一侧扭转。重复 5 ～ 10 次（图 5-7）。

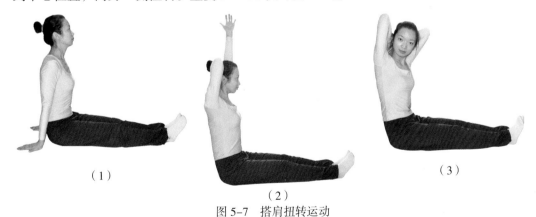

（1）　　　　　　　　　　　　　　　　（3）

（2）

图 5-7　搭肩扭转运动

（5）腹部运动：腹部的美也是十分重要的，但由于长期以车代步、久坐会使大量脂肪聚积在腹部，形成我们所说的游泳圈、小肚腩。美的腹部应是平平坦坦。松弛的腹部会使人看起来拖沓、不整洁，影响个人的形体形象。但是不正确的运动形式，不但不会减少腹部的脂肪，还会造成腹部肌肉的损伤。所以一定要按照正确锻炼方式方可燃烧掉多余的脂肪，坚实腹部肌肉，使小腹紧实、平坦。以下是锻炼腹部的一些方法。

训练一：双腿抬高法

仰卧位，双手自然放于身体两侧，掌心向下，双腿伸直，足面绷紧，双足并拢，腹肌收缩，然后双腿缓慢向上抬起，至少应使双腿与躯体呈 90°，可尽量使双膝贴近胸部，双足位于头顶之上。臀部翘起，然后腹肌缓慢放松，臀还原，双腿逐渐落下、还原，可连续做 20 ~ 50 次。这项运动既锻炼腹肌，又锻炼臀部肌肉，同时大腿的外侧也得到了锻炼。

训练二：紧腹运动法

坐姿，双腿并拢伸直。吸气，抬起双腿，膝部绷紧，腿部与地面角度保持在 60° 左右。双手离开地面，双臂向前伸展，与地面平行，保持半分钟。最后，呼气，大腿放回到地面，放松。重复做几次（图 5-8）。

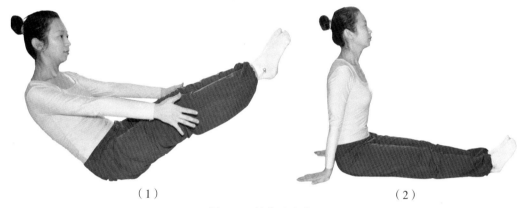

（1） （2）

图 5-8　紧腹运动法

训练三：腹肌伸展运动

跪立，呈爬行的姿势，双腿分开与肩同宽，脊柱放松，十指张开触及地面，保持双臂与双腿与地面垂直，挺起腰部，收紧下巴。吸气时，收紧腹部，将腹部下压、下沉，头尽量向后仰。呼气时，收紧腹部，将背部向上拱起，下巴尽可能地贴近锁骨。重复做 30 次（图 5-9）。

训练四：桥式运动法

仰卧于地板或者垫子上，屈膝，双手自然放在身体两侧，双脚踩住床或者垫子，吸气时抬起臀部，保持 5 ~ 10 秒钟。呼气，然后再将臀部轻轻放下。重复做 20 次左右。

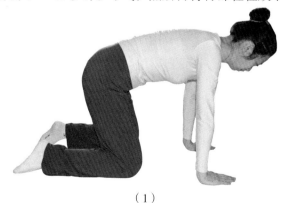

（1）

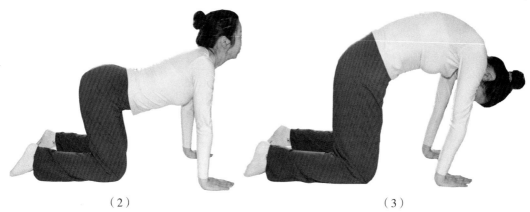

（2） （3）

图 5-9 腹肌伸展运动

（6）臀部健美运动：一些女性只注重胸部和腰部的锻炼而忽略了臀部。其实，臀部在女性健美中占有不容忽视的地位。首先圆翘丰满的臀部能使形体更富魅力，臀部的曲线加上腰部和胸部的曲线形成了我们说的"S"型曲线，是女性体型性感、优美的象征。再者，臀部是身材的隐形平衡支点，亦称之为黄金分割点，如果你的臀部丰挺、结实，就自然会彰显出你腰部的纤细，也会为你的腿部增加明显的修长效果。

训练一：收缩臀肌运动

站立，两腿分开稍比肩宽。吸气时，提起脚跟，脚部肌肉绷紧，挺胸收腹收臀；两手向上伸，五指分开。呼气时，两手握拳下落，脚跟缓缓落下。重复几次，注意呼气与吸气时动作要慢。

训练二：间接提臀运动

身体站立，双脚并拢，双手自然放在身体两侧。吸气时，双臂向前伸展，与肩同宽。呼气时，双腿弯曲下落，同时双脚脚跟抬起，直到大腿与地面平行。吸气缓缓站立。重复此动作 3 ～ 5 次（图 5-10）。

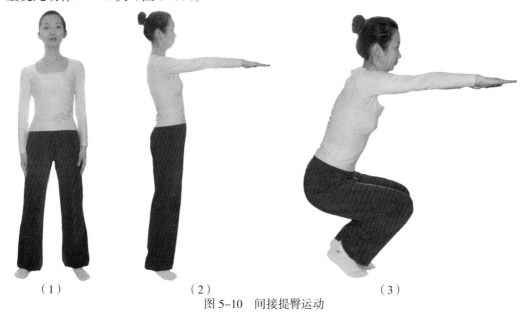

（1） （2） （3）

图 5-10 间接提臀运动

（7）美臂运动法：手臂也是评价美体的重要环节，美丽的手臂曲线要圆润，富有弹性。如果胳膊厚实、粗壮，会给人膀大腰圆的错觉。当手臂举起来时，太粗或肌肉缺乏弹性都会给人一种松松垮垮的感觉，也会让人的自信心大打折扣。

训练一：束臂运动

坐姿准备，吸气，右手背沿着颈部方向向上伸，右手手指朝上，同时屈左肘并抬高肘部，将左手置于左肩部。呼气，两手相扣，若不能做到双手相扣，则尽量将双手抬高至最大程度，挺胸、收腹、眼平视，保持 2 分钟。还原放松，重复另一侧。

训练二：双臂伸展运动

站姿，双脚脚尖内扣，吸气，双手于体后相扣。呼气，上身自腰部起向前向下屈，双臂尽量向头上方伸展，头垂直于两膝之间，保持 20 秒。吸气，手及头部同时慢慢回到站姿。重复做 5 次。

（8）腿部健美运动：护理人员的日常工作经常在走路或是站立中度过。有人也曾调侃说"医生的嘴，护士的腿"。虽然这句话有其局限性的地方，但也体现了护理工作的现状。长期久站会使腿部血液循环受到阻碍，使腿部浮肿，不仅影响了整体的美观，还影响到腿部健康。通过锻炼可以疏通经络，加速血液循环，消除水肿。同时，修长腿部线条，改善腿部曲线。

训练一：蹬车运动

仰卧，两腿抬起，做类似蹬自行车的动作 20 ～ 50 次。

训练二：大腿运动

跪立，两手撑放在床上或地上，然后将右腿外展做 10 次，还原；再将左腿外展做 10 次，锻炼大腿的内侧肌肉。

训练三：小腿运动

站立，手扶椅背，然后脚跟翘起，做到小腿有酸痛感为止，锻炼小腿肌肉。

2. 注意事项

（1）训练时应穿富有弹力、吸汗性强、大方得体的衣服，去除首饰、手表、眼镜等物品。

（2）运动前一定要做热身准备运动，防止肌肉拉伤。不当的运动会造成肌肉及韧带的损伤，所以练习前一定要做好热身运动。

（3）运动量因人而异。由于每个人的体质不同，对于运动的耐受程度也不同，所以运动量要根据个人的情况而定。测量心率有助于更好地保持一定的运动强度。一般来说，最高心率 =220－年龄。比如说年龄为 24 岁，运动时最高心率为 196 次 / 分。有氧运动是锻炼耐力的最好方法。同时也是较为健康的运动形式。研究表明，有氧运动要保持在最大心率的 65% ～ 80%。

（4）形体训练的时间安排要根据个人的情况而定，但要注意定时练习，形成规律，持之以恒。一般来说，练习后休息半个小时才能用餐。饭后要间隔至少一个小时方可进行训练。如果条件允许的话，以下午 4 ～ 6 时训练为最佳。

（5）运动时思想要集中，不可一心两用。应当保持环境安静，以宁静、愉悦的心情进行训练。

（6）形体训练要和建立良好生活习惯相结合。平时注意保持饮食均衡、营养全面。尽量避免食用油炸、高卡路里的食物，同时要保持充足的睡眠。

（三）护士的动作形象

人可以通过不同动作形象体现出不同姿态，从而表达不同的思想与情感。因为它是无声的动作"语言"，所以人们又称之为"身体语言"或"体态语言"。它主要包括表情、姿势、动作等。

国外心理学家研究指出，人与人的沟通效果 =7% 言辞 +38% 声音 +55% 体态语言。由此可见，体态语言在人际交往中占有重要的位置。在护理工作中，护士的动作形象尤为重要。例如：护士经常带着亲切、真诚的微笑，更容易得到患者的好感与信任；当护士倾听患者述说时给予关注的眼神，是传递爱护和同情；护士对患者的轻轻抚摸往往是一种无声的安慰，可以起到稳定情绪的作用；护士进行操作时，精神集中，动作敏捷，给人以精干和娴熟之感，使病人有信心积极配合治疗等。所以，护士应学会准确运用体态语言，从而达到事半功倍的护理效果。

护士运用体态语言时，动作要适度、自然、得体、大方，切忌在公众场合做掏耳朵、抓头皮、挖鼻孔、剔牙齿、抓痒痒、咬手指等不稳重、不卫生的动作。护士的动作形象应是端庄、文雅、大方，它会给人们留下温和、善良、仁爱的"白衣天使"形象。

美的姿态与动作往往会唤起人们的美感，因此，护士的动作形象也要按照美的规律来改变，并使之符合审美的要求。

1. 护士的日常姿态　护士的日常姿态主要是指站姿、坐姿、行姿、蹲姿、鞠躬、手势等。护士美的姿态应该是端庄、稳重、大方而富有朝气。

俗话说："站有站相，坐有坐相，走有走相。"如果一名护士站、坐、行等不能保持优美的姿态，那么她很难在公众面前建立一个良好的形象，更难开展自己的护理工作。

（1）护士的站姿：护士应力求形体发育健美，站姿挺拔。站姿是所有体态中最基本的姿态，也是其他一切姿态的基础。护士大部分时间是站立工作的，正确的站姿不仅可给人以美感，而且有助于人体内脏器官发挥正常的生理功能。

【护士站姿基本要领】

头正：头正颈直，双目平视，下颌微收，面带微笑或面容平和；

身挺：挺胸，收腹，展肩，提臀，立腰，脊柱尽量自然伸展，整个身体有"向上拔"的感觉；

臂展：双臂放松，自然伸展垂于体侧，手指自然弯曲并拢；

腿直：双腿绷直，膝部及两脚完全靠紧。

【站姿的变化及要求】

在护士日常工作中，有很多场合需要保持站立姿势，但如果在同一场合中护士过长时间保持一个站姿，会使对方觉得不自在、拘谨，护士自己也很容易产生疲劳感。所以在护理活动中，护士应尽量把一些标准的站姿用较为轻松的形式表现出来，同时又不影响自身的整体形象美。

①站姿手的变化

基本式：双臂自然垂于身体两侧。(图5-11)

相握式：双臂略弯曲，双手四指相勾，轻握，置于中腹部，即平脐的水平位置。(图5-12)

叠握式：两前臂基本垂直，双手几乎平展，一手叠于另一手上，并轻握另一手四指指尖，被握之手的指尖不能超过上手的外侧缘，双手置于下腹部。(图5-12)

男士一般多采用基本式，此外，还可以一手握住另一手腕部，或贴放于下腹处或背于后腰处。(图5-13)

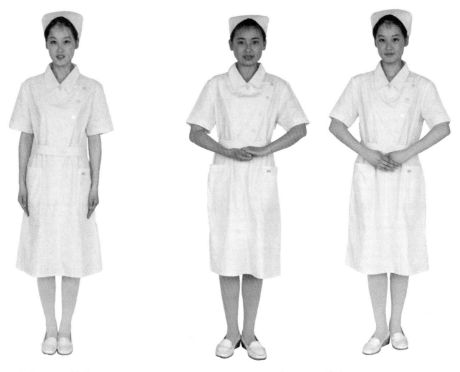

图5-11　站姿一　　　　　　　　　　　　　　图5-12　站姿二

②站姿脚的变化

"Ⅱ"型脚：两脚完全并拢。(图5-11)

"V"型脚：脚跟并拢，脚尖分开45°～60°，使身体重心落在两腿正中。(图5-12)

半"V"型脚：一脚的脚跟紧靠另一脚的内侧凹部，两脚所成角度为45°～60°，身体重心可在前脚或后脚。左脚在前称为左侧半"V"型脚，右脚在前则称为右侧半"V"型脚。(图5-12)

"丁"字型脚：将半"V"型脚的两脚角度改成90°，则为"丁"字型脚，亦可分为左右"丁"字型脚。其中，一脚呈水平位，另一脚与之垂直(脚尖向正前方)，为"正脚位丁字步"。

　　男士一般多采用"Ⅱ"型脚、"V"型脚、半"V"型脚，不同的是两脚可以适当分开，间距不超过肩宽，以显示男士的洒脱和豪放。(图5-13)

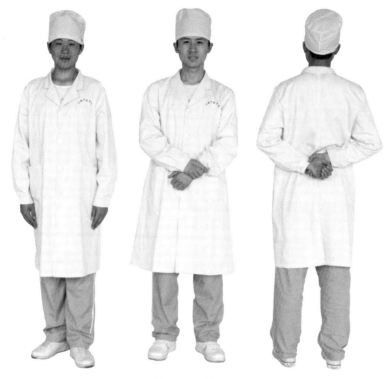

图5-13　站姿三

　　将以上各种手、脚的变换分别自由组合，就构成了护士在工作、生活、社交及其他活动中可变化采用的多种站姿。无论采用何种站姿，都要符合站姿基本要领。

　　【禁忌站姿】

　　体态不端，如站立时东倒西歪、斜肩、耸肩、弯腰、驼背、含胸、撅臀、双手插兜、双臂抱于胸前、屈膝、两腿交叉、双腿弯曲或不停地抖动，懒洋洋地倚靠病榻、床柜、墙壁等支撑物上，这些站姿往往给人一种敷衍、傲慢、漫不经心、懒散懈怠的感觉。站立时，双手摆弄衣角辫梢、咬指甲、抓耳挠腮、双脚乱动等各种小动作，会给人以缺乏信心和信任之感。

　　【站姿的训练】

　　①贴墙训练法：根据站姿的基本要领，选择一面墙，将身体背靠着墙站好，若足跟、臀部、肩胛骨及枕部均能与墙壁紧密接触，说明站立姿势是正确的，若没有接触或接触不全面则说明站立姿势不正确。

　　②背靠背训练法：身材相仿的两人背靠背站立，若足跟、臀部、肩胛骨及枕部均能彼此紧密接触，说明站立姿势是正确的，若无法接触则说明站立姿势不正确。

　　③对镜训练法：如果条件具备，可在形体训练室对着大镜子进行站姿的训练。训练过程可以从正面、侧面对着镜子观察训练的姿势。注意掌握动作要领，及时纠正错误

姿势，同时配合面部表情的训练，以达到身心训练的统一协调。

（2）护士的坐姿：护士处理日常工作时，有许多情况都处于坐姿，如听电话、看病案、书写护理记录等。因此，要有一个良好的坐姿。护士的坐姿应体现端庄、稳重、自然、舒适的感觉。

【护士坐姿基本要领】

①入座时：讲究方位，"左进左出"；注意顺序，"尊"者先坐；入座得法，落座无声。女士着裙装入座时，双手先抚平裙摆，随后坐下，以显得端庄娴雅。在入座及调整坐姿座位的过程中，要不慌不忙，悄无声息，以体现自己良好的素养。

②落座后：正确的坐姿，一般要兼顾角度、深浅、舒展等方面。

坐姿正确：头端颈正，下颌微收，表情得体；上身正直，双肩平正放松，两手自然放置；双膝并拢，双腿正放或侧放或叠放；男护士允许双膝、双脚稍稍分开，但不得超过肩宽。

深浅适宜：通常在入座后，只落座椅面的 1/2 ～ 2/3，避免身体依靠座位的靠背，以示尊重对方。

有所侧重：如在谈话时，可根据谈话对象的位置，调整自己的坐姿以面向谈话对象。调整时应将上体与腿同时转向一侧。

舒展得体：舒展度主要指入座前后身体各部位的舒张、活动程度。舒展与否与交往对象有关，舒展的程度可间接反映双方关系的性质。

③离座时：为了尊重他人，表示自己的礼貌，故在准备离座时要注意以下几点：一要有所表示：当有其他人在场的情况下，离座前应先向他人示意，而后离座，不可惊扰他人；二要轻稳无声：离座时一脚先向后方收半步，再平稳站起离座；三不可弄出声响或碰翻身边的东西，也不可丢三落四、离而又返；四要礼让尊长：若同时离座，应先礼让尊长，若需协助时，要主动给予方便。

【坐姿的变化】

在正规场合或短时间保持"正襟危坐"是可行的，但在一般场合或长时间处于坐姿，如开会、听报告或一般交谈时，这种"正襟危坐"很容易使自己疲惫不堪，同时令他人紧张不安，所以可在礼仪规范内适当调整自己的坐姿。

①正襟危坐式：又称最基本的坐姿，适用于最正规的场合。要求躯干与大腿、大腿与小腿、小腿与地面之间均呈 90°，且双膝双脚完全并拢。(图 5-14)

②双腿叠放式：适用于正规场合中穿短裙的女士。此种坐姿造型优雅，给人一种大方高贵之感。要求双腿完全地、一上一下交叠在一起。交叠后的两腿之间没有任何缝隙，犹如一条直线。双腿斜放于一侧，斜放后的腿部与地面呈锐角，叠放在上一脚的脚面绷展，尽力向后回收。(图 5-14)

③前伸后屈式：适用于女士的一种优美的坐姿。要求大腿并紧之后，向前伸出一条腿，并将另一条腿屈后，后脚脚掌着地，双脚前后要保持在同一条直线上。(图 5-15)

④双腿斜放式：适用于穿裙装女士在较低处就座。要求双膝并拢，然后双脚向左或向右斜放，重心放在脚掌前部。(图 5-15)

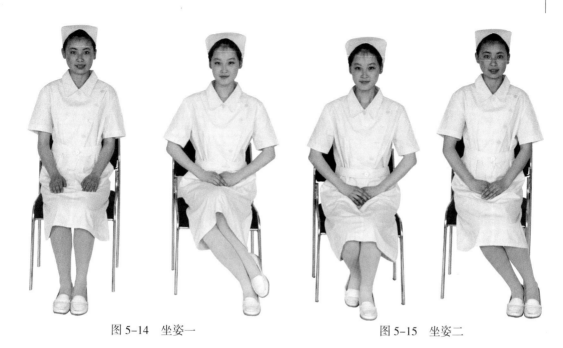

图 5-14 坐姿一　　　　　　　　　　　　　　图 5-15 坐姿二

⑤双脚内收式：适用于一般场合，男女皆宜。要求两腿并拢同时后收半步，两脚掌同时着地，男士双膝双脚可略分开。(图 5-16)

⑥双脚交叉式：适用于各种场合，男女皆宜。要求双膝先要并拢，然后双脚在踝部交叉。交叉后的双脚可以内收、斜放，也可以略前伸，但不宜向前方远远地伸出去。男士双膝可略分开。(图 5-16)

⑦垂腿开膝式：多为男性所使用，也较为正规。要求躯干与大腿、大腿与小腿、小腿与地面之间均呈 90°，双膝分开，但不得超过肩宽。(图 5-17)

⑧大腿叠放式：多适用于非正式场合中的男士，要求两条腿在大腿部分叠放在一

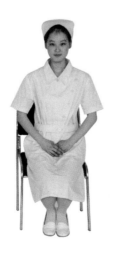
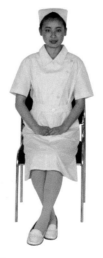

图 5-16 坐姿三

起。叠放之后位于下方的一条腿垂直于地面，脚掌着地。位于上方的另一条腿的小腿则向内收，同时脚尖向下。(图 5-17)

【禁忌坐姿】

在护理工作中，可以根据工作的需要采用不同坐姿，以展现优美的形象，良好的素养。应避免出现整体姿态不雅、手的位置不妥、腿脚位置不当、离坐方法骇然等形象。

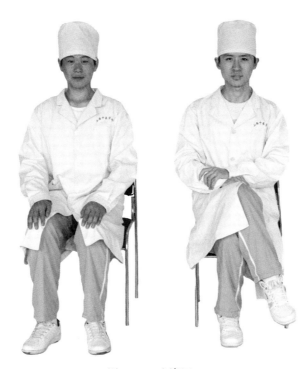

图 5-17　坐姿四

【坐姿的训练】

① 正确入座：走到座位前方，距身后的椅子约半步距离，一腿向后撤，用腿部感觉座位的远近后，再轻稳坐下。落座时，身体尽可能保持自然正直，不要回头或低头或斜眼找椅子。

② 正确离座：一脚先向后方收半步，再平稳站起离座。

③ 端正坐姿：保持腿部的美感，始终保持上身背部正直，下颌微收，胸部挺起，切忌耸肩或斜肩。

④ 训练方法：分别练习基本坐姿和其他各种坐姿。条件允许时，可以在形体训练室内，面对大镜子练习，从各个角度纠正坐姿，也可采用集体训练或小组内互检的方法。

⑤ 辅助训练：可经常锻炼一些组合操，以纠正形体。

（3）护士的行姿：护士在接送病人、巡回病房，以及为患者做各种治疗和护理时，都离不开行走。正确而优美的行姿，如风行水上，轻快自如，能给人一种干练愉悦的感受。(图 5-18)

【护士行姿基本要领】

① 步态：即走路时的身体姿态。上身保持站姿的基本要求，并在行进中表现出动态的美感。在行走时，头正颈直，双目平视前方，下颌微收，面容平和；保持上身正直，挺胸、收腹，腰部挺直，避免弯曲，精神饱满；双肩、双臂不可过于僵硬呆板，双肩平稳，力戒摇晃；双臂有节奏地前后自然摆动于体侧，摆幅以 30°～35° 角为宜，不可横摆或同向摆动。在摆动时，手要协调配合，掌心向内，自然弯曲并拢。女士步伐应轻盈、稳健，显示出阴柔之姿。男士步履应雄健、有力、潇洒，展现刚健、英武的阳刚之美。

② 步位：即走路时的落脚点。理想的落地点是两脚内侧缘落在一条直线上，要克服身体在行进中的左摇右摆，并使身体始终保持以直线的轨迹行进。

③ 步幅：步幅是行进中一步之间的长度。一般而言，正常步幅应为一脚之长，即行走时前脚脚跟与后脚脚尖间距为本人一脚之长。每个人的步幅不是绝对的，只要不过分、不令人难堪即可。

④ 步速：行走过程中，大体上在某一阶段中速度要均匀，且有节奏感。同时，全身各个部位的举止要相互协调、配合，表现得轻松、自然。

⑤ 步韵：步韵指走路时的节奏、弹性、韵律、精神状态等。起步行走时，身体应稍向前倾，以大腿带动小腿，身体重心落在反复交替移动的前脚脚掌上，身体随之向前移动，做到步履轻盈，弹足有力，柔步无声。

【行姿的变化】

快行步：在抢救病人、处理急症等情况下，通常要采用"快行步"以"步"代"跑"，以争取时间，抢救生命。"快行步"要快步急走，而要达到快速，步幅势必减小，但步

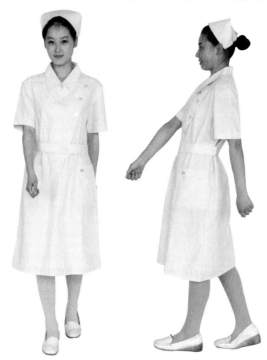

图 5-18　行姿

韵、步态、步位不应有太大的变化，上身要平稳，肌肉放松，舒展自然。仍要做到轻盈、灵敏，给人以轻巧、美观、柔和之感，显示护士的镇定、自信、稳重的良好品质，给患者以安全感，从而使其对护士产生信任感。

【禁忌行姿】

护士在工作中应保持良好的行姿，以体现动态美感，避免出现瞻前顾后、声响过大、忽左忽右、步位及体态不端等现象。

【行姿的训练】

① 平衡感训练：练习平衡感是为走路时让背部挺直，使上半身不摇晃。可以通过以下两种方法训练：

基本步态训练：头顶一本书，视线落在前方4m处，以标准姿势行进。

稳定性训练：头顶两本以上的书或一小碗水，视线落在前方4m处，从易到难进行训练，走直线、上下楼梯、进出门、与人交谈、转弯等。

② 步位的训练：用一条5cm宽的长带放在地上，练习者站在线的一端。起步后，先让脚跟踩在线上，大趾落在线的边缘，而后逐步过渡到3cm、1cm，并使脚的内侧缘走在一条直线上。

③ 摆臂训练：摆动双臂的幅度、速度和方向往往会直接影响到步幅、步速和身体的姿态。可以先对着镜子做立正姿势的摆臂练习，注意调整不正确的姿势，而后做行进时的摆臂练习。

④ 训练注意事项：训练时脊柱及头颈应挺直；步伐轻盈敏捷，悄然无声。把训练贯穿在日常的工作之中，不能影响患者的休息。

（4）护士的蹲姿：下蹲的姿势简称蹲姿，也是护理人员常用的一种姿势。如整理下层放物柜，拾取地上物品或从低处取物时，为患者整理床旁桌等都涉及蹲姿。

【护士常用的蹲姿】

① 双腿高低式：基本要求是：一脚在前，一脚在后，两腿靠紧下蹲；两脚脚尖朝向正前方，两脚前后的距离可视性别、身高、服装不同而自行调整；前脚脚掌完全着地，小腿基本垂直于地面，后脚脚跟提起；若为左脚在前，右脚在后，则应左膝高于右膝；臀部向下，上身微前倾，身体重心在两腿上，并以左脚为支撑身体的主要支点；反之亦然。(图5-19)

② 半蹲式：此种蹲姿多为人们在行进中偶遇突发事件时的临时采用。其基本特点是身体半立半蹲；上身稍许下弯，双膝微微弯曲，弯曲角度可根据实际需要有所变化，但一般为钝角；身体重心主要放在前腿上，两腿前后不宜过度分开。(图5-20)

③ 单膝点地式：也称半跪式，此种蹲姿多在下蹲时间较长场合下使用。其基本特点是双腿一蹲一跪；下蹲后改用一腿单膝点地，脚尖着地，臀部坐在脚跟上；另一条腿全脚着地，小腿尽量垂直于地面。(图5-20)

采用以上各种蹲姿时，女士应双腿紧靠，男士双腿则应适度分开。

【禁忌蹲姿】

护士在工作中应根据不同的场合采用得体、优美的蹲姿，避免出现以下情况：身

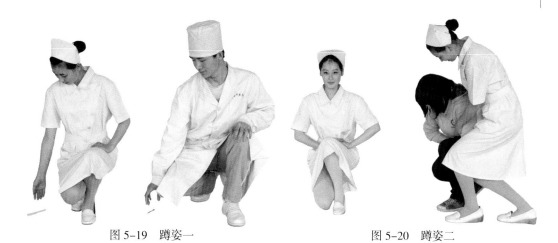

图 5-19　蹲姿一　　　　　　　　　　　　　　　　　图 5-20　蹲姿二

着裙装的女性采取下蹲动作时，一定要避免下身无遮掩的情况，同时要防止大腿叉开、翘臀部；在下蹲时，动作避免过快过猛，以免惊吓他人；下蹲时要注意与身边的人保持一定距离，以免相撞；在他人身边下蹲时，要注意方位，应向着他人，侧身下蹲，正面面对他人或者背对他人下蹲则有失礼貌；正式场合时，下蹲休息不符合礼仪规范。

　　（5）手势：手势是人们在交往中不可缺少的动作，是人类信息交流最有表现力的一种语言。不同手势所传递的信息称为手势语。手势语是一种动态美，若能恰当地运用手势来表情达意，可为交际形象增辉添美。手势可分为四种类型，分别是形象手势（模拟形状物的手势）、抽象手势（表示抽象意念的手势）、情意手势（传递情感的手势）、指示手势（指示具体对象的手势）。在护理工作中最为常见的是指示手势。

【指示手势】

　　多用于引导来宾、指示方向。动作要领是：五指自然伸直并拢，手与前臂形成一条直线，肘关节自然弯曲，一般不超过 140°，掌心斜向上方；手势运用中一般上界不超过对方视线，下方不低于腰间，左右摆动范围不宜太宽，应在胸前或两侧进行；使用手势亲切自然，曲线宜软不宜硬，呈现曲线滑动（欲上先下，欲左先右），避免动作快、猛、僵、冷；手势应用要和全身动作配合协调。正确地运用手势，不仅体现护士优雅的举止，还塑造护士良好的职业形象。在护理工作中常见的指示手势有以下六种：

　　① 横摆式：用于介绍他人、为他人指示方向、请他人做某事等，同时配合礼貌用语"您好，这位是……"、"请这边走"、"请跟我来"等。手臂向同侧方向展开，做出相应指示动作。(图 5-21)

　　② 屈臂式：作用同于横摆式，手臂向对侧方向展开，如护士请患者进门时，护士站在门外左侧，左手扶门，右手向左指示，示意患者请进。(图 5-21)

　　③ 双臂横摆式：多用于引领众多客人的场合。双臂同时向一侧方向展开（即一手做横摆式，一手做屈臂式），在一定位置停滞，滑动曲线不可过大。(图 5-21)

　　④ 直臂式：多用于引领较多客人前进或为其指示方向的场合。一臂向同方向略高举，前臂与上臂呈 140° ～ 160°，侧体并配合侧行步。(图 5-22)

　　⑤ 斜式：多用于"请坐"、"请喝茶"等接待工作中。手臂伸向前左侧下方、前右侧

下方或正前下方，多配合礼貌用语"请坐"、"请喝水"等。(图5-22)

⑥双臂速摆式：多用于面对众多人时，"请大家坐下"的场合。双臂同时向外侧展开，并在一定位置停滞，掌心斜向上，滑动曲线不可过大，其他要领同指示手势基本要求。(图5-22)

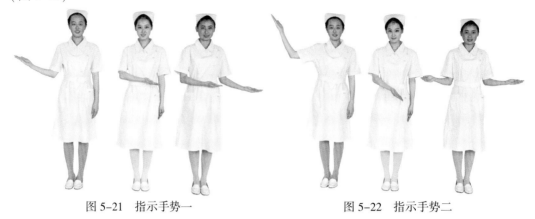

图5-21　指示手势一　　　　　　　　　图5-22　指示手势二

【禁忌手势】

使用手势时，应避免出现易于误解的手势、不卫生的手势、不稳重的手势、失敬于人的手势。

2. 护士的工作姿态　护士的工作姿态主要是指持病历夹、托治疗盘、推治疗车、推平车、推轮椅、搀扶帮助、递接物品、上下楼梯、进出电梯、出入房门、通过走廊等。护士优美的工作姿态不仅可以塑造良好的公众形象，还可以得到患者的认可和信任，使护理工作顺利进行。

（1）持病历夹：每一位入院患者都要建立病历记录，所以病历夹在临床工作中使

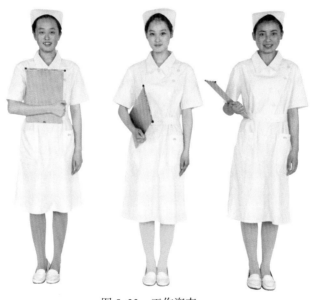

图5-23　工作姿态一

用率很高。在良好的站姿或稳健的行姿基础上，一手握着病历夹边缘中下部，置于前臂内侧，夹下端一角可靠近髂嵴上方，与身体纵向成锐角；也可置于侧下腹，与身体横向成锐角；亦可置于侧胸，另一手自然垂于体侧。翻阅病历夹时，一手托住夹的底部，一手翻阅或做记录，动作协调柔美。(图 5-23)

（2）端治疗盘：托治疗盘是每一位护士每天都要重复的工作姿态，因此养成良好的托盘体态习惯很有必要。动作要领是：在良好的站姿或稳健的行姿基础上，双手托盘平腰，拇指和食指握于盘侧（手指不能伸入治疗盘内），其余手指自然分开托于盘底；上臂紧靠躯干，上臂与前臂成 90°角；进出房门时可用肩部轻轻将门推开或关闭，端起或放下治疗盘时动作要轻稳，身体各部位协调一致，治疗盘不触及护士服。(图 5-24)

（3）推治疗车：治疗车一般三面有护栏，无护栏一侧设有抽屉，用于存放备用物品。推车体态是：护士位于无护栏一侧，双手置扶手处，双臂均匀用力，重心集中于前臂，躯干略前倾。推车行进时，应保持头正、挺胸、平稳、匀速。若推车至有坡路时，应控制车速和方向，避免治疗车滑坡。行进途中，若非紧急状态，要"礼让患者"（将治疗车停在一侧，施以手势，示意患者先行）。进出病房时，先将车停稳，轻轻打开房门，再缓缓将车推入或推出，随后再将门轻轻关上。不可用车撞门或一手拖车一手开门。(图 5-24)

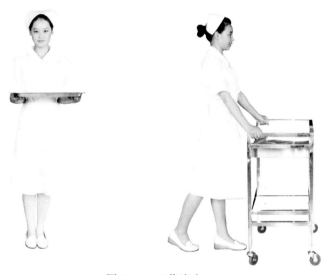

图 5-24　工作姿态二

（4）推平车：平车一般用于运送不能起床的患者入院、做检查、治疗、手术等。护士在运送患者前，应向患者及家属解释将要进行的护理活动，以取得患者家属的配合。推车前，先检查车性能是否良好。车轮分大小，大轮一侧为头端，以减少患者头部的震荡；小轮在前，便于掌握方向。推车时，护士位于患者头侧，双手置扶手处，掌握正确方向，双臂均匀用力，躯干略前倾，尽量平稳，直线推行。当行至坡路时，应使患者头部置于高位，避免引起患者不适或出现并发症。推清醒的患者，要注意随时沟通，密切观察，妥善安置患者身上各种导管，避免脱落、受压、逆流等；推躁动患者，应妥善进行保护性约束；推昏迷患者应采取平卧位，头偏向一侧，防止呕吐物误吸；推四肢骨折患者，要妥善固定伤肢；推脑出血和颅脑外伤患者，应采取头高足低位，运送途中避免剧烈震荡，始终保持头部在前，置于高位，避免脑水肿和再出血。在运送途中，护士要注意维护患者自尊形象，根据时令为患者遮盖，同时要谨防坠落。

（5）推轮椅：轮椅一般用于不能行走的患者入院、做检查、治疗或室外活动等。护士在运送患者前，同样要做解释工作。护士按照轮椅运送的操作步骤，协助并搀扶患者坐在轮椅上。推轮椅时，护士双手置于轮椅扶手处，掌握正确方向，双臂均匀用力，躯干略前倾，步履平直稳妥，避免颠簸，推至上坡路或过门槛时，应翘起前轮，再平稳上坡或越过门槛；下坡时，要注意控制轮椅速度及方向，避免滑坡，必要时反向推轮椅，谨防跌伤。运送途中要与患者及时沟通，密切观察病情。

（6）搀扶帮助：搀扶是指护士一手或两手穿过患者腋下，得当地架起其手臂共同前行。在病区内，护士遇到行走困难的患者时，应主动搀扶帮助。搀扶中要注意举止得当，尊重患者，速度适中。

（7）递接物品：护士在日常工作中，常要给他人递物或从他人手中接物。礼仪的基本要求是面带微笑，正视对方，礼貌接递，必要时配合礼貌用语。递物时须用双手，稍欠身，双手恭敬地递上，如所递物品为书本或病历等，应将其正面朝上，且文字的正面方向朝向对方，便于对方在接物后能直接查阅。递物时，递物者双手的高度应以对方胸部高度水平为宜。如果给对方递送锐利物品，应将锐利的一面朝向自己，以示礼貌。在接受他人递物时，稍欠身，恭敬地用双手捧接，接过物品后应向对方致谢。在条件允许的情况下，尽量避免单手递物或接物。

（8）上下楼梯：在陪同患者行进中，可能会上下楼梯，此时也应做到处处有礼，让患者得到安全感和被尊重。上下楼梯时应该注意以下几点：

① 走专用楼梯：在医院环境中，为了方便患者，有专门为患者指定的楼梯。

② 减少楼梯处的停留：楼梯是人群流动量比较大的区域，行进中应尽量避免在楼梯上休息、谈话等，以免给他人的通行带来不便。

③ 坚持"右下右上"原则：医护人员上下楼梯时不可并排行走，应当自右侧而上，自右侧而下，以保持楼梯的通畅。

④ 坚持"患者先行"原则：上下楼梯时，护士应该礼让对方尤其是患者先行，不要抢行。在陪同引导患者上下楼梯时，自己应先行在前（应注意性别问题）；在上下楼梯过程中，不管是否有紧急的事，都应与身前身后之人保持一定距离，以防碰撞；并且不可推挤他人或快速奔跑，或是坐在楼梯扶手上快速下滑。

（9）进出电梯：许多医院和公共场所配置了电梯，护士在使用电梯的过程中应该注意以下问题：

① 使用专用电梯：在许多医院都为患者、工作人员、物品的运送等配备了专用电梯，以使患者和工作人员可以便捷地到达目的地。因此，应根据使用对象的不同，选用相应的专用电梯，避免拥挤或耽误时间。

② 有秩序地进出电梯：若与不相识者同乘电梯，进入时要先来后到；出来时则应依次而出，不可推挤争抢。与熟人同乘电梯，尤其是与尊长、女士、患者同乘电梯时，

则应视电梯类型而定。进入有人管理的电梯，应主动后进后出；进入无人管理的电梯，则应先进后出，其目的是为了控制电梯，以便他人顺利进出。

③ 以礼相待，尊重他人：在使用电梯的过程中，均应礼貌待人，特别是与老人、女士、孩童、患者等同乘电梯时，不可争先恐后或强行进入。若电梯已超载，应主动退出。

（10）出入房门：在病区，为了不打扰并尊重他人，在进出房门的过程中应注意：

① 进入房门前应先敲门，征得同意后再进，以免惊扰患者；护士应用手轻拉、轻开、轻关房门，不可以肘推门，以脚踹开房门，以臀拱门，以膝顶门，也不能听任房门自由开关。

② 与多人同时进出房门时，护士应主动替对方开门或关门，并后入后出。若出入房门时恰逢他人与自己方向相反，则应礼让对方。一般是房内之人先出，房外之人后入。

（11）通过走廊：许多病房往往由长短、宽窄不等的走廊连接在一起。护士在走廊中行进时应注意：

① 行进过程中，一般允许至多两人并排走在一起，不应多人一起并行，以免阻挡别人；行进时，应主动走在右侧，这样即使有人从对面走来，也互不相扰。

② 若走廊较窄，迎面与人相遇，则应背向墙壁，侧身相让，同时可配合手势及礼貌用语，请对方先行；若对方先这样做了，则勿忘向其道谢。

③ 缓步轻行，悄然无声，若以快行步行走时，亦不可惊扰他人；不可为走捷径、图省事而跨越栏杆或踩踏草坪等。

总之，美的姿态并不是一朝一夕就能形成的，而是靠平时在工作与生活中不断训练而养成的。一名优秀的护士不仅要有丰富的专业知识和熟练的操作技能，还应具备优美的姿态，给人以信任感和美的享受。因此，每个护士都应有意识地对自己的动作形象加以修正，坚持不懈，自然就可以形成良好的习惯，塑造出优美的形象。正如护理前辈王琇瑛老师所说："护理工作，可以发扬女性所有的力和美。"因此，在护理实践中，护士应以科学、协调、优美为基本原则，表现出和谐有序、舒展大方、干净利落、规范娴熟的护理艺术美。

二、护士内在形象美

内在美是美的本质与核心，人的内在美是人的精神、道德、情操、性格、文化等内在素质的具体体现。内在美是外在美的灵魂，是做好护理工作的前提。护士的内在形象美包括护士的精神形象、知识形象、智能形象、心理形象和行为形象等方面。

（一）护士的精神形象

人的精神形象主要体现为心灵美的内容，它包括人生理想、品德和情操等方面。它是人类美的灵魂，是人类最高级的形象。

精神形象，是对人的一种引导，是一种用来促使人们奋发图强的意识。精神形象，是几千年来，民众将很多公认的、善良而美好的品格和作风集中到了某些特殊的、有一定集中表现力的人身上。这些人的形象在民众心中是一种鼓舞、一种激励。这些精神形象，促使着人们向善，促使着人们有所担当、有所作为，他们引导着人们去创造更好的历史。

南丁格尔之所以为后人仰慕，就是因为她有一颗善良的心，有一个崇高的理想，她认为生活的真谛在于为人类做出一些有益的事情。于是她毅然选择了护理事业，并为之奋斗了一生，取得了辉煌的成就，使之成为19世纪出类拔萃、为世人所赞颂的伟大女性。

一百多年来，南丁格尔所倡导的人道主义和献身精神一直激励着全世界护理工作者们为崇高的护理事业而奉献自己的力量。

中国的护理前辈们也为后人树立了光辉的榜样，在这里我们进一步领略她们的品德与风采，了解她们的成就与贡献，以她们的精神形象为榜样，激励后人在护理战线上奋发向上的决心与动力。

王琇瑛，系第29届南丁格尔奖章获得者，也是我国首位南丁格尔奖得主。"患者无医，将陷于无望；患者无护，将陷于无助。"王琇瑛的这番话曾激励着一个又一个护理人员勤奋工作，不让患者陷入无助的境地。她在小学时，老师告诉她，"要学一门技术，将来凡事不求人"。到了高中，她的思想起了变化，逐渐升华为爱国救国的理想。她看到街坊四邻有些新生儿因破伤风而夭折，一些成人因肺结核而死去，于是，她选择了治病救人以雪"东亚病夫"之耻的人生道路，毅然报考了协和护士学校，一干就是一辈子。"国家不可一日无兵，亦不可一日无护士。护士的工作必须像田园中的水一样灌注到人们生活中的每个角落。"王琇瑛对护理工作的诠释正是她一生履行的誓言。由于她的工作成就卓越，受到国内外护理界的尊敬。1984年，英国皇家护理学院授予她荣誉校友的称号，成为第一位得到这种特殊荣誉的中国护士。在颁奖大会上，王琇瑛老师用流利的英语讲道："世界各地的护士都有着共同的语言——那就是对人类之爱。她允诺要让人们工作持久，健康长寿，并持续地为人类提供最好的护理服务。"她的话赢得了台下一片掌声，更赢得了英国护理同行们对她完美人格的赞誉。

叶欣，第39届南丁格尔奖章获得者。2003年春天，不明病因的非典型肺炎在广州暴发，这个高传染率和高致死率的疾病让人们陷入恐惧之中。在这场与死神较量的战斗中，众多医护工作者坚守一线，置个人生死于度外。而广东省中医院二沙分院急诊科护士长叶欣就在这场战役中付出了自己的生命。叶欣对年轻护士的关爱有口皆碑，当有伤寒、霍乱、登革热、艾滋病等传染性患者前来就诊时，她常常抢在年轻护士的前面进行护理和救治。叶欣让年轻护士在自己的手背和手指上试针，并将自己的穿刺绝活倾囊相授。她常说："在我身上练到可以了，在患者身上下针就没问题了。"抗击"非典"的战斗打响后，叶欣默默承担起最危险的工作。当遇到危急重症"非典"患者时，她与急诊科主任一起尽量包揽患者的检查、抢救、治疗、护理等工作，把其他的护士挡在身后，有时甚至把自己的同事毫不留情地关在门外，不让或少让同事受病毒感染。"这里危险，让我来吧！"叶欣挑起高风险、高强度的救护工作的重任。即使被传染倒在病床上，叶欣也通过呼叫仪询问其他"非典"患者的护理情况。当叶欣病重至说不出话时，她用笔吃力地写下："不要靠近我，会传染……"2003年3月25日凌晨，叶欣永远离开了她依依不舍的战斗岗位。按照叶欣的心愿，她的丈夫请医院为叶欣穿上一套护士服，送她走完人生的最后一程。就在那一年，88岁的著名漫画家廖冰兄为叶欣英勇无畏的精神所感动，发动全社会成立"叶欣护士长基金"，奖励在抗击"非典"中作出贡献的护士们。廖冰兄不顾年事已高，亲自为叶欣塑像，手书"大医精诚"。"大医精诚"正是叶欣一生的写照，"精"于专业，"诚"于品德。每两年评选一次的南丁格尔奖章，是国际医学界对护士的最高荣誉和褒奖。虽然申请时已经超过了规定的最后期限，但叶欣的突出贡献和她对抗击"非典"战役的鼓舞作用，让红十字国际委员会破例接受。2003年5月12日，红十字国际委员会授予叶欣南丁格尔奖。叶欣，用她的生命践行了南丁格尔的名言："在可怕的疾病与死亡中，我看到人性神圣英勇的升华。"

巴桑邓珠，第39届南丁格尔奖章获得者。在巴桑邓珠从事护理工作30年的时候，创造出两项全国第一的荣誉：第一个获得南丁格尔奖的男护士，第一个获得南丁格尔奖的藏族医务工作者。巴桑邓珠出生于一个牧民家庭，1971年，19岁的巴桑考入甘孜州卫生学校。可是，原本想当一名医生的他被分配到护理专业学习。巴桑很不高兴，觉得一个大男人将来要去"侍候人"，没有当医生神气。然而，南丁格尔的事迹改变了他奋斗的理想。当时，一位老师在课堂上讲起了南丁格尔的事迹，讲她如何放弃贵族家庭的优裕生活，到战场上护理伤员，用自己的护理技术和爱心使伤员死亡率大大降低。巴桑邓珠回忆说："南丁格尔的故事让我认识到了护理工作的伟大，坚定了我做一名护士的决心。"甘孜州地处青藏高原东部边缘，平均海拔3000多米，环境恶劣，交通不便，生活艰苦。由于是一名男护士，"比较方便又有力气"。巴桑成了甘孜州人民医院下乡时间最长的医护人员之一，常常在乡下一住就是半年。30年来，他跑遍了全州18个县的角角落落，每一座大山、每一条大河，只要发生过疫情或灾害的地方，都曾留下他的足迹。卓越的护理技术和无私的奉献精神，使巴桑成了雪域高原的"提灯女神"。1985年冬，甘孜州发生了罕见的雪灾，数以千计的牧民被困在牧场。巴桑主动承担起最边远的石渠县长沙贡玛乡的救治工作。在海拔5000多米的茫茫雪原，在齐腰深的雪地里，巴桑苦苦跋涉了一整天才到达目的地，在救治过程中，他自己的面部、手脚多处被冻伤。30年来，当年曾是巴桑同学的男护士一个个转行了，他却矢志不渝地坚持做护士工作，他说："我要当一辈子护士！"

我们的前辈们正是以他们的知识、智慧和对患者一颗赤诚的心去丰富和发展了中国的护理事业，谱写了壮丽的人生，为后人们树立了光辉的榜样。人们赞美先人后己，为天下人谋幸福的人生理想。因为这种理想起着推动人类社会进步的作用，因而是美的。护理工作本身决定了护士的人生观，是为了人类的健康和幸福而奉献，因此，护士的人生观应始终以无私奉献为主旋律。护士把患者的康复看作是对自己工作的最高奖赏，把千千万万个家庭的美满幸福当做是对自己劳动的最好回报，这样才使自己生活得更有活力和价值。

（二）护士的知识形象

知识形象是指一个人的知识容量和水平、经验和阅历等。知识是人类智慧的结晶，它可以丰富人的内心世界，拓展人的视野，启迪人的思想，陶冶人的情操，使人变得聪明睿智，有教养，有理智。在科学发展的今天，博学多才、聪慧能干、富有修养的人，才能为人们所尊重和仰慕。

护士的知识形象应该随着护理学科的发展而不断地充实和完善。自南丁格尔创立了科学的护理事业以来，护理学科得到了社会的高度重视和迅速发展。随着新的医学模式的转变，护理工作的作用与范围也随之发生了变化。护理工作的对象已由以往单纯的疾病护理转向以患者为中心的全面护理；护理工作的任务不再仅仅是帮助患者解除病痛，还要帮助人们增进健康和维护健康；护理学的地位已不只属治疗学的一部分，而是从健康的要求出发，对人的生命过程中不同阶段的健康给予护理学方面的关怀和照顾。2009 年，空军总医院在我国率先推出四大护理门诊，四名护理专家分别在静脉导管门诊、糖尿病护理门诊、肿瘤护理门诊和老年护理家庭指导门诊出诊，除静脉导管门诊可为长期输液的患者置入导管外，其他的三个门诊都以"话疗"为主，即通过谈话方式教会患者和家属如何用药、如何进行饮食调节、如何进行患者的心理疏导、如何运动、如何使用家庭常用的医疗器械等。有病"三分靠治，七分靠养"，而到底怎么养却一直令很多患者和家属摸不着头脑，护理门诊的开设刚好能解决这个问题。

同时，现代护理要求护理人员除了要掌握医学知识和完整的护理知识与技能外，还要广泛地学习各方面的知识，如社会科学、人文科学等，并把所学的知识与护理实践相结合。据有关资料统计，如果一个人四年不学习，其原有知识中的 50% 将废退；八年不学习，其知识废退率将高达 75% 以上。因此，在职护士更要不断地学习。

（三）护士的智能形象

智能是指人的智力和能力，如记忆力、观察力、判断力、操作力、表达力、协作力、应变力、分析力、创造力、思维力等。这些能力的形成和发展，有的是天然成分，但大部分是在社会实践中锻炼出来的。作为一名护士，智慧和才能是必不可少的。如：敏锐的观察力使护士能够正确地收集资料，以此分析病情，准确提出护理诊断，评价治疗和护理效果，以及预计可能发生的问题；准确的记忆力是保障护理工作顺利完成的重要条件，它可确保护士严格执行医嘱，做到准确安全的护理，使之减少差错和事故的发生；娴熟的操作能力使患者减轻痛苦，赢得患者的信任与合作；机智的应变能力使患者在病情突然变化中，找到病变的实质并能及时采取相应的措施；患者的病情是复杂多变的，所以这就要求护士还应具备综合分析的能力，使之根据患者不同的病状体征、心理改变进行综合分析，找出患者的病因、需要，从而及时给予解决；恰当的表达能力是建立良好的护患关系的基本要求，而良好的护患关系可以解除患者的焦虑、恐惧等心理障碍，使护士与患者之间增进信任与友谊，使护士在第一时间内了解患者的病情材料，以达到护理的最佳效果；敏捷的思维能力是一个人的各种能力的核心，是能力水平的重要标志，因此，护士应注意培养自己的思维能力，特别是注重培养创造性思维能力。护士要敢于创新，勇于接受新事物，研究新课题，善于动脑筋，使大脑处于积极思维状态，这是培养创造性思维的重要途径。

（四）护士的心理形象

护士的心理形象是以护士的心理素质为基础表现出来的行为形象。心理素质是一个人在认识过程、情绪过程、意志过程和个性心理特征等方面所具备的心理品质，也是一个人行为的内在驱动力。

现代护理不仅要求护士能够做好患者的心理护理工作，而且要求护士自己必须具备健康的心理素质，这是做好护理工作的前提。

1.注重良好的个性心理素质培养　护士工作的对象来自不同的群体，面对着不同的疾病、复杂的心理反应和护理需求，护士应该是一个个性完善，心理健康的人，才能本能地担负起治病救人的重任。在工作中，应该体现出温柔耐心、心胸开朗、真诚待人、善解人意、勤奋认真等性格品质。护士只有把较强的业务能力与良好的个性特征相结合，才能密切护患关系，使病人更好地配合治疗，达到更好的治疗效果。

2.注重良好的情绪、情感的培养　情绪与情感是人对外界事物是否符合个体需要所持有的肯定与否定的态度体验。护士的职业情绪、情感是由护士的救死扶伤的职业特征所决定的。良好的情绪、情感可增强患者树立战胜疾病的信心，促进康复。反之，消极的情绪和冷漠的情感则会增加患者的心理负担，甚至造成心理创伤，延缓康复时间。因此，护士要注重积极的情绪和情感的培养，学会控制自己的情绪，做到忧在心而不形于色，悲在内而不形于声，决不能因自己的情绪失控而影响病人的情绪，以致影响患者的治疗与护理效果而延误病情。护士还必须根据患者的需求，选择不同的情感表达方式，这就要求护士具有把握自己情感的能力，要有容忍和谅解他人的胸怀。总之，护士要学会经常保持热情、愉快、稳健的情绪和情感，在为患者服务中扮演好护士的角色。

3.注重良好的意志品质的培养　护士工作是一项艰辛的工作，护士在工作中经常会碰到许多来自患者、社会等各方面的压力和困难，这就需要护士要有坚强的意志力。人的主要意志品质有自觉性、果断性、自制性和坚韧性，这些意志品质对护士来讲更具有特殊意义。护士需要高度的自觉性和注意力集中，才能认真做好每一件护理工作，杜绝差错发生。即使在无人监督的情况下也能做到一丝不苟、忠诚地保护患者的利益。护士在工作中要善于克制自己无益的情绪和冲动，甚至能容忍少数患者过度的角色行为，耐心倾听患者主诉并做好身心整体护理。护士的意志果断性表现在遇有紧急情况能当机立断，急救时做到镇定、有条不紊、机智、细心地处理患者的问题。护士意志的坚忍性则表现在能排除一切干扰、热爱护理专业、坚定信念、不怕挫折和困难、努力钻研业务以达到事业的成功。

（五）护士的行为形象

护士的行为是指护士在护理实践中的所作所为。护士行为的动机是以保障人们的身心健康为目的的，在这个总的原则指导下，我们对护士的行为美提出如下要求：

1.坚持有利于患者身心健康的行为原则　维护人们的身心健康是医疗卫生工作的

根本宗旨，只有符合这一"宗旨"要求的行为，才是美的行为。为此，护士要在护理工作中始终坚持有利于患者身心健康的行为原则，重视自己行为美的塑造，强化正确的行为意识，把患者利益放在首位，处处体现出发自内心的关怀和体贴入微的照顾。

2.确立严肃认真的行为要求　认真细致是一种医学行为美。护理工作是一项极其严肃的工作，它直接关系到人们的生命和健康，在工作中稍有不慎将会造成难以弥补的损失，轻者会给患者带来痛苦，重则会危及生命，造成终身的遗憾。因此，要求护士在工作中一定要养成高度负责任、仔细认真的好习惯，绝不允许有半点的疏忽大意。在进行护理操作时，时刻牢记自己的职责，严格遵守操作规程、兢兢业业、一丝不苟地完成每一个操作，保障患者的健康与安全。

3.保持镇定从容的行为态度　镇定从容是指医务工作者遇到突发事件时应采取的基本行为态度，它也是一种医学行为美。在护理工作中，护士的镇定从容，对维护正常的工作程序，避免忙乱和差错，对稳定患者及其家属的情绪都具有重要作用。只有在头脑清醒时，才能在紧急情况下进行正确的处理，才能在抢救患者过程中不盲目、不慌乱，才能避免差错和事故的发生。

4.体现宽宏大量的行为准则　宽宏大量是待人处世的美德。在护理工作中，护士要和患者、家属、医生、同事等各类人员打交道，如果护士不具备宽广的胸怀，容人的肚量，就很难在事业上取得成功。当患者的健康状况不佳时，患者及其家属的情绪都有可能受到很大的影响，作为护士应该充分理解和同情患者，并能容忍患者的失礼、挑剔、指责等过激行为，做到"有理也能让三分"。同事之间应相互信任，团结协作，一切以患者的利益为前提，以便更好地开展工作。

5.遵守忠诚老实的行为根本　忠诚老实是为人行为的根本，作为护士更应遵守这一行为根本。护士所进行的工作，常常是在患者不了解的情况下完成的，在工作中护士要体现出诚实可信之美德，要有良好的"慎独"修养，做到人前人后都一样。在为患者进行各种操作时，要自觉严格地遵守各种操作规程及要求，对于婴幼儿、老年、昏迷患者的护理更加一丝不苟；在无人知晓的情况下，出现失误要及时汇报、纠正或寻求补救的措施，尽量减少损失，绝不能一错再错，隐瞒过失。

三、护士的语言形象

语言是人类最重要的交际工具，是人们进行沟通交流的各种表达符号。人们借助语言来保存和传递人类文明的成果。语言还是展示个体形象的重要手段，它是一个人对客观事物反应的重要标志。语言水平的高低直接关系到信息传播的效果，甚至会影响事业的成败。语言是人们相互交流和表达感情最直接、最简单、最有效的方式。表达方式、感情色彩、语调等方面的变化都直接影响语言表达的涵义。语言美是心灵美的直接体现，古人云"良言一句暖三冬，恶语伤人六月寒"。语言美是交际的必要手段，直接影响交往效率和人际关系的协调。为了更好地提高护士的语言形象，必须加强语言修养，遵循用语规范，掌握一定的语言交流技巧。

（一）语言修养方法

语言的修养方法最主要在于熟练掌握并灵活运用某种语言，这样才能精确地、清晰地、系统和生动地表述自己的思想感情。因此，要注意以下几点：

1.**语言表达要准确恰当**　即说出的话确实能表述自己所要表达的思想感情。"词不达意"和"言过其实"都是缺乏语言修养的表现。

2.**语言逻辑要严谨**　即语言表达的内容要条理清晰，不使人感到前后矛盾。

3.**语言表达的内容要生动**　能做到这一点并不是一朝一夕的事，它是在熟练掌握并灵活运用某种语言的基础上才能达到的。平时要注意多说、多写、多看、在实践中丰富词汇，熟练掌握语言表达技巧。

4.**运用礼貌谦虚的交际语言**　一位名人这样说过，"生活最重要的是有礼貌，它比最高的智慧，比一切学识都重要"。礼貌的语言能把人装扮得更加美丽、高雅，因此在交际过程中，一定要重视礼貌用语。

（二）提高护士语言修养的必要性

护士在每天的工作中要花费大量的时间与患者进行语言交流，从入院介绍、护理评估、进行各项护理处置，到出院前交代注意事项等，大部分活动都要以语言为交流中介。通过语言交流，不但能达到与患者沟通的目的，建立良好的护患关系，而且还能够发挥治疗和促进康复的作用。庄重、严谨、热情、幽默的言语，可缓解患者的精神压力及不良反应，使患者产生安全感、信赖感，达到药物所不能代替的心理治疗作用，促使患者早日康复。"言为心声"，语言也常常是一个人整体素质和道德修养的外在表现，是护士职业形象的直观体现，关系到护士在人们心目中的形象。所以，护士学一些语言知识，掌握与患者交谈的技巧，讲究语言运用中的礼仪，不断提高护士语言修养是非常必要的。

（三）护理语言的种类

护士应用的语言大体分为四类，包括安慰性语言、解释性语言、鼓励性语言、告知性语言。护士工作时，应根据患者的特点和不同患者的要求采取不同的交流技巧与患者沟通。

1.**安慰性语言**　患者由于饱受疾病折磨，往往精神负担重，迫切希望护士帮助其解除疾苦，同时得到护理人员的同情和安慰。应用安慰性语言展现护理人员对患者的亲切关怀，给患者以心灵上的慰藉。一般来说，安慰性语言对大多数患者都是适用的。使用安慰性语言时，说话声调应平和，态度应和蔼，表情温柔，通过聊天取得患者的信任。例如：在给某妊娠高血压综合征患者静脉注射硫酸镁时，要解释注射药物时会引起局部疼痛及全身发热，应一边注射一边用温柔语言与患者交谈，分散患者的注意力，避免中断治疗。

2.**解释性语言**　当患者提出与疾病有关的各种问题时，护理人员要根据患者不同的职业、文化程度、社会背景，针对具体情况掌握好时间与场合，做耐心的解释工作。避免对病情做模棱两可的解释，导致患者胡思乱想。要达到科学解释的目的，护理人员应具备丰富的临床基础知识和专业理论知识，应用理论知识和技能帮助患者更好地认识疾病、更好地配合治疗和护理。

3. 鼓励性语言 鼓励性语言既是一种技术，更是一种艺术；既是一种知识，更是一种思想；既是一种功力，更是一种品位。鼓励性语言对神志清醒的危重患者及患顽固性疾病的人最为重要。如对患者说"您今天的气色好多了，有些化验结果恢复正常水平了"时，会激发患者增强战胜疾病的信心。患者做特殊检查时，如外科肠梗阻患者插胃管时，可在旁边轻声说"别怕，只要您配合操作，下胃管会很顺利的"，这样可以缓解患者的恐惧感。

4. 告知性语言 根据国务院颁布的《医疗事故处理条例》规定，患者的知情权包括三项基本内容：①真实病情了解权，即患者有权了解自身所患疾病的真实情况和发展趋势；②治疗措施知悉权，即患者为了避免或降低就医风险，有权选择医方拟将采取的治疗方案和治疗措施；③医疗费用知晓权，即患者有权掌握自己就医所应承担的各种医疗费用的数额、用途和支出进度等。护理人员在履行告知义务时，应选择适当的对象、时机和方式。在适当的时候，告知患者有关病情的真实情况，如诊断、治疗过程、起因、预后，以及与疾病发展有关的生活事项等，使患者对治疗、用药等能够全面了解。

（四）应用护理语言的基本原则

一个人的外貌是给予他人的第一印象，而口才可以说是第二印象。在护理工作中，护理人员不但要塑造美好的第一印象，更应努力塑造美好的第二印象。因此，在护理工作中要掌握好应用护理语言的基本原则。

1. 礼貌性原则 在护理工作中，我们应该学会使用礼貌、礼节性用语，这是在长期护理实践中所形成的共同默契。礼貌用语在日常工作中的应用体现了护理人员对他人的尊重，同时是护理人员与患者及同事进行良好沟通的前提，是避免和解除误解的良方。①要体现护士对患者的称呼美。护理人员要根据患者的年龄、性别、职业、知识层次等因素来选择对患者的称呼，切忌直呼病人的床号，或"喂"、"嗨"等，这是很不礼貌的，也是患者最忌讳的。②要体现护理语言的文明礼貌。护理人员见到患者及其家属时，应主动打招呼或自我介绍，语言力求简洁、友好。常用语有："您好！"、"您早！"、"晚上好！"、"今天我是您的责任护士，我叫×××，有事请找我"等。新患者入院时，护士应主动热情，语言充满亲切、欢迎之意，让患者有宾至如归之感。

2. 规范性原则 语言要规整，吐字要准确，讲话要通俗易懂，避免使用患者难以理解的医学术语，在语法上要简洁、精练。

3. 情感性原则 当患者受到疾病折磨和威胁时，渴求得到同情和体贴，这就要求护理人员具有强烈的同情心，表现在语言上要说话和气、亲切，切不可把自己不愉快的情绪带到工作中而迁怒于患者。

4. **幽默性原则**　幽默也是语言艺术。我国著名的相声演员侯宝林之所以被人们称为"幽默大师"，就是在于他通过幽默的语言艺术，使人们感到快乐，并在笑声中自然地与听众沟通信息。语言的幽默性是人类社会生活的需要，人们在繁忙的劳动、工作中，常常需要幽默来调节情绪，解除疲劳。在护理工作中，也常常需要幽默来消除患者的紧张情绪，有助于患者的病体康复。

5. **治疗性原则**　古希腊著名的医生希波克拉底曾经说过，"医生有两种东西能治病，一是药物，二是语言"。护士针对患者的心理特点，通过交谈会给患者以启发、开导，使患者树立战胜疾病的信心，这也是药物所不能起到的作用。相反，若是语言运用不当，则会诱发或加重疾病。所以说，护士的语言是心理治疗和心理护理的重要手段。

6. **道德性原则**　护士应有高尚的伦理观，良好的道德素养，丰富的心理学知识，以及较强的理解能力。护士同患者谈话的内容应限于医疗护理方面或围绕患者的疾病治愈和康复方面，不应涉及患者以及周围其他人的私生活。在病房等公共场所不能打闹嬉笑，以免让患者感到不被尊重。此外，护士对患者使用的语言还要做到保密性。护士在和患者交谈时，内容要严格保密，不该告知的事情切不可好心劝告，如对癌症的诊断、恶变的化验结果等，这也是对患者尊重的一种表现。

（五）与不同患者的语言交流艺术

护士不应以金钱、权势、地位衡量患者，而应该一视同仁，真诚对待，耐心服务。根据患者的年龄、性格、文化程度、疾病种类等，有针对性地与之交流，以提高沟通的有效性和艺术性。

1. **与不同性格患者的语言交流艺术**　性格内向者，不愿把内心的痛苦、愤怒溢于言表，容易产生抑郁和逆反情绪。护士需要耐心开导他们，用爱心去感化患者，用行动去影响患者。性格外向者，喜怒哀乐等情绪反应直截了当，容易冲动、急躁，护士应表现出容忍大度，不失时机地对其进行安慰和鼓励。

2. **与不同年龄段患者的语言交流艺术**　现代心理学研究表明，年轻患者承受挫折能力差，容易出现意志消沉、郁郁寡欢、厌世轻生等念头，一般对感情方面的问题顾虑多；中年人则表现为较强的生存愿望，对家庭顾虑较重；老年人表现为精神上的失落，容易产生被遗弃、被忽视的感觉；儿童则更多地表现为恐惧。针对以上不同年龄段患者的心理特点，护士语言交流的方式也应有所差异，应运用能产生共鸣的语言，多与患者进行思想交流，同时用典型事例鼓励他们建立信心，消除消极情绪。

3. **与不同文化程度患者的语言交流艺术**　不同文化程度的人，接受能力与理解能力存在差异，应运用能被理解和接受的恰当语言进行交流。文化程度较高的患者，由于他们思考问题比较宏观，理解能力强，护理人员应用科学的理论和医学知识向其讲述病情及治疗目的；对文化程度较低的患者，则应避免咬文嚼字和使用医学术语，而是用通俗易懂的语言与患者交谈，让患者听得明白，并了解自己的病情和治疗方案，乐观豁达地接受治疗和护理。

（六）护士塑造语言形象的注意事项

1. 真诚对待患者 护士应急患者之所急，想患者之所想，从患者的角度去感受和理解，使患者解除顾虑，主动交谈，便于获得较全面的第一手资料，同时有针对性地做好护理工作，减轻患者的心理负担。

2. 使用科学准确的语言 护士作为患者的主要交流对象，首先要注意语言的规范性、逻辑性；其次要注意患者的表达能力，及其把握语言的深浅度等。护士不应对患者的病情妄加评论，应尽量避开一些敏感话题，转移注意力，以免增加心理负担。

3. 避开晦涩难懂的医学术语 一般患者对医学术语都比较陌生，不理解专业名词的含义。遇到需要患者配合的操作或治疗时，更不知道该如何去做。因此，护士在进行健康教育和收集资料时，应采取通俗易懂的日常用语或亲自示范的方式和患者沟通，提高工作效率。例如：一个护士要为全麻术前的患者留置导尿管，她说："来，给你导尿"。患者问："什么？倒尿？"患者面露难色，不配合。同样的工作，如果护士解释说："您好，根据医嘱，需要给您导尿，就是从尿道里插一根细管，帮助你做手术时和术后排尿。"患者听明白了，比较易于接受，也愿意配合操作了。

4. 避免使用刺激性语言 人生病后，其精神状态、生理状态、生活方式、社会适应能力等都会随之而改变，常表现出对语言的刺激异常敏感。一句刺激性语言可以给患者在精神上造成伤害性刺激，并通过大脑皮层与内脏相关的机理，扰乱内脏与躯体的生理平衡，不利于疾病的康复。对易怒的患者，沉默是金，专注倾听会使暴怒的情绪安静下来，给患者压抑的心情寻找一个突破口，同时注意谨言慎行，不该说的话绝对不说，不给患者增添无谓的烦恼。

5. 正确运用语言技巧 在临床工作中，护士与患者交谈应讲究语言的艺术性，讲究技巧，以融洽交谈气氛，放松患者情绪，护士恰到好处的运用"医人之心，疗人之疾"，针对患者不同的职业、年龄、性格、病情、心理等使用不同的交谈技巧。如与老年患者交谈应尊敬、耐心；与重病患者交谈，语言要少而精。护士应把理解、尊重、关心患者作为心理护理的准绳，对待患者的提问应耐心解答，实事求是。但由于患者对有关问题较正常人敏感，护士可视不同情况分别对待，有的可直言，有的需委婉含蓄，从心理护理角度出发，满足患者身心两方面的需要。

6. 善于倾听 倾听是医学实践中的最基本成分，而许多护士难以倾听患者的陈述。其实从患者的陈述中能暴露出患者的一些问题，起到对症施护的功效。倾听也是语言交流中的重要技巧。护士在临床工作中不仅应正确运用语言，发挥其重要作用，而且也应善于倾听。在与患者谈话时，其态度应自然大方，诚恳温和，体现出对患者的同情和爱护。

7. 讲究语言的艺术性 为促进患者的健康恢复，保持心情愉快，护士应掌握患者心理，与患者说话应生动、形象、风趣、幽默、不单调、不枯燥、不做作、不让患者感到沉闷或厌倦，应活跃病房气氛，促进心理健康、心理沟通。护士应该塑造自己的语言形象，使之清晰、使之生动、使之优美、使之丰润、使之机警、使之幽默，给别人、也给自己带来美的享受。

（七）体态语言

体态语言常能表达语言所不能表达的意思，使自己的表达方式更加丰富，表达效果更加直接，且充分体现护理工作者的风度、气度，有助于提高沟通效果。它具体表现在手势、面部表情、体态、位置等方面，如面带微笑、触摸、亲切的目光、站如松、坐如钟、行如风等，均能提高沟通效果，增进和谐的护患关系。

体态语言具有以下特点：① 动态性：依靠举止神态传情达意；② 微妙性：凭借面部表情，特别是用眼睛说话，靠眼波传情；③ 感染性：传情达意，时而含而不露，时而极富鼓动，从两个极端叩动感情的心弦，引发人积极地去思考问题；④ 辅助性：可以提高口头表达的生动性；可以提高信息传递的准确性；可以提高传情达意的明确性。⑤ 广泛性：不受民族、国家、语种的限制，跨越不同语言的障碍，比语言的含义更广泛，使人际交流变得更生动形象，深刻而含蓄。

1. 手势　手势是一种表现力极强的体态语言。手势由静至动，交谈由口至手，给患者以立体感、形象感，有利于患者更好地理解护士说话的内容，从而增强说话效果，强化感情表达，增加个人魅力。如当患者在病室大声喧哗时，护士做食指压唇的手势凝视对方，要比以口语批评喧闹者更为奏效。使用手势时，应注意动作幅度和频率要适度、自然。

2. 微笑　微笑能够向沟通对象表达出友善、热情、亲切的信息，这是语言表达所无法实现的。理想的微笑状态是：嘴角两端一齐往上提，露出上门牙6颗左右。护理人员真诚热情的微笑，能增强谈话的魅力，不仅传递信息、沟通感情、融洽气氛、缓解矛盾，而且会使护理工作充满人情味，给患者以美感，使其形成欢愉的心理感受。

3. 目光接触　目光的接触是面部表情中非常重要的部分，传达希望交流的信号，表示尊重并愿意倾听对方的讲述。交谈中运用目光接触技巧时，要注意视线的方向和注视时间的长短。一般目光大体在对方的嘴、头顶和脸颊的两侧这个范围活动为好，并且表情要轻松自然，给对方一种得体且很有礼貌地看着他的感觉，表示你对他说的话很感兴趣，并且愿意倾听。

4. 触摸　触摸是一种无声的语言，是一种很有效的沟通方式。触摸可以表达关心、体贴、理解、安慰和支持。例如当患者发烧时，护士询问病情的同时用手触摸患者前额，则更能体现护士对患者关心、亲切的情感。触摸时，应注意适度，把握好时机、对象和触摸时间的长短，以防引起对方的不适。

在护理工作中，护士无论使用口头语言还是体态语言，都应准确无误地传达信息，真诚有礼地对待患者，多用温和适中的语调和礼貌的语言，举止自然大方，使患者感到温暖、亲切，从而建立起良好的护患关系，使患者以最佳的心态来接受治疗和护理。

第三节　护士的职业妆与皮肤护理

爱美是人的天性。每个人都希望拥有一张美丽的容颜，这是人们追求美、向往美的心理状态，也是人们对外交往，进行职业活动、社交活动、日常生活的一种需求。护士是医院的"天使"，护士的自身形象美在护理工作中常常起到举足轻重的作用，护士的职业化妆具有美化容颜、增强自信、弥补缺憾的作用。

护士的职业妆应以清新、自然、淡雅的淡妆为宜。淡妆是日常生活中较为普遍的化妆手法。淡妆妆色清淡典雅，自然协调，仅对面容进行轻微修饰与润色。既要基本不显露化妆痕迹，又要达到美化的效果。

一、化妆

（一）化妆品与化妆用具的准备

1. 化妆品　粉底、蜜粉、胭脂、眼影、眼线笔、眉笔、唇线笔、唇膏等。

2. 化妆用具　化妆海绵、粉扑、粉刷、胭脂刷、轮廓刷、眼影刷或眼影海绵、眉扫、眉梳和眉刷、眉钳、修眉刀、眉剪、唇刷、棉签等。

（二）面部化妆的基本程序与技巧

1. 洁面　清洁皮肤是化妆的第一步。洁肤可使妆面服帖自然，不易脱妆。

2. 修眉　修眉是利用修眉用具，将多余的眉毛去除，使眉毛线条清晰、整齐和流畅，为画眉打下一个良好的基础。修眉的方法主要有拔眉法、剃眉法、剪眉法。在清洁的皮肤上修眉，可避免细菌入侵对皮肤造成伤害。同时清洁的皮肤也为修眉提供了便利条件，因为修眉时难免会有眉毛掉落在眼周和面颊等部位，要用棉片或棉签将其擦掉。如果此时面部已涂抹化妆品，则会将其与修落的眉毛一同擦掉，从而影响了化妆的整体效果。

3. 润肤　化妆前润肤有两个目的。一是润肤容易上妆而不容易脱妆；二是润肤霜可在皮肤上形成保护膜，阻断皮肤与化妆品直接接触，起到保护皮肤的作用。润肤时通常使用化妆水和润肤露来滋润和保护皮肤。

4. 涂抹粉底　粉底是化妆的基础，也是化妆中很关键的一个步骤。它不仅可以对整体面色进行修饰，遮盖瑕疵，调和肤色，改善面部皮肤质地，使面部显得健康、光洁和细腻，而且还可调整面部和鼻子的结构。涂抹粉底在洁肤和润肤之后进行，可以使粉底与皮肤贴合得更紧密，不易脱妆。化妆时的各种描画和晕染都要在涂过粉底的皮肤上进行，所以涂粉底要在其他步骤之前。

（1）粉底颜色的选择：粉底除需质地细腻、性质温和之外，最重要的是对颜色的选择。选择粉底颜色的基本原则是与肤色接近。过白的粉底会给人"假"的感觉，像戴着一个面具，无法产生美感。粉底颜色过深，会使皮肤显得太暗，也收不到好的效果。只有使用与肤色相近颜色的粉底，才能在美化肤色的同时又尽显自然本色。

粉底除了基色（指通过涂抹粉底所形成的一种基本面色）外，还有亮色和影色。亮色是比基色浅的粉底色，影色是比基色深的粉底色。通过使用亮色和影色，可以突出面部的立体结构和修正不理想的脸型。

（2）遮瑕：遮瑕是面色修饰的一项重要内容。它与粉底组成一个有机的整体，共同肩负起对面部皮肤的美化和修饰。遮瑕是用遮瑕膏遮盖那些粉底盖不住的瑕疵，在涂粉底前使用。涂遮瑕膏时，用化妆海绵蘸少量遮瑕膏，轻轻擦按在皮肤上。遮瑕膏的用量一定不要太厚，否则会形成白印，影响化妆效果。

（3）涂粉底的方法：用蘸有粉底的化妆海绵在额头、眼周、鼻、嘴角、面颊和下巴等部位依次涂抹。涂抹时由内向外拉涂，并可稍加按压，使粉底服帖，不要来回涂抹。

粉底涂抹要均匀，薄厚适中，使面部颜色统一。粉底在面部的覆盖要全面，一些细小、易疏忽的部位，如上下眼睑、鼻窝和耳部等均应覆盖粉底。另外，为了化妆的整体效果，在颈部、前胸及其他裸露部位都应涂抹粉底。

（4）粉底对脸型的修正

①圆脸型：用影色涂于两腮，亮色涂于额中部并一直延伸至鼻梁上，在下眼睑外侧至目外眦外侧向上斜涂亮色。

②方脸型：将影色粉底涂于两腮和额头两侧，在眼睛的外侧下方涂亮色。

③长脸型：在前额发际处和下颏部涂影色，削弱脸型的长度感。

④正三角脸型：用影色涂两腮，亮色涂额中部和鼻梁上半部及目外眦上下部位。

⑤倒三角脸型：在前额两侧和下颏涂影色，在下颌骨部位涂浅亮色。

⑥菱形脸型：在颧骨旁和下颏处涂影色，在上额角和两腮涂亮色。

5.定妆　定妆是将蜜粉扑在上过粉底的皮肤上。定妆的作用是增强粉底在皮肤上的附着力，使妆面保持长久；还能吸收汗液和皮脂，减低粉底的油光感，使皮肤显得细腻爽滑。操作时，用蘸有蜜粉的粉扑在皮肤上拍按，使蜜粉在皮肤上与粉底充分融合，最后用粉刷将多余的浮粉扫掉。

6.画眼影、眼线　眼睛描画是否成功将直接影响到整体化妆的成败。画眼影是在除粉底外没有其他色彩的情况下进行的，通过眼影色可为整个妆面色彩定调。眼影所用色彩要与整体面部色彩和服饰色彩协调一致。画眼线要在画眼影之后，这样可以保持眼线的清晰和干净，不可将它们的顺序颠倒。

（1）画眼影：是运用不同颜色的眼影粉在眼睑部位进行涂抹，通过晕染的手法和眼影色的协调变化，达到增强眼部神采和丰富面部色彩的目的，同时还可矫正不理想的眼型和脸型。

① 涂眼影的正确位置：一般来说，涂眼影的位置多在上眼睑处，根据需要可局部或全部覆盖上眼睑。涂抹时要与眉毛有一些空隙，这个空隙在眉尾下部(图5-25)。有时下眼睑也画眼影，位置在下睫毛根的地方，面积很小。

② 眼影涂抹的方法：眼影的涂抹主要是通过晕染的手法来完成的。也就是说，在画眼影时颜色不能成块状堆积在眼睑上，而是要有一种深浅变化，这样会显得自然柔和。通常眼影的晕染有两种方法：一种是立体晕染；一种是水平晕染。淡妆中一般采用水平晕染。水平晕染是将眼

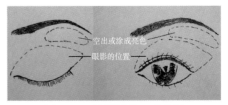

图 5-25　涂眼影的正确位置

影色在睫毛根部涂抹，并向上晕染，越向上越淡，直至消失。色彩呈现出由深到浅的渐变。水平晕染的最大特点是通过表现色彩的变化来美化眼睛。

（2）画眼线：用眼线笔在上下睫毛根部勾画出两条细线，有强调眼形的作用。从观察中发现，睫毛浓密的眼睛周围会自然形成一条细线，而睫毛稀少的眼睛周围就没有这条线。这条线对表现眼睛的神采有很大帮助。

① 标准眼线的要求：一般来说，靠近内眼角的睫毛稀疏，而靠近外眼角的睫毛浓密，且上睫毛较下睫毛多，眼线的画法应遵循这一自然生长规律而确定。标准眼线要画在睫毛根处；上下眼线均从内眼角至外眼角由细到粗变化；上眼线粗，下眼线细，上眼线的粗细是下眼线的一倍左右 (图 5–26)。

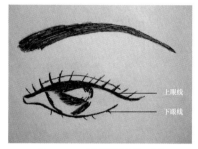

图 5–26　标准眼线的要求

② 眼线描画的方法：眼线的描画要格外细致，如不小心会刺激眼睛流泪，破坏妆面。画上眼线时眼睛向下看，一只手在上眼睑处向上轻推，使上睫毛根充分暴露，然后从内眼角开始描画，向外逐渐加粗，至外眼角前开始上翘。画下眼线时眼睛向上看，一只手在下眼睑处向下轻推，使下睫毛根充分暴露出来，然后内眼角开始描画。下眼线相对较细，颜色稍淡，外略粗，内侧细并内收。同时，应注意上浓下淡的原则。眼线要求干净、宽窄适中。描画时力度要轻，手要稳。上下眼线不可连接，否则，显得死板。

③ 眼线的颜色：眼线的颜色有很多，如黑色、灰色、棕色、蓝色、紫色、绿色等。亚洲人由于毛发的颜色是黑色，所以常使用黑色眼线笔。

（3）不同眼型的修正

① 两眼距离较近：画眼影时，靠近内眼角的眼影用色要浅淡，要突出外眼角眼影的描画，并将眼影向外拉长。画眼线时，上眼线的眼尾部分要加粗加长，靠近内眼角部分的眼线要细浅；下眼线的内眼角部分不描画，只描画整条眼线的 1/2 或 1/3 长，靠近外眼角部分加粗加长 (图 5–27)。

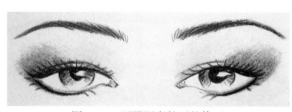

图 5–27　两眼距离较近的修正

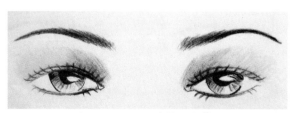

图 5–28　两眼距离较远的修正

② 两眼距离较远：画眼影时，靠近内眼角的眼影是描画的重点，要突出一些，外眼角的眼影要浅淡些，并且不能向外延伸。画眼线时，上下眼线在内眼角处都略粗一些，外眼角处相对细浅一些，不宜向外延长 (图 5–28)。

③ 吊眼：画眼影时，内眼角上侧和外眼角下侧的眼影的描画应突出一些。这样会使上扬的眼型得到改善。描画上眼线时，内眼角处略粗，外眼角处略细。描画下眼线时，内眼角处

要细浅，外眼角处要粗重，并且眼尾处的下眼线不与睫毛重合，应在睫毛根部的下侧（图5-29）。

④ 下垂眼：画眼影时，内眼角的眼影颜色要浅淡，面积要小，位置要低；外眼角的眼影色要突出，并尽量向上晕染。描画上眼线时，内眼角处要细浅些，外眼角处要宽；眼尾部的眼线要在睫毛根的上侧描画。描画下眼线时，内眼角处略粗，外眼角处略细。另外，还可在眼尾处贴美目胶带使外眼角提升（图5-30）。

⑤ 细长眼：画眼影时，上眼睑的眼影与睫毛根之间有一些空隙，下眼睑眼影从睫毛根下侧向下晕染略宽些。眼影使用偏暖色。画眼线时，上下眼线的中间部位宽，两侧眼角画细些，不宜向外延长（图5-31）。

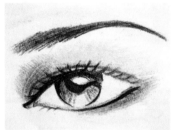
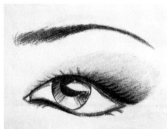
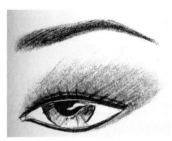

图5-29 吊眼的修正　　　　图5-30 下垂眼的修正　　　　图5-31 细长眼的修正

⑥ 圆眼睛：画眼影时，上眼睑内、外眼角的色彩要突出，并向外晕染，上眼睑中部不宜使用亮色。下眼睑的外眼角处的眼影用色要突出并向外晕染。画眼线时，上眼线的内、外眼角处略粗，中部平而细；下眼线只画1/2长，靠近内眼角不画，外眼角处眼线略粗（图5-32）。

⑦ 小眼睛：画眼影时，多用单色眼影进行修饰。眼影的颜色一般使用具有收敛性的棕色、灰色、褐色、土黄色等，由睫毛根部向上方晕染并逐渐消失。画眼线时，外眼角处的上、下眼线略粗并呈水平状向外延伸（图5-33）。

⑧ 肿眼睛：画眼影时，眼影颜色不宜选用粉红色系，否则会加重肿眼睛的外部形态。眼影适合用暗色，从睫毛根部向上晕染并逐渐淡化。在靠近外眼角的眼眶上涂半圈亮色，使眼周的骨骼突出，从而削弱上眼皮的厚度感。画眼线时，上眼线的内侧角略宽，眼尾上扬，眼睛中部的眼线细而直，尽量减少弧度。下眼线的眼尾略粗，内眼角略粗（图5-34）。

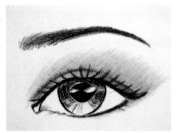
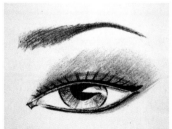
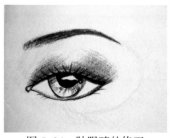

图5-32 圆眼睛的修正　　　　图5-33 小眼睛的修正　　　　图5-34 肿眼睛的修正

⑨ 眼袋较重：画眼影时，眼影色宜柔和清淡，不宜过分强调，一般应选用咖啡色和米白色。画眼线时，上眼线的内眼角处略细，眼尾略宽；下眼线要浅淡或不画（图5-35）。

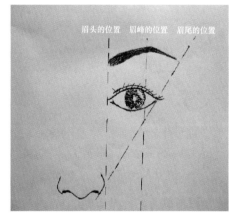

图 5-35　眼袋较重的修正

7. 画眉　画完眼影和眼线后再画眉，容易把握眉的位置和描眉，可以充分发挥眉毛对眼睛的修饰和映衬作用。

（1）标准眉的位置（图5-36）

① 眉与眼的距离大约有一眼之隔。

② 眉头在鼻翼或内眼角的垂直延长线上，两眉头间距为一只眼宽。

③ 眉峰在目正视时虹膜外缘向上的垂直延长线上，大约在眉长的外1/3处。

④ 眉尾在鼻翼与外眼角的连线与眉相交处。

⑤ 眉头和眉尾基本保持在同一水平线上。

（2）眉的描画：画眉是用眉笔或眉粉描绘眉毛，使眉色加深、眉型清晰的修饰方法。画眉是在修眉的基础上完成的。

画眉时，应根据眉毛的自然生长规律进行描画。人眉毛生长的浓密程度各不相同，但一般眉头的眉毛较稀，色泽较浅，眉峰到眉尾的眉毛较浓密，色较深。眉毛浓密的人，只需用眉笔填补残缺处即可，眉毛淡的人则需做大面积的描画。描绘时，应按照眉毛生长的方向，一根一根地描画，这样才能表现出眉毛的质感。画眉时动作要轻，力度始终保持一致。眉色的深浅要通过笔画的疏密来控制，不要通过力度的强弱来控制。

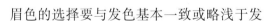

图 5-36　标准眉的位置

眉色的选择要与发色基本一致或略浅于发色，一般常用的眉色有黑棕色和黑灰色。眉色的深浅要符合整体妆面的要求，淡妆的眉色要浅而自然。

（3）不同眉型的修正

① 向心眉：先将眉头处多余眉毛拔除，加大两眉间的距离，再用眉笔描画，将眉峰的位置略向后移，眉尾适当加长。

② 离心眉：由于离心眉的眉头距离过远，所以要在原眉头前画出一个"人工"眉头，描画时要格外小心，否则会显得生硬不自然。要点是将眉峰略向前移，眉梢不要拉长。

③ 吊眉：将眉头下方和眉梢上方的眉毛除去。描画时，也要侧重于眉头上方和眉梢下方的描画，这样可以使眉头和眉尾基本在同一水平线上。

④ 下垂眉：去除眉头上面和眉梢下面的眉毛。在眉头下面和眉尾上面的部分要适当补画，使眉头和眉尾在同一水平线上或眉尾略高于眉头。

⑤ 短粗眉:根据标准眉型的要求,将多余的部分修掉,然后用眉笔补画出缺少的部分。此种眉修正的重点是描画。

⑥ 眉型散乱:先按标准眉型的要求将多余的眉毛去掉,在眉毛杂乱的部位涂少量的专用胶水,然后用眉梳梳顺,再用眉笔加重眉毛的色调。

⑦ 眉型残缺:用眉笔在残缺处淡淡描画,再对整条眉毛进行描画。

(4)眉对脸型的修正

① 圆脸型、方脸型:眉毛适宜画得微吊,修整时把眉头压低,眉梢挑起,这样的眉型使脸显长。

② 长脸型、正三角脸型:适合画平直的眉,眉尾可略长,这样可以加强面部的宽度感。

③ 倒三角脸型:适合弯眉,眉头略重。

④ 菱形脸型:适合平直的眉毛。

8. 涂腮红 涂腮红可以增加面部的红润感,使面色显得健康,增加女性的妩媚。

(1)标准腮红的位置:标准腮红的位置在颧弓上,即笑时面颊能隆起的部位。一般情况下,腮红向上不可高于外眼角的水平线;向下不得低于嘴角的水平线;向内不超过眼睛的1/2垂直线(图5-37)。根据脸型和化妆具体情况,腮红的位置和形状会有相应的变化。

(2)腮红的颜色:腮红的颜色应根据眼影的色彩来确定。淡妆一般选粉红色、浅棕红色、浅橙红色等比较淡的颜色。淡妆在选择颜色时,要特别注意与眼影色及妆面的其他色彩相协调,使用同一色系的颜色是化淡妆的用色原则。但胭脂色与眼影和唇色相比,其纯度与明度都应适当减弱,目的是使妆面色彩整体协调。一般唇色最深,眼影次之,腮红最淡。

(3)腮红的描画:腮红的描绘主要是通过胭脂刷的晕染来完成的。操作时,用胭脂刷蘸少量胭脂在腮红的中心位置向四周晕开,然后再蘸再晕,直到颜色符合标准为止。在晕染过程中,应注意腮红的晕染效果是中心颜色深,而四周逐渐变浅直至消失,腮红与面色浑然一体。这样的晕染才能给人一种从内向外透出的红色,自然而真实。在晕染时,一次不要蘸胭脂太多,否则会使腮红过深或成块,显得呆板、不自然。

(4)腮红对脸型的修正

① 圆脸型:斜向上方涂抹,与两腮的影色衔接,过渡要自然。

② 方脸型:在颧骨处呈三角形晕染,腮红的位置略靠上。

③ 长脸型:在颧骨略向下的位置作横向晕染。

④ 正三角脸型:在颧骨外侧作纵向晕染。

⑤ 倒三角脸型:在目外眦水平线和鼻底线之间作横向晕染。

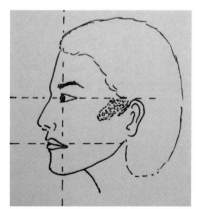

图 5-37 标准腮红的位置

⑥菱形脸型：比面颊两侧的影色略高，并与影色部分重合。

9. 画唇线和涂唇膏 唇部的修饰主要由描画唇型和涂抹唇色两部分组成。通过对唇部的修饰，不仅能增加面部色彩，而且还有较强的调整肤色的作用。

（1）标准唇型：唇峰在鼻孔外缘的垂直延长线上；唇角在眼睛平视时虹膜内侧的垂直延长线上；下唇中心厚度是上唇中心厚度的2倍（图5-38）。

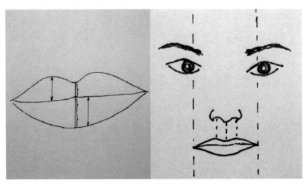

图5-38 标准唇型

（2）唇的描绘：先用唇线笔将上下唇线画出来，再用唇刷涂唇色。画唇线时，先由上唇峰开始向嘴角描画，再将下唇线一笔画出。使用此法画唇，嘴唇的轮廓鲜明突出，但应注意唇线与唇膏之间的衔接要自然，避免唇线太明显。

（3）唇膏色的选用：唇膏的颜色应与妆面搭配，根据眼影和腮红来确定。一般要比腮红的颜色深，并与眼影色相协调。淡妆可选用橙红色和粉红色。

10. 涂睫毛膏 睫毛修饰的主要内容是使睫毛弯曲上翘，并且显得长而柔软。修饰睫毛要通过夹睫毛、涂睫毛膏和粘贴假睫毛来完成。涂睫毛膏不能与画眼影和眼线一起操作，是因为睫毛膏在未干时容易弄脏妆面，所以放在化妆的最后进行。涂抹时手要稳，一次不要涂得过多，以免睫毛粘连或弄脏眼周皮肤。如果不慎弄脏眼周皮肤，待其干后，可用棉棒蘸少量蜜粉将其擦去。

11. 妆面检查 化妆完成后，要全面、仔细地进行妆面检查。通过近距离和远距离观察，检查妆面的整体效果，如发现问题及时修补。妆面检查的主要内容有：

（1）妆面有无缺漏和碰坏的地方，妆面是否整齐干净。

（2）妆面各部分的晕染是否有明显界线。

（3）眉毛、眼线、唇线等的描画是否对称。

（4）眼影色的搭配是否协调，过渡是否自然柔和。

（5）唇膏的涂抹是否规整，有无外溢和残缺。

（6）腮红的外型和深浅是否一致。

（三）化妆的注意事项

1. 体现职业特点，忌离奇出众。

2. 不能当众化妆。

3. 不借用他人化妆品。

4. 不评论他人的化妆。

5 不使妆面出现残缺。

6. 男士也应通过化妆来美化自己。

7. 临睡之前应彻底卸妆。

二、面部皮肤护理

面部皮肤完全没有遮挡地暴露在阳光和空气中，受到紫外线、风、烟雾，以及其他污染物的侵害，所以面部皮肤比身体上的任何器官都更容易老化。只要终身每日保养、护理，才能保持健康、美丽。下面介绍面部皮肤日常护理的正确步骤和方法：

（一）卸妆

皮肤具有呼吸和排泄作用，当化妆品长时间地附着在皮肤表面时，就会影响皮肤的呼吸和排泄功能，产生痤疮、色斑、红疹、皮炎等疾病。卸妆是科学保养皮肤、保证皮肤健康美的关键。

卸妆应使用清洁霜或卸妆油，其中的油分可溶解脂溶性污垢。使用方法：用化妆海绵将清洁霜（卸妆油）均匀地涂敷于皮肤上，当清洁霜（卸妆油）与化妆品滞留物及皮肤上的污垢完全溶解时，用洁面巾擦拭后温水冲洗，再用洗面奶清洁。

（二）洁面

面部清洁不仅可以清除皮肤表面的污垢和皮肤分泌物，保持汗腺、皮脂腺分泌和排出通畅，防止细菌感染；而且还可使皮肤得到放松、休息，以便充分发挥皮肤的生理功能，呈现青春活力；也可以调节皮肤的这 pH 值，使其恢复正常的酸碱度，保护皮肤，同时也为皮肤护理做好准备。洁面在皮肤保养中非常重要。洁面之前，首先要根据自己的皮肤类型选择适合的洗面奶。

1. 将适量的洗面奶置于左手上，用右手美容指（中指、无名指）指腹分别将洗面奶涂于额部、双颊、鼻尖及下颏部，并用双手美容指指腹将其均匀抹开，然后由上向下清洁面部。

2. 双手美容指从额部中央向两侧打圈至太阳穴。

3，从太阳穴向下绕眼眶打大圈。

4. 沿鼻梁上下、两侧搓抹，并用中指在鼻尖至鼻翼处向外打小圈。

5. 在两颊部由里向外打圈。

6. 从下颏绕口角抹至人中（人中穴处仅用中指），再返回颏部。

7. 双手四指从颈部向上抹至下颌，对颈部进行清洁。

8. 用洗面海绵洗去洗面奶。

（三）按摩

按摩具有增进血液循环，促进新陈代谢；增加皮肤弹性，延缓皮肤衰老；排除多余水分，促进脂肪分解；调节神经系统，消除肌肉疲劳等功效。按摩面部的原则是：由下向上，由内向外；按摩方向与肌肉一致，与皱纹垂直；按摩时尽量减少肌肤的位移。按摩前可用热毛巾敷面，在毛孔张开时进行按摩能促进营养物质的吸收，更好地发挥按摩的作用。按摩过程中，应给予足量的介质(按摩膏、油或润肤霜)，使皮肤润滑，避免因摩擦而损伤皮肤。

1. 将适量的按摩膏置于左手上，用右手美容指(中指、无名指)指腹分别将按摩膏涂于额部、双颊、鼻尖及下颏部，并用双手美容指指腹将其均匀抹开。

2. 双手五指并拢，指尖向上，扣于面部两侧，全掌着力，向外、向上抹大圈，如此反复 8 ~ 10 次后，四指打圈、点弹额部。

3. 双手美容指自额中央由内向外打竖圈至太阳穴，并按压太阳穴，如此反复 8 ~ 10 次。

4. 左手美容指分开置于两眉之间，右手中指从鼻根部由下向上打横圈至额中部，如此反复 8 ~ 10 次。

5. 双手美容指顺眉毛生长方向绕眼眶打大圈，反复 10 次后，点按攒竹、鱼腰、丝竹空、瞳子髎、承泣、四白、睛明穴，再以食指、中指、无名指绕眼眶作四指点弹。

6. 双手美容指由睛明穴沿着下眼眶抚摩至太阳穴点按，再由太阳穴抚至睛明穴，如此反复 3 ~ 5 次。

7. 双手美容指在鱼尾纹处由内向外，由下向上打圈。

8. 面颊部打三线圈：点按承浆穴，由承浆穴开始向外、向上打圈至颊车穴，并点按；继续打圈至翳风穴，并点按地仓穴；由地仓穴开始向外、向上打圈至听宫穴，并点按；点按迎香穴，由迎香穴开始向外、向上打圈至太阳穴，并点按。如此反复 3 ~ 5 次。

9. 双手五指并拢，指尖向上，以四指指腹以打圈状运动轻拍面颊 5 ~ 8 圈后，四指打圈点弹面颊 5 ~ 8 圈。

10. 双手美容指从承浆穴拉抚至地仓穴，渐渐分开美容指，无名指沿唇下推至承浆穴，中指沿唇上推至人中穴；然后再分开拉至地仓穴，美容指并拢从口下方推至承浆穴。每 2 圈点按承浆、人中穴。如此反复 5 ~ 8 次。

11. 分别以指背着力，沿颈部至下颌，从下向上交替抚抹。抚抹部位从颈部中央移至颈的一侧，然后慢慢移回，再移至颈部的另一侧。

12. 双手指尖向上，中指、食指分别置于耳郭前、后，中指沿耳前三穴(耳门、听宫、听会)往返搓抹 3 ~ 5 次后，再用双手美容指将耳屏慢慢压向外耳道口，并迅速放开，连续 3 次。

13. 双手微握，自食指至小指自然并拢，拇指指腹与食指桡侧相对用力，一张一合，反复、持续、均匀地揉捏面颊部。

按摩完毕，用洗面海绵洗去按摩膏。

（四）敷面膜

面膜有清洁、营养、护肤的功效。常用的面膜有硬膜、软膜等，家庭自我护理时应选用简便的软膜，也可根据自己的肤质自制果蔬、草药面膜。通常每周使用 1 次，每次敷面 15 ～ 20 分钟。

使用方法：选用适合自己肤质的面膜，用面膜刷避开眼部、鼻孔、嘴部，均匀地涂抹在脸上。使用结束后，用清水洗去面膜。

（五）上化妆水

面部皮肤老化，主要是皮肤细胞缺水，尤其是表层皮肤细胞的角蛋白缺水。要保持皮肤光滑柔嫩，除多喝水外，还可以使用化妆水从外部补水。化妆水具有很强的亲肤性，能全面地被皮肤吸收，还能平衡皮肤的酸碱值，有效收缩皮肤毛孔。

使用方法：根据自己的皮肤性质，选择正确的化妆水。用化妆棉或手蘸化妆水在面部 (眼睛除外) 持续地轻轻拍打，让皮肤自然吸收。

（六）润肤

润肤时，既要根据肤质、季节、使用时间来选择润肤产品，也可根据自己的皮肤问题，选用祛斑或祛痘等有针对性治疗作用的润肤产品。

另外，眼部皮肤是人体皮肤最薄的部位，没有皮脂腺和汗腺，且使用频率高，所以应特别保养，选用眼部专用的护肤品——眼霜。使用时，取适量的眼霜用中指指腹分别点在眼角及眼轮匝肌上，再沿着眼轮匝肌纹理的方向将眼霜展开，让皮肤完全吸收。

（七）防晒

阳光中含有较强的紫外线，过强的紫外线会引起皮肤的老化，产生日光性皮炎，甚至可导致皮肤癌，所以防晒对皮肤护理也是非常重要的。

三、手部皮肤护理

护理工作是一项技术性很强的工作，护理人员要掌握数百种操作技术，双手在这些操作技术的完成过程中常常扮演着"主角"。细腻、光泽、丰满、修长的手，给人以美的享受和舒适感，给患者带来安慰和温暖。所以手部需要精心呵护和保养。

（一）手部皮肤的日常保养

1. 养成勤洗手的良好卫生习惯，但洗手次数要适当，太频繁易损伤皮肤。洗手的水温以温水为宜，要选择碱性小的香皂。

2. 防止和减少化学物质对手的损害。在可能的情况下，应戴上防护手套，保护皮肤。接触过化学物质后，应及时将手泡在温水中，并用香皂洗净擦干，涂上护手霜以滋润皮肤。

3. 注意防晒。

4. 坚持做手部运动。

5. 身边随时备有护手霜，养成每天涂抹数次的习惯，保护手部皮肤，防止其干燥。

6. 注意经常修剪指甲，保持指甲的清洁光亮。

7. 及时治疗手癣、甲癣、手部湿疹等疾病。

（二）手部皮肤的专业护理

1. 清洁手臂 双手在温水中浸湿，用洗面奶涂于前臂、手背、手掌部各数点，并涂抹均匀。

清洁前臂：以一手的四指指腹在前臂部上下抚抹 3 ~ 5 次后，再以四指指腹向上、向外打圈，由手腕打至肘部。

清洁手掌：以拇指指腹向上、向外打圈，由各指尖至指根部，再由指根部到掌根部，如此反复 3 ~ 5 次。

清洁手背：方法同清洁手掌。

2. 去死皮 去死皮主要是对皮肤的角化细胞进行剥蚀。去死皮膏 (液) 附于皮肤后，其中的酸性物质使角化细胞溶解，当搓掉或除去这些膏液时，可以把被溶解的角化细胞一起带下来，起到净化皮肤的作用。在清洁后的皮肤上均匀地涂上去死皮膏，然后搓脱。

3. 按摩 选用按摩膏或橄榄油作为介质进行按摩。

按摩手指背部：以一手拇指和中指轻轻夹住另一手的手指。用拇指指腹从手背的指尖开始向上摩小圈，摩至指根部位后，拇指和食指用力攥住手指拉回指尖，在指尖部加力。按摩时从小指向拇指依次进行。

按摩手指两侧：用一手的拇指、中指夹住另一手的手指两侧，从指尖部向上揉摩手指两侧。摩至指根后，按摩的手向上翻转180°，用食指、中指的指根部夹住被按摩者的手指，沿手指两侧用力慢慢拉回指尖。按摩时由小手指向拇指依次进行。

按摩手背：用一手的拇指指腹沿各掌骨之间交替从指根部向上、外方向摩圈。

按摩手掌：用一手的拇指指腹在另一手的手心交替向外、上方向摩圈，并揉按劳宫穴。

按摩前臂：同清洁手臂。

活动腕关节：两手的四指交叉，左右旋转手腕部。然后，双手指尖向上，在胸前合十。右手手指部位用力将左手手指尖有节律地推向左手手背方向数次后，左右手交换，如此交替左右推掌。

4. 敷膜 家庭一般使用软膜。用软膜刷将软膜均匀地涂在前臂、手掌、手背部，再用保鲜膜贴封保湿 10 ~ 15 分钟。

5. 润肤 可选择护手霜或含维生素的护肤霜。将护肤产品均匀地涂于手部，稍加按摩，使其渗透。

四、头发护理

（一）定期清洗头发

要保持头发的健康，必须定期清洗头发。洗发周期一般以 3 ~ 5 天为宜，油性头发可短些，干性头发可长些；夏天可短些，冬天可长些。

（二）洗发、护发分开进行

洗发的作用是清洁头发，护发的作用是保护头发。洗发用品的选择除了要适合自己发质外，还要选择不含护发素的产品，这样才能保证洗发和护发作用的充分发挥。洗发时选用30℃～40℃的温水为宜，洗发后再涂上护发素，并在头发上保留3～5分钟，让头发将护发素的营养成分充分吸收，然后用温水冲洗干净。也可每月1～2次用焗油膏进行焗油护理。

（三）每天梳理秀发

每天梳理秀发对促进头部血液循环有很大的帮助，同时还能起到间接按摩头部的作用。梳理时应顺着头发的生长方向梳，长发宜用疏齿梳，手法应轻缓，不宜过重，否则容易拉断头发。一般每天以2～3次为宜。

（四）按摩头部

1. **点四穴** 中指叠加按压百会穴，然后分开按压前后、左右的四神聪穴，如此反复8～10次。

2. **梳理头发** 双手扣于头部，四指稍分开，呈"梳子"状。双手交替从发际、太阳穴向头顶梳理头发。

3. **抓弹头发** 双手五指稍分开、微弯曲，五指指腹着力。梳搔头部几次后，抖腕用爆发力迅速抓住头部，再迅速离开。

4. **轻叩头部** 双手五指稍分开、微弯曲，五指指腹着力，腕部抖动用力，轻叩头部。

第六章　护理礼仪

"礼者敬人也，仪者形势也"。礼，是用来尊敬他人的；仪，是用来形成自己的威势的。礼仪是社会文明化过程的产物，是衡量社会文明的标尺，也是个人思想觉悟、道德修养、精神面貌和文化教养的综合反映。护理礼仪是在护理活动中形成的行为规范与准则。在护理工作中注重礼仪规范，一方面可以满足患者被尊重的需要，另一方面也是提升护士自身修养，塑造良好护士职业形象的必要手段。

第一节　礼仪概述

一、礼仪的概念

礼仪（etiquette）是指人们在社会交往中所形成的相互表示敬意和友好的行为规范与准则，体现为礼貌、礼节、仪表、仪式等具体形式；是人类为维系社会正常生活而要求人们共同遵守的最起码的行为规范。礼仪不是随便制定的，而是在人际交往中，以一定的约定俗成的程序、方式表现的律己、敬人的过程，涉及仪容、服饰、交往、沟通等内容，各个国家和各民族在不同时期常有不同的礼仪规范。它源于特定的民族、国家长期形成的伦理道德观念和社会生活习俗，是一种约定的行为规范。

在中国古代，"礼"和"仪"常常是分开使用的。"礼"是社会的典章制度和道德规范。作为典章制度，是社会政治制度的体现，是维护上层建筑及与之相适应的人与人交往中的礼节仪式。作为道德规范，它是国家领导者和贵族等一切行为的标准和要求。礼的内容繁多，范围广泛，涉及人类各种行为和国家各种活动。主要含义有四项：一是泛指社会生活中某种社会规范和道德规范；二是表示敬意的通称；三是为表示敬意或表示隆重而举行的仪式；四是指礼物。"仪"常指人的外表，其含义主要有五项：一是法度、准则；二是典范、表率；三是形式、仪式；四是容貌、风度；五是礼物。

在西方，礼仪一词最早见于法国。在法国国王路易十四举行的一次大型宴会中，每位客人都手持一张卡片，卡片上写着必须遵守的行为规则，卡片在法语中对应的词为etiquette，因此etiquette便有了特殊含义。"礼"最初多指上流社会的行为规范或宫廷礼节，以及官方生活中所公认的准则，包括言谈、举止、服饰等，后来在欧洲的宫廷中逐渐流行开来。进入英国后，就有了礼仪的含义，意即"人际交往的通行证"。

二、礼仪的传统文化

中国的传统文化博大精深，源远流长，兼容并蓄，和而不同。在远古人类对各种自然现象加以膜拜的过程中，逐渐创造了祭祀神灵、祈求祝福等活动。这些活动中的仪式世世代代沿袭下来，于是就形成了礼仪。

中国的礼仪，始于夏商周，盛于唐宋，经过不断地发展变化，逐渐形成体系。礼仪文化萌芽也很早，在春秋时期，孔子的著作中开始涉及对礼学的研究和论述，后经孟子、荀子及董仲舒为首的儒士的发展，形成了一套礼学思想，礼文化根植于儒家"礼"传统。在儒家看来，礼是一种规范行为的社会制度，是治国之本。

在原始社会，由于缺乏科学知识，人们对许多自然现象无法做出科学的解释，特别是在自然灾害面前束手无策。为了寻求对自身的保护，远古的人类就会把一些自然现象如风雨雷电、日月星辰或某些动物当做自己的保护神，并以一定的形式加以膜拜，逐渐形成了"图腾崇拜"的种种仪式，这种种仪式就形成了最早的原始礼仪。礼仪是原始社会宗教的产物，这就是最早的礼仪内涵。

人类进入到奴隶制社会，礼仪也从原始宗教仪式发展为一整套的伦理道德观念。这一时期的礼仪习俗已渐渐成为法定的制度，成为传统文化的核心，正所谓"礼，国之大柄也"。《周礼》、《仪礼》、《礼记》即通常所说的"三礼"，是古代礼乐文化的理论形态，对礼法、礼义作了最权威的记载和解释，对历代礼制的影响最为深远。《周礼》是一部通过官制来表达治国方案的著作，内容极为丰富。六官的分工大致为：天官主管宫廷，地官主管民政，春官主管宗族，夏官主管军事，秋官主管刑罚，冬官主管营造，涉及社会生活的所有方面。《仪礼》记载着周代的各种礼仪，其中以记载士大夫的礼仪为主，又称"士礼"。《礼记》则是一部秦汉以前儒家有关各种礼仪制度的论著选集，其中既有礼仪制度的记述，又有关于礼的理论及其伦理道德、学术思想的论述。

春秋战国是我国奴隶制社会向封建社会转换时期，相继涌现出了孔子、孟子、荀子等思想巨人，发展和革新了礼仪理论。孔子认为"不学礼，无以立"，要求人们用道德规范约束自己的行为，要做到"非礼勿视，非礼勿听，非礼勿言，非礼勿动"。他倡导的"仁者爱人"，强调人与人之间要有同情心，要互相关心，彼此尊重等。孟子更继承发扬了孔子的"仁学"思想，主张"以德服人"、"舍身而取义"的道德修养，讲究"修身"和培养"浩然正气"等。荀子主张"隆礼"、"重法"，提倡礼法并重，指出"礼之于正国，家也，如权衡之于轻重也，如绳墨之于曲直也。故人无礼不生，事无礼不成，国无礼不宁"，这个观点更进一步说明了礼仪的作用。

到了封建社会时期，礼仪制度亦具有了新的特点，即被打上了严格的等级制度的烙印，特别是伴随着封建家庭的产生，礼仪规则开始分化为两部分。一部分是与国家政治息息相关的礼仪制度；另一部分是家庭礼仪在家庭内部各成员之间的等级区分与行为规定。西汉思想家董仲舒把儒家礼仪具体概括为"三纲五常"，三纲即君为臣纲、父为子纲、夫为妻纲，五常即"仁、义、礼、智、信"。他提出"罢黜百家，独尊儒术"的建议，被汉武帝刘彻采纳，使儒家礼教成为定制。

随着历史的发展，社会的前进，传统的礼制也随着中国封建社会的最后崩溃而结束了它的历史使命。新的时代呼唤着新的文化形态，呼唤着现代社会的精神文明，在继承和发扬优良的传统礼仪的基础上，现代礼仪也在不断地更新自己的内涵，礼仪将越来越淡化它在社会政治秩序和国家机构建设方面的色彩，而侧重于人际交往和思想品德修养中的礼仪规范，并以此来陶冶社会中每个成员的思想与情操，约束自己的行为，并与国际礼仪规范相接轨。

宗教信仰是形成礼仪的重要根源，世界上信仰不同宗教的人们遵守着各自不同的礼仪，形成截然不同的中西方礼仪文化。如中国礼文化注重集体主义观念，倾向于世俗化；西方则更注重个人主义观念，并呈现出浓厚的宗教色彩。中国礼文化强调"贬己尊人"，提出尊卑位序；而西方礼文化则提倡尊重、平等、自由等等。

三、礼仪的基本原则

在人际交往中，应注意遵守礼仪的基本原则，否则易出现尴尬局面，不利于人与人之间的进一步交往。

1. **尊重原则** 尊重是礼仪的核心，尊重包含着自尊和尊敬他人。自尊就是要保持自己的人格和尊严，注意自身的修养，自强不息，只有学会尊重他人，才能赢得他人的尊重；而尊敬他人就是要以礼待人，尊重他人的信仰、习惯、人格等。在人际交往中，人与人之间只有彼此尊重，才能保持和谐愉快的关系。

2. **遵守原则** 礼仪规范是为了保持社会生活的稳定而形成和存在的，实际上是反映了人们的共同利益要求。在人际交往中，每一个社会成员都应当自觉遵守执行，以礼仪去规范自己在交际活动中的一言一行，一举一动。任何人，不论身份高低、职务大小，财富多少，都有自觉遵守、应用礼仪的义务，否则就会受到社会舆论的谴责，交际就难以成功。

3. **适度原则** 在人际交往中，要把握好分寸，合乎规范。在运用礼仪时，既要彬彬有礼，又不能低三下四，要做到不卑不亢、落落大方。

4. **自律原则** 在应用礼仪时，要把礼仪当做一面"镜子"，经常对照礼仪这面"镜子"来规范自己的行为准则，不断提高自我约束、自我控制的能力，在生活中处处自觉遵守礼仪规范，做一个受大家欢迎的人。

5. **从俗原则** 礼仪是带有民族、国家和地区文化色彩的。古人云："百里不同风，千里不同俗。"因此，要尊重各民族、国家地域的习俗，切不要自高自大，唯我独尊。必要时要入乡随俗，这样才能发挥更大的礼仪交往作用。

四、礼仪的作用

西方成功学家拿破仑·希尔说"世界上最廉价，而且能得到最大收益的一项特质，就是礼仪！"礼仪的本质是"敬"，礼仪的核心思想是尊重他人、关心他人、严于律己。礼仪的精髓是对他人的尊重和自尊的有机统一，礼仪的价值在于维护和体现人的尊严。

现代礼仪至少包含有社交礼仪、商务政务礼仪、家庭礼仪、职业礼仪、国际礼仪等五个较大的范畴。

（一）礼仪与社会交往

任何社会的交际活动都离不开礼仪，而且人类越进步，生活越社会化，人们也就越需要礼仪来调节社会生活。

礼仪是社会交往的钥匙和润滑剂。人离不开与他人的交往，人总要介入各种各样的"人际关系"。人际关系是人与人之间在心理上的亲疏远近距离，这种距离又是以一定的物质和精神满足为基础的。学习并应用现代礼仪，有利于满足他人在心理上被尊重的精神需要，拉近人与人之间的关系，形成和谐的心理氛围，有利于社会交往，并促进双方的身心健康。另一方面，人们在不断地发展自我时，常常需要远离亲人朋友，需要不断建立新的人际关系，并通过人际交往活动，在交往过程中获得友谊，以适应新的生活环境。熟练掌握现代礼仪则有助于人们在新的人际交往中左右逢源。

礼仪是增进感情、化解矛盾的催化剂。讲究礼仪，在社会交往中对人以礼相待，能赢得对方的好感与信任，增进彼此感情，使彼此的交往产生良好的效果。否则，言语不当，举止失范，失礼于人，使对方厌恶和反感，就必然影响交往的正常进行，甚至带来工作、事业上的损失。现实生活中遇到矛盾在所难免，俗语说"伸手不打笑脸人！"当矛盾不可避免时，主动道歉，以微笑的仪容来打动对方，化解矛盾。

（二）礼仪与商务政务

礼仪是企业形象的重要组成部分，是企业文化的重要内涵，是提高企业员工办事效率的重要环节，是表现企业对客户人性化服务和关爱的重要途径，更是实现企业认证和国际接轨的重要途径。礼仪也是端正文明行政的有效手段。

（三）礼仪与家庭

家庭礼仪是指人们在长期的家庭生活中，用以沟通思想、交流信息、联络感情而约定俗成的行为准则和礼节、礼仪的总称。家庭是建立在婚姻和血缘关系基础上的亲密合作、共同生活的小型群体。人的社会化起始于家庭，人的文明礼貌的养成也从家庭开始，家庭的礼仪文化熏陶着家庭的每一个成员，使之成为懂礼貌、有教养的人。礼仪能调节家庭成员之间的和谐关系，是家庭幸福的基础。旧时讲父严母慈兄友弟恭子孝，有些内容已不适应今天社会的需要，但尊老爱幼、相互扶助依然是当今提倡的美德。"相敬如宾、白头偕老"、"父子和而家不败，兄弟和而家不分，夫妇和而家道兴。"这里的"敬"、"和"是相互谦恭有礼，相互尊重。居家、邻里交往、拜访接待中恰当的家庭礼仪有利于建立和谐家庭，有利于社会安定。

（四）礼仪与职业

职业礼仪是指各行业的执业人员在工作交往中应遵守的行为准则和礼节，是执业人员应遵守的自尊、敬人的行为规范。职业礼仪有助于个人求职，并在执业过程中有效提升个人素质，塑造良好的个人职业形象；有利于人际沟通与交流，塑造和维护所在的职业群体的形象。如护士职业礼仪的核心是对服务对象的尊重和关爱。护士遵守礼仪规范能有效地使患者在心理上产生一种被尊重、被理解的良好情感体验，从而使护士与患者之间形成一种带有心理亲和力的，以人格地位平等为前提的新型护患关系。

（五）礼仪与对外交往

对一个国家、一个民族来说，礼仪是其传统文化、文明程度、道德风尚和生活习惯的反映。世界各国、各民族在其自身发展、生存的历史过程中，形成了各种风土人情和习俗。同时，由于宗教信仰、文化背景、生活习俗等不同因素，使得世界各国、各民族又各有其禁忌。随着历史的发展，国际交往的频繁，懂得并应用国际礼仪显得非常必要。礼仪能反映一个国家和民族的精神风貌，能体现其文化底蕴，能体现人民的素质，能增强其国际影响力。我国是"文明古国"、"礼仪之邦"，在对外交往中，人们应遵守国际礼仪惯例，尊重相应国家和民族的礼仪习俗，发展对外关系，增进与世界各国、各民族的感情，提升国际地位。

第二节　护士的日常礼仪

每个人生活在社会之中，都需要与人交往。因此，人们在社会交往中应该掌握一些基本的礼仪知识，这样才能在社会交往中得心应手，从而促进社会活动取得成功。

常见的日常礼仪包括会面礼仪、介绍礼仪、致意礼仪、通讯礼仪、宴请礼仪、服饰礼仪，以及涉外礼仪等。

一、会面礼仪

（一）称谓礼仪

称谓是指人们在日常交往中所采用的彼此之间的称呼语。称呼是给人的第一印象，它不仅显示了对人的尊敬，而且也反映了一个人的自身教养。所以，在人们日常交往中，称谓礼仪也是很重要的。

1. 常用称谓的种类

（1）通称：是对社会各界人士，在较为广泛的社交场合都可以使用的表示尊重的称呼。过去我国在彼此称谓中不分交往人的年龄、性别、职业、职务等，一概通称"同志"，随着改革开放而渐渐少用，代之以"先生"、"女士"、"小姐"等国际通用的称谓。

（2）敬称：在人际交往中，为了体现对他人的尊重和自身的修养，在称呼对方时，常用您、尊、贵、令等词，以表示谦恭和尊敬。如贵公司、贵姓、贵庚、尊夫人、令尊（称对方父亲）、令堂等。

（3）职业称：有特定的职业可作敬称，以表示对对方职业和劳动技能的尊重，如老师、医生、护士、律师等。

（4）职衔称：对有明确职衔的人士，交往双方通常都用职衔称，如校长、处长、经理、主任等。

（5）技术职称：对某些领域内的权威人士，交往双方通常使用技术职称，暗示其在该领域的地位，如教授、总工程师、会计师等。

（6）年龄称：一般对长辈多采用的敬称有大伯、大妈、叔叔、阿姨等。

（7）姓氏称：这是我国在称谓方面与国际惯用称谓的不同点。当对方与自己比较熟悉，如果是长辈且又德高望重者，则称"姓＋老"，如赵老；若对方是同辈，常用"老＋姓"称呼，如老李；若对方比自己年龄小、身份低，则称"小＋姓"，如小王等。

（8）亲属称：在与非亲属人士交往中，对对方以亲属称谓称之，能给人以亲切、热情、敬重之感，尤其是在非正式场合的交往中，使人倍感亲切，使人与人之间的心理距离缩短，如刘姐、李哥、徐姨等。

2. 注意事项

（1）恰当的称呼：它是交往成功的开始。应从对方的年龄、身份、仪态深入地观察所得，不宜一概用"同志"或"师傅"二字。假如只有十几岁的年轻人，而对方却是满头白发的老人，如果称之为"同志"，是否感觉缺点人情味，若以"老爷爷、老人家"之称，则会使对方感到更亲切，这样的沟通效果就会更好。"师傅"本指工、商、戏剧等行业中向徒弟传授技艺的人，是对有手艺人的尊称，但如果我们把它泛称，不管什么人都一律称"师傅"，就会造成交际双方情感上的障碍。

（2）避讳失礼的称呼：①绰号，又叫"外号"。给别人起绰号并公开或私下称呼是对他人的不尊重，是极度非礼的行为。②蔑称和贬称，是对交往对象一种蔑视和轻视的称谓。如称农民为"土老帽儿"，对年长者称"老头"、"老太婆"等都是失礼的表现。③对别人不加称呼，以"喂喂"、"哎哎"或使用"的"字结构的称呼，如"买票的"、"看门的"等都是失礼的表现，常常使沟通失败。④替代性称呼：即非常规的代替正规性称呼的称呼。比如医护人员以床号替代患者的人名，都是失敬于人的表现。

（二）介绍礼仪

介绍是指人们在交往中建立联系，增进了解的一种最基本、最常规的方式。它在素不相识的人与人之间起到桥梁和沟通的作用。护士在工作中要经常进行介绍，因此要掌握必要的介绍技巧，使与患者的交往在礼貌和谐的氛围中开始和完成。

最为常见的介绍方法有三种：一是自我介绍，二是为他人作介绍，三是名片介绍。

1. 自我介绍　即向别人介绍自己，以使对方认识自己。在社交活动中，有时需要自我介绍，如求职或由于某种原因，主人对互不相识的客人未作介绍，这时自己可以进行自我介绍。再如，为了结交某知名人士，自己也可以主动进行自我介绍，等等。在人与人交往的过程中，第一印象常常是最深刻的，社会心理学中称之为"首因效应"，因此在自我介绍中务必运用好。

（1）自我介绍时应注意选择恰当的时机，即掌握适时的原则：这个适时原则，一是对方有兴趣时；二是对方有空闲时；三是对方情绪好时；四是对方干扰少时；五是对方有要求时。这些是进行自我介绍的最佳时机，要把握好适时的原则，介绍时方能恰到好处。

（2）注意介绍内容的繁简：在一般情况下，自我介绍主要介绍自己的姓名、工作单位、身份。例如："我叫王平，是XX医院普外科护士。"如果对方表现出结识的兴趣，介绍的内容还可以增加，还可以进一步介绍一下自己的学历、专长、兴趣和经历，等等。

（3）在自我介绍时要举止庄重，表情自如，应显得落落大方，笑容可掬。

（4）自我介绍应当实事求是，态度真诚。既不要自吹自擂、夸夸其谈，也不要自我贬低、过分谦虚，要给人诚恳、可以信任的印象。

（5）在自我介绍时，还应讲究一下自我介绍的艺术。当对方正与人亲切交谈时，不宜走上前去进行自我介绍，以免打断别人的谈话。而当对方一人独处或者与人闲谈时，不妨见缝插针，抓住时机进行自我介绍。自我介绍要看场合，如与人单独会见时，可开门见山地进行自我介绍；如有多人在场时，自我介绍前最好加一句引言，比如"我们认识一下好吗？我是……"作自我介绍时，不要直接把目光集中在一个人身上，最好环视大家，然后将目光转向他们中的某个人，大家也会相应地作自我介绍。此外，进行自我介绍前，也可以引发对方先作自我介绍，诸如"请问您贵姓"、"您是……"等，待对方回答后再顺水推舟地介绍自己。

2. 为他人作介绍　又称第三者介绍，是由第三者为彼此不相识的双方引见、介绍的一种方式。

在为他人作介绍时，要注意以下礼仪：

（1）掌握介绍的顺序：在为他人作介绍时，先介绍谁与后介绍谁是一个比较敏感的礼仪问题。按照国际惯例，必须遵守"尊者优先了解情况"的规则。其含义是：在为他人作介绍时，首先要确定双方的身份、地位，然后由低向高作介绍。即：①在介绍长者与年轻者认识时，应先介绍年轻者，后介绍年长者，以示对年长者的尊重。②在介绍男士与女士相识时，应先介绍男士，后介绍女士，以表示对女士的尊重。③在介绍身份高者与身份低者认识时，应先介绍身份低者，后介绍身份高者，以表示对身份高者的尊重。④在介绍主人与客人相识时，应先介绍客人，后介绍主人，以示对主人的尊重。⑤在客人之间相识时，应将晚到者介绍给早到者。

（2）在介绍的过程中，先对年长者、女士、身份高者、主人等进行称谓，以示对此人的尊敬，然后再作介绍。如"李院长，这位是王主任"；然后介绍说。"王主任，这位是李院长"。

（3）在为他人介绍时，态度要热情友好，不要厚此薄彼，不可以详细介绍一方，简要介绍另一方。

（4）在作具体介绍时，手势动作应文雅，手心朝上，四指并拢，拇指张开，举右手示意，并且眼神要随手势投向被介绍的对象，切不可用手指来指去，或眼手不协调，显得心不在焉。

（5）介绍时，除长者、尊者、女士可以微笑或略欠身致意外，一般均应起立，微笑致意，并做出礼貌的反应，如"您好"、"认识您很高兴"之类的话语。

（6）在宴会桌、会议桌前可不必起立，被介绍者只要略欠身微笑、点头，有所表示即可。

3. 名片介绍　这是当代社会人际交往中一种常用的介绍性媒介物，一是介绍方便，二是印象深刻。因此，我们在使用名片时应注意使用名片的礼仪。

（1）递上名片：可随身带上几张名片，以备用。与初次见面的人相识后，出于礼貌或有意继续交往，便适时递上自己的名片。递名片时，用双手或右手将名片正面交给对方，切不可以左手递交名片。将名片递给他人时，口头应有所表示，可以说"请多多指教"、"请多关照"等。在递交名片时，应讲究先后次序，或由近而远，或由尊而卑，不应挑三拣四，采用跳跃式。当然，也没有必要滥发自己的名片。

（2）接受他人的名片：如他人表示要递名片给自己或交换名片时，应立即停止手中所做的一切事情，起身站立，面含微笑，目视对方，双手接过，并说声"谢谢"。接过名片，首先要看，这一点至关重要，接过名片后当即要用半分钟左右的时间，从头至尾将其认真默读一遍，以示尊重。然后可以把名片放进上衣口袋里或放入名片夹中，也可以暂时摆在桌面上，但注意不要在名片上放任何物品，否则显出不恭。切忌在接过他人名片后，看也不看，随便一扔，或拿在手里折叠，或弃置桌上，或装入后裤兜里，这些都是失礼的表现。在接名片的同时应口头道谢，不可一言不发。

（3）索取他人的名片：如果没有必要，最好不要索要他人的名片，如要索取他人名片，也不宜直言相告，而应采用以下的方式：①主动递上本人名片，此所谓"将欲取之，必先与之"。②询问对方"今后如何向您请教？"此法适于向尊长者索取名片。③询问对方"今后怎样与您取得联系？"此法适于向平辈或晚辈索取名片。

（4）婉拒他人索取名片：当他人索取本人名片，而本人又不想给对方时，不宜直截了当地回绝，而应以婉转的方式表达此意。可以说"对不起，我忘了带名片"。或者说"抱歉，我的名片用完了"。若本人没有名片而又不想说明时，也可以用上述方法委婉地表述。

（三）致意礼仪

人们在社会交往中，见面时要相互行礼，以表示自己对对方的尊重、友好、关心与敬意，这就是见面的礼节。

由于世界各民族长期以来所形成的习惯不同及宗教信仰的差异，因此，见面礼也有所不同。为大家所熟知的有点头礼、举手礼、握手礼、拥抱礼、亲吻礼、鞠躬礼、合十礼、吻手礼、拱手礼等。但当今世界上最常运用的见面礼是握手礼。

1. 握手礼　它不仅用于见面致意和告辞道别，而且还在不同场合、不同情况中表示支持、信任、祝贺、道谢等各种意思。如与成功者握手表示祝贺，与失败者握手表示理解，与悲伤者握手表示慰问等。握手是沟通心灵，交流情感的一种行之有效的方式。

（1）握手的标准姿势：双方距离约1米左右，面带笑容，目光注视对方，上身略微前倾，伸出右手，四指并拢，拇指张开与对方相握，手微微上下抖动三四次，并亲切说"您好"，握手时应稍微用力，持续时间为 1～3 秒钟。

（2）握手的顺序：在中国传统礼仪文化中，一般是上级、长辈、女士等先伸出手来。作为下级、晚辈、客人、男士应先问候，见对方伸出手后再伸手与对方相握。总而言之，握手时应该按照上级、长辈、主人、女士在先的顺序进行。朋友、平辈见面时先伸出手者则表现出更有礼貌。

（3）握手的注意事项及禁忌：①在与他人握手时，手应是洁净的，否则会给对方以不舒服、不愉快的感觉；②握手前一定要先摘下手套，实在来不及的话，应该向对方道歉。只有女士才可以在社交场合穿礼服，戴着薄纱手套与人握手时可以不脱去手套；③不要用左手与他人握手，尤其是与阿拉伯人、印度人打交道时要牢记此点，因为他们认为左手是不洁的；④握手的时间不宜过长，尤其是握异性或初次见面者的手长久不放，让人感到有些虚情假意，甚至会被怀疑为"想占便宜"；⑤不要在握手时将另一只手插在衣袋里；⑥握手时一定要表现出专注、热情、友好、自然，切不可面无表情，不置一词，好像无视对方的存在，而纯粹为了应付，也不可一边握手，一边东张西望，或忙于跟其他人打招呼，这些表现都是极不礼貌的；⑦在与众多人握手时，应先近后远，男士若先伸手，女士不要回避，应当大方得体。

2. **点头礼**　头部向下轻轻一点，同时面带笑容。不宜点头不止，点头的幅度不宜过大。点头礼适用于近距离遇上的熟人，或遇上多人而无法一一问候之时。在会场、剧院、舞厅等不易与人交谈时也可行点头礼。

3. **举手礼**　行举手礼的场合，与行点头礼的场合大致相似。它最适合与距离较远的熟人打招呼。正确做法：右臂向前方伸出，掌心向着对方，轻轻左右摆动一两下即可。切不要将手上下摆动。

4. **拱手礼**　是我国民间传统的会面礼，它适用于每逢佳节举行的团拜、祝寿、恭贺新婚、乔迁、向亲朋好友感谢等。行拱手礼时，要求站立，右手在内，左手在外，两手合抱于胸前，轻轻晃动两三下。

5. **鞠躬礼**　鞠躬礼是指弯身行礼，是表示对他人敬重的一种礼节。

鞠躬礼的意思是弯身行礼，是表示对他人敬重的一种郑重礼节。在中国广泛流行，世界其他一些国家也有这样的礼节，如日本是鞠躬礼应用最多的国家之一。鞠躬礼一般适用于演员谢幕、颁奖、举行婚礼、参加悼念活动等。行鞠躬礼的基本方法：首先应该立正站好，双目凝视受礼者，面带微笑，然后上身弯腰前倾 15°～30°，目光向下，右手搭在左手上放置腹前。鞠躬时，弯身的幅度越大，表示敬重的程度就越大。鞠躬的次数可视具体情况而定。

当护士接待患者入院、送患者出院、表达对他人感激之情、在悼念活动中向逝者或先驱者表示哀悼等场合均会应用鞠躬礼。

【护士鞠躬礼的基本要领】

保持基本站姿，女士双手叠握于中腹或下腹，男士双臂置于体侧或双手叠握于体前；以腰为轴，整个腰及肩部向前直线倾斜 15°～45°，停顿 2～3 秒；随着鞠躬动作的舒展程度，贴放于体前的双手自然下移；头颈自然向下，目光随之向下，面带微笑；配合礼貌用语"您好"、"谢谢"等；随即恢复站姿，目光也随之礼貌注视对方(图6-1)。鞠躬角度要依行礼人对受礼人的尊敬程度而定，鞠躬角度越大，表示对对方越尊重，一般以15°～30°常用。在与患者交往时，欢送鞠躬角度应大于欢迎鞠躬角度。鞠躬的次数，可视具体情况而定。

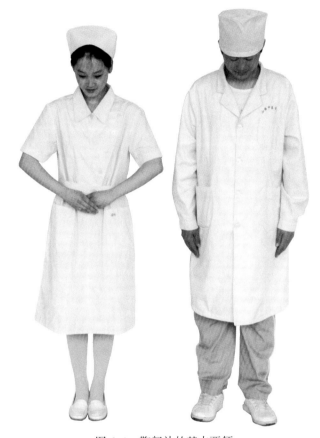

图 6-1　鞠躬礼的基本要领

【鞠躬礼的注意事项】

鞠躬时要脱帽，目光自然向下看，表示一种谦恭的态度；不可以一面鞠躬，一面翻起眼睛看着对方；表情得体，不能口嚼东西，动作不可过快，要做到端庄稳重；鞠躬礼毕起身时，双眼应该有礼貌地注视着对方，视线不应移向别处；一般情况下，受礼者应以平等的方式还礼，但"尊"者对"卑"者可用欠身、点头还礼即可；行进中向对方行鞠躬礼时，应停下脚步行礼，礼毕后站到一侧，给对方让路，请对方先行。

6. 合十礼　亦称合掌礼，即双手十指在胸前相对合，五个手指并拢向上，掌尖与鼻尖基本持平，双腿直立站稳，上身微欠低头，行此礼时，可以口诵祝词或问候对方，面带微笑，在东南亚地区及我国傣族聚居区常为应用。

7. 拥抱礼　在西方，特别是欧美国家，拥抱礼是十分常见的见面礼和道别礼。正规的拥抱礼，要求两人正面相对站立，各自举起右臂，将右手搭在对方的左肩后面，左手扶住对方右腰后侧。首先向对方左侧拥抱，然后向对方右侧拥抱，最后再一次向对方左侧拥抱，一共拥抱三次。

8. 吻礼 是西方国家常用的见面礼。行吻礼有严格的规定，根据辈分、身份的不同，亲吻的部位也有所不同。长辈吻晚辈，应当吻额头；晚辈吻长辈，应当吻下颌；辈分平等者及兄弟姐妹之间，只是脸颊相贴；夫妻或恋人之间吻嘴；男性与已婚妇女应吻手。如果女士身份高于男士时，男士以右手或双手捧起女士的右手，以微闭的嘴唇轻轻吻一下手背或手指；如果男士地位高时，男士应托起女士的手，轻触自己的嘴唇，以避免弯腰。

二、通讯礼仪

（一）电话礼仪

在日常生活里，电话已成为现代人不可缺少的交往工具。虽然电话联系不是面对面地交往，但同样在电话中也能反映出通话人的素质与礼仪修养。因此，在使用电话时一定要维护好自己的"电话形象"，自觉遵守电话礼仪规则。

1. 打电话礼仪

（1）打电话时，首先要掌握好时间，应考虑两个问题：其一，何时打电话是最佳时间，其二是通话多久为宜。①一般打电话的最佳时间是双方预先约定的时间，或者是对方方便的时间。除特殊情况外，尽量不在他人休息时间内打电话。一般不在早晨7点以前、晚上22点以后打电话，以免影响他人的休息。公务电话最好在工作时间内，尽量不要打入家中，尤其是在节假日去麻烦别人。另外，给海外人士打电话时，要注意了解当地的时间差，否则会骚扰他人。②通话时间不宜过长，尽量遵守"三分钟原则"。即在打电话时，发话人应有意识地将每次通话时间限定在3分钟内，尽量不超过这一限定时间。

（2）打电话时，开头语"您好"，然后证实一下自己打电话的单位。确认后，再告诉对方要找的人。如"您好！我是消化内科的刘丽，请问李主任在吗？"

（3）电话打错时，应向对方表示歉意，切不可一言不发地挂断电话，这是极不礼貌的行为。

（4）电话的内容要简明扼要，不说废话，更不要东拉西扯，浪费时间，尤其在工作时间内，以免影响自身形象。

（5）在通话时，若电话忽然中断，应主动打过去，并说明刚才电话断了，请原谅。切不可不了了之，或等待对方打过来。

（6）在准备终止通话时，要说些客套的结束语，然后确认对方挂断后，方可轻轻挂上话筒，使自己在整个通话中不失礼节。

2. 接电话礼仪 在整个通话过程中，受话人虽然处于被动地位，但也必须遵守一定的礼仪规范。

（1）接听及时：在电话礼仪中有一条"铃响不过三"的原则。一般为铃响两声时，应拿起电话最为适宜，不要让铃响多次，才慢腾腾地去接电话。若特殊原因致使铃响过久才接电话时，须在通话前向发话人表示歉意。

（2）应对谦和：①接听电话时，应礼貌地说一声"您好"，然后自报家门，再问找哪一位。如果接到误打的电话，不要责怪对方，应礼貌地告之"您打错了"，若有可能，应向对方提供帮助。②如果打来的电话是找别人时应说"请您稍等"。放下话筒去找人时，不可大声喊叫，更不能表现出不耐烦，顺口告之"不在"。③通话时，不论是何种情况，都应聚精会神地接听，不能表现出心不在焉或心烦，若有特殊情况时，应向对方说明原因、表示歉意，并另约时间，由自己主动打过去。④如果来电内容重要时应做好记录，并及时传达，不得延误。⑤如果通话因故中断，要等对方再次打入。⑥当通话结束时，要礼貌地道一声"再见"，然后将话筒轻轻放下。

另外，在接打电话时，要注意语气、语调，因为语气、语调最能体现细致微妙的情感。比如在电话中，如果语调过高，语气过重，会使对方感到生硬、冷淡；语气太轻，语调太低，会使对方感到无精打采，有气无力；语调过长，又显得懒散拖拉；语调过短，又显得不负责任。交谈双方不可嘴里边吃东西边接打电话。

（二）移动通讯礼仪

近年来，移动通讯业务已有长足的发展，手机已经成为人们随身必备、使用最为频繁的电子通讯工具。使用时应注意以下问题：

1. 放置适宜 手机不宜挂在腰间或者是挂在脖子上。男士应当将手机放于西装上衣内侧口袋内，女士应将手机放于包内。开会、上课时，应关机或置为静音、振动。

2. 遵守公德 使用手机当然是为了方便自己，但这种方便不能建立在他人的不便之上。在公共场所活动时，尽量不用手机。需要与他人通话时，应寻找无人之处，切勿当众自说自话。在公共场所里，手机狂叫不止，或是在与他人进行当众的通话，都是侵犯他人权利、不讲社会公德的表现。

3. 保证畅通 使用手机的主要目的是为了保证自己与外界的联络畅通无阻。

4. 重视私密 出于自我保护和防止他人盗机、盗码等多方面的考虑，通常不宜随意将本人的手机借与他人使用，或是前往不正规的维修点进行检修。考虑到相同的原因，随意借用别人的手机也是不适当的。

5. 注意安全 驾驶车辆时，不宜使用手机通话，防止交通事故。乘坐飞机时，自觉地关闭随身携带的手机。在加油站或是医院停留期间，也不能开启手机，否则，就有可能酿成火灾或影响医疗仪器设备的正常使用。此外，在标有文字或图示禁用手机的地方，均须遵守规定。

（三）电子邮件礼仪

电子邮件的使用已成为我们日常工作中常用的沟通方式。撰写时应遵守以下几点：

1. 主题要明确 一般而言，一个电子邮件通常只有一个主题，并且往往需要在前注明。若归纳得当，收件人便会对整个电子邮件一目了然。

2. **语言要流畅** 电子邮件要便于阅读，尽量别写生僻字、异体字。引用数据、资料时，最好标明出处，以便收件人核对。

3. **内容要简洁** 电子邮件的内容应当简明扼要。

4. **电子邮件避免滥用** 不要向他人乱发电子邮件，更不要向他人信箱发送"垃圾邮件"。一般而言，收到信件要及时回复

5. **注意编码** 不同地区使用的中文编码系统可能不同，致使对方收到的只是一封由乱码组成的"天书"，故向不同编码系统地区发送邮件时，最好同时注明自己所使用的编码系统，以保证对方可以收到自己的电子邮件。

三、宴请礼仪

宴请是社会交往中常见的交际形式之一。通常的宴请形式有宴会、招待会、茶会、工作进餐等。每种形式的宴请均有特定的规格及要求。在这里只介绍一般日常社交场合中进行的、不属于外交场合的宴请。

在日常社会交往的宴请中，对主人来讲是一项重要的社交活动，对宾客来说是一种礼遇，天长日久，便形成了一套宴会礼仪风俗。因此，主人和客人都应根据相应的礼仪要求，努力做好宴请活动。

1. 主人宴请的礼仪

（1）做好准备工作：①首先确定宴请的时间，根据时间提前发出邀请，好让客人及早安排日程。邀请发出后，应做好安排，如人数、规格等事宜。②个人要适度修饰，男士应干净整洁，最好穿着西装；女士应化淡妆，着时装，做到整洁大方、优雅。

（2）主人提前到达：主人应提前到达，在门口迎接客人的到来。主人应同每位来宾打招呼，不可只应酬一两位上宾或自己的密友，而冷落了其他来宾。

（3）客人入席安排：第一主人（男主人）陪着主宾，应面门而坐，按惯例"以右为尊"，就是主人的右侧是重要的位置，应该由主宾坐，其他客人跟着入席。作为主人方面的陪客，应插在客人之间就座，以便陪客人交谈，不可和自己人坐在一起。第二主人（女主人）应坐在主人和主宾的对面。

（4）热情待客：在整个宴会上，主人一定要热情接待，照顾周全，不应厚此薄彼。主人在给客人敬菜时，应是先主宾、长者，后他人。敬菜时，一定要用公筷公匙，若客人婉谢时则不必过于热情。

（5）礼貌送客：宴会结束后，主人要礼貌道别送客。

总之，主人在宴请中的礼仪应体现真诚、周到，让来客度过愉快、祥和、美好的时光。

2. 客人应邀的礼仪

（1）回复邀请：客人接到邀请后，不管是否能够参加，均需给主人一个答复，并表示谢意。如果已经答应赴宴，临时有要事不能前往时，则应立即打电话给主人，说明原因，请主人谅解。最忌讳的是对请柬无反应，又不见人影，让大家空等，这是对主人最大的不尊重。

（2）仪表修饰：出席邀请前，客人应该进行个人仪表修饰，客人要整洁优雅、精神焕发，说明对宴请的重视，也是对主人的尊重，会令主人感到愉快。

（3）时间要求：无论参加何种宴会，客人一定要准时到达。严格地讲，客人到达的时间过早、过晚或中途退出等都是失礼的表现。因为过早会使主人感到措手不及，同时也会给人以着急进餐的感觉；过晚又会使主人着急，甚至会打乱原定计划。一般赴宴的时间可提前 2 ～ 5 分钟到达或准时到达。如有事需提前退席，应向主人说明，致歉后悄悄离去。

（4）到达致意：抵达后，如主人正在迎接，应快走两步，向前与主人握手问好，并向其他客人点头微笑致意，切不可有居高临下、旁若无人的举动。

（5）各就各位：客人一定要按照主人一方事先安排好的位置就座，如果座位事先未安排，则应遵从主人临时的安排，不必推来让去，更不可随心所欲地乱坐。在入座时，一般应于主人、主宾之后就座。

（6）进餐礼节：待主人示意后方可进餐。进餐时要文雅，闭嘴咀嚼，不可发出声响；喝汤时应盛到碗里喝，如汤热，不要吹着喝，应等汤稍凉些再用小勺喝；一次夹菜不宜过多，应夹取靠近自己的菜，不可以伸手太长去夹菜；如果想吃到远处的菜，一是靠旋转台，转到自己面前再夹菜，二是靠主人给夹菜；如果主人夹的菜，自己不愿意吃或不想吃也不能当场拒绝，应用食碟接过来；鱼刺、骨块等应放在盘中，不可放在桌面上；在和其他客人交谈时，不要含着食物，一边吃一边说话；进餐时如遇到打喷嚏或咳嗽时，应用餐巾遮住口鼻，并将身转过去。用餐之后，最好不要当着主人与众人的面用牙签剔牙，如果需要清理牙齿，可用左手遮住嘴部，用右手拿着牙签轻轻剔之，或到洗手间去处理。

（7）注意自身形象：要控制好自己的酒量，不可饮酒过量和失态。相互敬酒时，不要勉强他人，在进餐时应避免宽衣松带、满脸油迹、吃声太响等失态、失雅的表现。

（8）致谢告别：宴会结束，要向主人表示谢意和告别，同时也要向其他客人进行道别。若出席人较多，应礼让年长者和女士先走。

四、服饰礼仪

服饰是指穿着打扮，它包括服装和饰品。服饰美是人体美的延伸，它使人体更富于变化，强化了人体美的魅力。

服装的发明，最初是为了保暖、防寒和遮丑。随着人类征服自然能力的不断提高，物质和精神生活的不断发展，服装的装饰性、审美性、社会性在不断增强，文化内涵愈来愈丰富。从礼仪角度上看，它不但指穿衣戴帽，而且通过穿着更能折射出人的教养与品位，表现出人特定的性格与气质，展示出一个人的良好形象。所以说，一个人的穿着，不仅可以体现他的文化修养，同时也反映了他的审美趣味。

因此，每个人都应该具备一定的文学及艺术修养，提高自己的鉴赏能力，并注意学习和掌握着装的基本要求，汲取对自己有益的穿着方式，提高个人的服装品位，从而得到他人的认可与赞誉。一般情况下，着装的基本要求可概括为以下几项原则：

1.TPO 原则 当前，世界上流行着一个着装协调的国际标准，简称为 TPO 原则。所谓 TPO 原则，是英文 Time 、Place 、Occasion 三个单词的缩写字母。T 指时间，P 指地点，O 指场合。TPO 原则是指一个人的穿着打扮要符合自己所处的时间、地点和场合，具体含义如下：

（1）从时间的含义上来看：第一要富有时代性，即要把握顺应时代的潮流和节奏，既不能太超前也不能滞后，过分超前或过分落伍，都会令人另眼相看，拉大人群的心理距离。第二，要合乎季节性。夏天的服装应以透气、吸汗、简洁、凉爽、轻快为原则；冬天的服装应以保暖、御寒、大方为原则。第三，要顾及早晚的变化性，即注意白天和晚上不同的穿着，白天穿的衣服需要面对他人，应当合身、严谨；晚上穿的衣服不为外人所见，可宽大舒适、随意。

（2）从地点含义上来看：不同的国家、地区，因其所处的地理位置、自然条件、文化背景、风俗习惯不同，故而着装也不同。如在西方许多发达国家中，有些少女只要愿意，随时可以穿着吊带背心、超短裙，但倘若她以这种服装出现在保守的阿拉伯国家，就显得非常失礼，而且很不尊重当地人。

（3）从场合的含义上来看：不同的场合有着不同的角色，其着装也应有所不同。第一，公务场合，是指人们置身于工作的环境，如会议、庆典、谈判等活动，其着装的基本要求是庄重、保守、传统。适宜的服装为制服、套装、套裙、工作服等。第二，社交场合，是指人们置身于交际环境，如宴请、婚礼、联欢舞会等，其着装的基本要求是典雅、时尚、个性。适宜的服装为时装、礼服、民族服装等。第三，休闲场合，是指人们置身于闲暇的环境中，如居家、旅游、娱乐、逛街等，其着装的基本要求是舒适、方便、自然即可。

2.适体性原则

（1）与年龄相适宜：爱美之心人皆有之，每个人都有装扮自己的权利，但不同年龄的人应有不同的着装体现。青少年衣着以自然、质朴为原则，青春本身就是美的，要体现出自然、健康、纯朴的青春美，避免珠光宝气，流于俗气。中年人的着装要体现出成熟、高雅的气度，女性可表现成熟的风韵和性格特征，男性则可表现阳刚和成熟干练的特点。老年人可应用服装的色彩来掩饰倦怠之相，如可选择亮度稍暗的砖红色、海蓝色等，显现出雍容华贵、稳重雅致的气质。

（2）与肤色相适宜：人的肤色会随着所穿衣服的色彩发生微妙或明显的变化。因此，在选择服装的过程中，应该根据肤色的不同来进行搭配，从而起到相得益彰的效果。

（3）与体型相适宜：树无同形，人各有异，人的体型千差万别。除少数人外，一般或多或少都存在体型上不完美的部分，或高矮胖瘦，或短腿宽臀等。这些差异则要求人们在着装时应特别注意服装色彩、款式和体型的协调，这样才能做到扬长避短、隐丑显美。

（4）与职业身份相适宜：不同的职业有不同的服装要求，衣着要体现自己的职业特点，与从事的职业、身份、角色形象相协调，特别是工作时的着装，更应体现出职业服装的实用性、象征性和审美性的特征。职业女性的衣着应是合体、大方、整洁、高雅。

一般应穿灰色、蓝色或其他庄重色彩的套裙，这样会使自己显得精明干练。

3. 个体性原则　服装是外在的，但同时也体现出内在的气质。因此，穿衣也要有个性，要穿出自己的特色来。具体来讲有两层含义：第一，应当根据自身的特点做到"量体裁衣"，并扬长避短。第二，应创造并保持自己独特的风格，着装在某些方面与众不同，体现个人特色。

4. 整体性原则　正确的着装应当基于统筹的考虑和精心的搭配，使其各个部分不仅要"自成一体"，而且要相互呼应、配合，在整体上尽可能地显得完美、和谐。具体要注意两个方面：其一，要恪守服装本身约定俗成的搭配，如穿西装时，应配皮鞋，而不能穿布鞋、凉鞋、运动鞋等。其二，要使服装各个部分相互适应，局部服从于整体，力求展现着装的整体之美。

5. 文明性原则　在日常生活里，不仅要会穿服装，而且要做到文明着装。着装的文明性，主要是要求文明大方，符合社会道德传统和常规做法。它的具体要求：一是在正式场合忌穿过露的服装，避免袒胸露背；二是忌穿过透的服装；三是忌穿过短的服装，如短裤、小背心、超短裙等，它不仅会使自己的行动不便，而且也失敬于人，使他人多有不便。四是忌穿过紧的服装，过紧的服装能使自己身体某些缺陷完全暴露，很不雅观。

6. 技巧性原则　不同的服装，有不同的搭配和约定俗成的穿法。例如，女士穿裙时，所穿丝袜的袜口应被裙子下摆所遮掩，而不宜露于裙摆之外。男士穿西装的搭配是约定俗成的"西装革履"，而非"西装球履"。

五、涉外礼仪

随着我国对外开放的不断深入，护理工作与国际间的交流也在日益增多。在对外交往中，如何维护自身形象，恰当地与交往对象沟通与交流就显得越来越重要。因此，护士应掌握对外交往活动中的礼仪规范，了解基本的涉外礼仪知识。

涉外工作关系到一个国家的利益、形象和荣誉，是我国对外政策的要求和体现。在涉外交往中，要坚持贯彻大小国家一律平等的原则，尊重各国的风俗习惯，不卑不亢，不强加于人。在对外交往中，各式各样的礼节纷繁复杂，但万变不离其宗，只要掌握了一些基本原则，就能理解涉外礼仪的涵义，在行为中会更加文雅大方，彬彬有礼。

1. 文明礼貌原则　在国际交往中，个人言行不仅代表自身的形象，还代表着地区、民族乃至国家的形象。因此，应注重个人的仪表、言谈、举止、服饰和待人接物，做到着装得体，谈吐文明，举止优雅，待人接物符合礼仪。在交往中涉及自我评价时，要敢于自我肯定，表现出充分的自信，既不要自吹自擂，一味地抬高自己，也不要自我贬低，过分谦虚。

2. 服从大局，平等相待　在国际交往中，要时刻牢记国家和民族的利益高于一切，忠实于祖国和人民，坚决维护国家的主权和民族的尊严。另外，在涉外活动中，尽管各国情况不同，但对待交往对象要一律平等，既不能奴颜婢膝，也不能趾高气扬、妄自菲薄和狂妄自大。因此，在涉外活动中，言行要从容得体、堂堂正正、坦诚乐观，对任何交往对象都要一视同仁、不卑不亢。

3. 入乡随俗 在涉外活动中，要了解对方的风俗习惯，尊重对方特有的习俗，以增进彼此之间的理解和沟通，表达对外国友人的尊敬和友好。

4. 求同存异 各国的礼仪与习俗不同，在涉外的交往中应遵守礼仪的国际惯例，取得共识，促进沟通，既要采用本国礼仪，也要兼顾所在国家的礼仪；同时了解交往对象的礼仪习俗禁忌，理解和尊重礼仪习惯上的差异，避免交往的误会，减少交往中的麻烦。

例如，菊花在日本被当做皇室专用的花，普通人禁用；荷花被认为是不洁之物，禁忌荷花。而菊花在意大利则被视为禁忌，因菊花盛开之时，正是他们扫墓祭奠亡灵之时。在中国和泰国，人们喜欢荷花，是因其出淤泥而不染，有圣洁之意。

再如，一旅行社在接待法国游客时，送给每位客人一块真丝手帕，因为中国的丝绸闻名于世，并在手帕上绣了"梅、兰、竹、菊"等花草图案，手帕设计既美观又大方。但一位客人收到礼品后，气愤不已并大声喊叫，接待人员慌忙上前询问后才知道，这位客人拿到的手帕上是黄色菊花图案，本是表达友好之意，然而法国人禁忌黄色的花，认为它是不忠诚的表示。

5. 信守约定 在一切正式的国际交往中，必须认真而严格地遵守自己的承诺，承诺一定兑现，务必如约而至。讲究信誉，遵守承诺，言行一致，既是对交往对象的友好与尊重，也是对自己的尊重和形象的维护。因此，在参加各种涉外活动中，要做到：第一，按照约定时间到达，不能迟到，也不宜早到；第二，承诺一旦做出，就必须兑现，不可违约。如因不可抗拒的因素无法赴约或有约难行时，必须尽早地通报、解释、致歉，不能得过且过，避而不谈，以免造成严重后果，影响正常交往。

6. 尊重隐私 在与国际友人交往中，要充分尊重对方的个人隐私权，避免询问或追问以下问题：收入支出、年龄大小、恋爱婚姻、健康状况，以及家庭住址，信仰政见和人生经历等。

7. 热情有度 在涉外交往中，对交往对象既要热情友好，又要把握分寸。言行举止要得体适度，不要因过分热情而影响对方的工作，干扰对方的生活，使对方感到处处受约束，不要因过于殷勤，关心倍加，使对方觉得在巴结讨好，影响个人的人格。

8. 保密原则 涉外交往一个重要原则是保护国家和商业机密。据说我国过去独有的景泰蓝工艺，就是在一次日本访问团到一家景泰蓝厂参观时泄密的，当时这家工厂的陪同人员在介绍各种工艺流程时，把绝密的制作工艺无意中泄露了出去，被对方得到了花大价钱都买不到的情报。其结果是日本的景泰蓝制品很快就在国际市场上出现了，从而夺走了我国占据的景泰蓝市场。

这个教训在于那位陪同介绍的情况可能是他认为很普通的常识，但由于没有注意到内外有别的原则，造成了无可挽回的损失。注意对国家机密的保守，千万不要以为要求保密的某种文件、记录、数据等不重要而随便乱说。在这个问题上，宁可保守也绝不疏忽。

第三节　护士的职业礼仪

在现代服务行业中十分注重工作礼仪，而今礼仪早已跨越商业领域而进入到医疗卫生行业。为了给服务对象提供优质的护理，护理礼仪已成为每一个护士的必修课。护理礼仪是一种专业文化模式，是研究护理交往艺术的学问。护理礼仪除具有礼仪的基本特征以外，还具有护理专业的文化特性。

护理礼仪属于职业礼仪范畴，它是护理人员按照职业规范，在进行护理工作和健康服务过程中所遵循的行为准则，它反映了护士在工作中的专业素养、行为和气质，它不仅是护理人员修养的外在表现，而且也是护理人员职业道德、内在知识积累的具体表现。良好的护士工作礼仪可以美化工作环境，满足患者的心理需求，促进良好护患关系的建立，协调医护关系，提高护理服务质量。因此，加强护士职业礼仪的培养，已经成为提升护士综合素质的一个重要方面。

一、工作礼仪

护理人员在工作中要与多方人群交往，如患者及其家属、医生、医技、后勤、行政护理人员、社会工作者等。护理工作要加强服务理念，注重交往礼仪。护理人员有节有度、文雅大方的工作风范会给患者及其家属、合作伙伴留下良好的印象，建立起友好的关系，构建和谐的工作氛围，从而提高工作效率和护理质量。护士常用的工作礼仪有交接班礼仪、查房礼仪、操作礼仪等。

（一）交接班礼仪

为了保护患者的生命安全，护理人员应连续 24 小时不间断地在床边对患者进行病情观察和治疗护理，这就意味着护士换人不脱岗，长年昼夜值勤。同时护理工作的有效实施，依赖于与医生、各班护士、其他医疗辅助人员之间的相互支持和密切合作。为了能使医疗护理工作得以延续，保持有效的信息反馈，及时处理工作中的偏差和不足，确保安全、及时、准确地对患者实施治疗与护理，就需要医护人员履行交接班制度。临床上常见的交接班形式有科室大交接班和床头交接班。

1. 科室大交接班礼仪　医院各病区每天早晨要常规开晨会，即科室大交接班，一般进行 20 分钟左右，要求全体医护人员参加，包括科主任、护士长、医生、护士、进修人员、实习生等。参加交接班的所有人员都应准时到场，准备好笔记本和笔，对交接班中提出的问题进行必要的记录。科主任和护士长站于一侧，其他人员或站立于对侧，或围成一圈，按照职称和年资的高低，由高到低的顺序依次站立。晨会通常由科主任或护士长主持，先由夜班护士详细汇报前一天病区的出入院人数、死亡人数、病区患者的病情（要着重汇报危重、特殊治疗护理、分娩、当日需要手术和术后患者等情况）、医嘱执行情况等。再由值班医生汇报夜间患者病情变化、给予的处理和处理后的结果等。科主任和护士长根据需要进行补充、小结，并传达医院文件和会议精神，布置当天的工作。

　　科室大交接班开始前，交班护士应完成各项工作，并做好个人的修饰。交班时，做到声音洪亮，内容条理清晰，重点突出，用医学规范词语表述病人的动态变化。无论是坐姿或站姿均要端正，精神饱满。值白班的护士应集中注意力倾听，适当做笔记，不要接听私人电话或处理其他事情。但交接班时，如遇患者需要抢救或有新患者入院时，应该及时处理。

　　2. 床旁交接班礼仪　晨会结束后，一般由护士长带领夜班及当日接班护理人员巡视病房，进行床旁交接班。通过每日晨间的床旁交接班，可使接班护士全面掌握病区的患者情况，查找患者的护理问题，明确需要继续观察的问题和应采取有效的护理措施，提高护士分析问题和判断问题的能力。同时让患者感受到温馨和安全，从而达到令人满意的护理效果。进行床旁交接班的主要对象是危重患者、术后患者、当日需要手术、有特殊治疗和新入院患者等。按照护理工作礼仪，床旁交接班过程中各班人员的站位大致如图6-4所示。

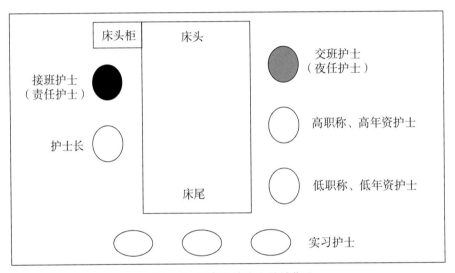

图6-4　床旁交接班人员站位

　　3. 交接班时的注意事项

　　（1）参加交接班人员需准时参加，交接班时应注意力集中，不要谈论与交班无关的事情。

　　（2）交接班时，交接班人员都需将手机调为静音或振动状态，不宜接听电话。

　　（3）交接班人员需衣帽整洁，规范站立，不可依床靠壁。

　　（4）交班人员需在交班前完成各项工作，如患者护理到位，治疗室、病区环境整洁，各项记录清楚。如果有特殊情况致工作未完成，需向接班人员交接清楚。

　　（5）交接班进行查体时，要体现人文关怀，注意保护患者的隐私，尽可能少地暴露患者。

　　（6）交接班人员要对科室的物品、器械等的数量和位置交接清楚，不可匆忙、草率交接班。

（二）护理查房礼仪

护理查房是检查护理质量、规章制度执行情况的重要环节，也是培养各级护理人员专业能力和提高护理质量的重要手段。其目的在于了解患者的病情、思想、生活情况，制定出合理的护理方案，观察护理效果，检查护理工作完成情况和质量，发现问题并及时调整，提高护理质量，这对提高护理人员的临床评判性思维、业务素质有着很大作用。现介绍护理工作中常见的护理业务查房、护理教学查房、护生小讲课的内容及礼仪规范。

1. 护理业务查房　护理业务查房是以患者为中心，护理人员按照护理程序对患者所采取的护理对策为主线进行的查房。护理查房通常选择的是罕见、危重、疑难、新业务、新技术及医疗护理问题较多的病例。通过护理查房可以集思广益，较好地解决医疗护理工作中遇到的难题。护理查房由资深护理人员主持，全科护士均要参加。通过护理查房，可以使护理人员明确患者的护理问题和应采取的护理措施，以及护理计划的执行效果，提高护理人员专业知识及技能，从而提高护理服务质量。

护理业务查房的礼仪要求：

（1）进出病房的顺序：按照职称或年资由高到低进出，教授或主任护师→副主任护师→主管护师→护师→护士→实习生；查房结束，工作人员按照进入病房的顺序退出。

（2）查房主持者站在床右侧（床头柜方），便于体检。全体护士位于病床左侧，其中责任护士位于排首，便于回答问题及协助查房主持者为患者查体。上级护理人员位于床尾，面对主查人、全体护士及患者，以便全面观察并补充发言。这种站位使护士感受到查房的严肃性和认真程度，护士的着装仪表是否符合要求也一目了然（见图6-5）。

（3）参加查房人员应准时参加，按序站位，仪表端庄大方，衣帽整洁，精神饱满，

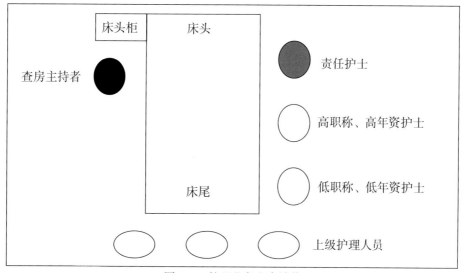

图6-5　护理业务查房站位

言语表达清晰、准确、简洁，使用礼貌性语言和保护性语言，沟通自如有效，示范动作规范。

（4）查房时间要避开护理工作高峰时期，选择在不影响患者休息、安全的情况下进行；查房时如果需要对患者进行体检，要注意保护患者的隐私，尽可能少地暴露患者。

2.护理教学查房　护理教学查房主要是针对实习学生开展的临床教学活动，按照教学大纲和教学目标，以临床直观的教学方法，帮助学生了解疾病的特点、发展与转归的动态过程，掌握专科疾病的临床表现，学会正确运用护理程序对患者进行护理。它能指导学生理论联系实际，巩固课堂知识。一般分为三个步骤：学生汇报病历，详细回顾专业知识内容，教师指导纠偏。

护理教学查房礼仪要求：① 参加查房的实习生应提前到达，实习生仪容仪表要符合护士职业规范，精神状态饱满，并按照查房的站位排列（图 6-6）。② 教学查房前，实习生应熟悉患者的病因及病情，带好笔记本，并认真做好笔记。③ 查房时注意保护患者的隐私，尽可能少地暴露患者。在移动患者物品前，须征求意见。发现患者生理异常时，勿大惊小怪，更不能歧视和嘲笑患者。

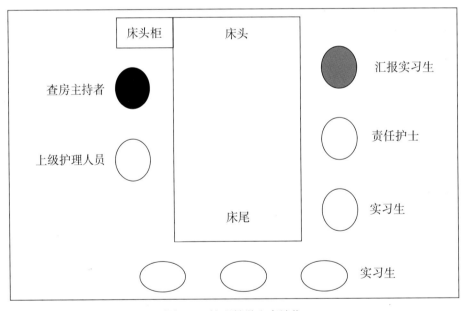

图 6-6　护理教学查房站位

3.护生小讲课　在临床教学中，为提高护理实习生对专科知识的理解与运用，培养学生的教学能力而开展小讲课活动。护生小讲课的礼仪要求：

（1）学生进行小讲课前，需按照带教老师的要求，准备好讲课的相关资料。讲课时，学生的衣着、发型要大方得体，干净整洁。

（2）首先做简要自我介绍及讲课内容的介绍。讲课时精神饱满，声音洪亮，讲普通话，吐字清晰，注意语气，语调抑扬顿挫，合理地运用肢体语言，富有感染力。

（3）小讲课采用多媒体教学时，学生要利用多媒体的光、声、电、画面，采取直观、生动的教学形式。在采用板书教学时，书写字迹要规范清晰，内容要简洁，条理要清楚。

（4）讲课结束后，要向参加听课的人员行礼致谢，并请老师和同学们指出不足之处，认真记录。课后要积极完善讲课的内容，以提高教学水平。

（三）接待出入院患者礼仪

现代医院是一个以患者为中心的健康服务的场所，随着医疗市场和医院管理体制改革的不断深化，医院面临的主要竞争压力就是医疗服务软件的竞争，也就是人才素质与服务质量的竞争。给患者提供全面优质的护理服务，不仅要有精良的医疗护理技术，而且还需要给予患者极大的人文关怀。护理人员在接待出入院患者的服务已关系到患者及家属对医院服务的整体印象，因此，接待出入院患者礼仪是每一个护理人员都需要予以重视的。

1. 接待患者入院的礼仪　护理人员在接待过程中，给患者及其家属的第一印象对建立良好的护患关系十分重要，它直接关系到整个住院期间的工作开展。护理人员要仪表端庄、举止文雅、亲切和蔼、热情周到、言谈礼貌，给患者及家属留下良好的第一印象。

当患者来到病区时，主班护士应放下手中的工作，起身相迎，面带微笑，致以问候，让患者先坐下来，并自我介绍："您好！我是负责接待您入院的护士某某，请把您的住院证及病历交给我，好吗？我现在为您安排床位。"此时要展示护士文雅的仪态礼仪，亲切友好的态度。要尽快安排好床位，通知责任护士，并向患者介绍责任护士，由责任护士带领患者到病房。责任护士要做自我介绍并介绍管床医生："您好！我是您的责任护士某某，责任医生是某某，我一会就去通知责任医生来为您诊疗。您住院期间有什么问题和困难都可以找我，我会尽力为您解决的。"然后介绍入院须知和住院环境等。在整个接待患者入院的过程中，要体现出护理人员的热情周到，充满对患者的关爱。

2. 出院指导礼仪　患者在出院前，护理人员要对患者及其家属做细致的出院指导，包括如何办理出院手续、出院后的健康教育、定期复诊，等等。离院时，护理人员要对患者表示祝贺，并对患者及家属给予医院工作的支持和配合表示感谢，对工作中的不足之处表示歉意，表达对患者出院后仍会一如既往地关怀，嘱咐多保重，行挥手礼或握手礼道别，必要时将患者送到门口、电梯口或车上。

常用出院前的祝辞语举例：

"请问住院期间您对我们的护理工作感觉如何？对我们的工作有什么意见吗？"

"谢谢您，谢谢您的宝贵意见，我们一定设法改进！谢谢您在住院期间对我们工作的理解与配合，如有关照不够，请多包涵！"

"王大爷，祝贺您康复出院！出院后别忘了按照指导坚持锻炼调养啊！您回去后要注意休息！记得坚持吃药。"

"慢走！请多保重！"

"外面风大，请戴好帽子，系好围巾，注意保暖，您感觉如何？你需要推车吗？"

"您还有什么需要我们帮助吗？如有需要请与我们联系，这是我们的联系电话。"

（四）护理操作礼仪

护理工作是一项科学而严谨的工作，工作中的每一个环节都将影响治疗的结果。护理人员除了按照医嘱完成各项护理操作外，还需要在操作中处处体现对患者的人文关怀，做到操作前解释、操作中指导、操作后嘱咐。

1. 护理操作前的礼仪

（1）举止得体、仪表端庄：护士的举止常常直接影响到患者对护士的信任乃至护理效果。在对患者进行护理操作前，护士应严格参照护理礼仪规范要求，来不得丝毫松懈和马虎，应做到：保持得体的举止，如行走时轻快敏捷；推车（或持盘）时，动作规范；入病房时，应先轻声敲门，再推门入内，并随手轻轻将房门关好；进入病房后，应向患者点头微笑、问好、打招呼，然后再开展操作前的各项准备工作。护士得体的仪容举止，无论是在操作前、操作中，还是操作后，都需要积极地保持。

（2）以人为本、知情同意：护士在进行每一项操作前都要做好充分的准备，要知晓患者的病情及本次操作的目的、所需的物品、具体操作的方法、操作时的注意事项等。护士在进行操作时，要有得体的仪容举止、礼貌的言谈。操作前，应向患者清晰地解释操作目的、配合方法、可能出现的感觉，这样可消除患者的顾虑，使之积极配合护理工作。同时也体现了对患者的尊重，履行患者的知情同意权。

常用的操作前解释语举例：

"王女士，您好！根据您的病情，遵医嘱现在要为您输液，请问您需要上洗手间吗？需要我帮助吗？……好的，请让我看一下您的静脉好吗？选用这个静脉好吗？……请您在病房稍等，我去准备用物。"

"肖先生，您昨晚睡得好吗？我现在要为您测量血压，可以吗？"

"小李，导尿术是一项安全快捷的护理操作，能很快解决你无法自行排尿的痛苦。我已取来了屏风为你遮挡，调好了室内的温度，现在我为你上尿管好吗？"

"陈大爷，您现在有痰不易排出，很不舒服吧？我为您做雾化吸入好吗？做了以后可以稀释您的痰液，容易咳出浓痰，您会感觉好些的。"

2. 护理操作中的礼仪

（1）态度和蔼、真诚关怀：在操作过程中，护士对患者的态度要和蔼、真诚，通过言谈、表情、体态语的表露来显示出对患者由衷的关怀，而不是应付了事。同时，应主动与患者沟通，通过对患者耐心解释方法、动态询问感受、及时消除疑惑、适当给予安慰，以获得患者的理解、合作与友谊。

穿刺时要和患者进行解释沟通："我已为您选好了静脉，现在正在为您消毒，我争取一针见血，请您别紧张。"

穿刺失败了需向患者致歉："对不起，给您增加了痛苦，我再试一次好吗？"

（2）操作娴熟、动作轻柔：娴熟的操作技术、扎实的护理知识，是对一名合格护士的基本要求，也是对患者的尊重和礼貌。因此，护士进行护理操作时，不仅要态度和蔼、动作准确、技术娴熟、反应敏捷，使患者感受到被尊重，而且应该指导患者配合，消除顾虑、鼓励协作、减轻痛苦，真正提高护理操作的质量和效率。

在操作中配合语言沟通举例：

"周大爷，我现在为您上胃管，请您不要紧张，我在管子上涂抹了液状石蜡进行润滑，会减少对您鼻黏膜的刺激，请按照我的要求来做：吞、吞，对，就这样，请深呼吸，马上就好了，您配合得很好。"

"小朋友，阿姨知道你一定很勇敢，阿姨会轻轻地打针，很快就会好了。"

"真听话，吃药后病好了就可以跟其他小朋友一起玩了……"

3. 护理操作后的礼仪

（1）尊重患者、诚恳致谢：护理操作完毕后，护士应对患者的支持和配合表示谢意。同时，也让患者进一步感受到这种积极配合有利于健康的恢复。诚恳的致谢，反映了护士良好的礼仪修养和高尚的职业道德。

（2）亲切嘱咐、真诚安慰：护士操作完毕后，除对患者致谢外，还应给予患者亲切嘱咐和真诚安慰。这样做，一方面是对患者的礼貌和关心，另一方面也是护理操作实施中的必要程序。通过慰问，可以了解患者接受操作后的感受，并交代操作后的相关注意事项，减轻患者的顾虑。

嘱咐语举例：

"张女士，针已打好了，您配合得很好，谢谢！根据您的病情我为您调节的滴数是每分钟60滴，请您不要随便调节滴数。如果您有什么不适，床头铃在这儿，您可随时喊我。好了，现在请您安心休息，我一会儿会来看您的。"

"小李，尿管已为你上好了，你在翻身、活动时不要把管子压住了，动作幅度不易过大，不要牵拉和抬高尿管，以免造成尿管堵塞、脱落和尿液回流引起的逆行感染。你不必担心，我们会来观察并处理尿袋中尿液的，有什么不适可按床头铃告诉我们。"

"张先生，您的血压高，记得一定要按时吃药，同时要注意多吃清淡饮食，不吃咸菜之类的高盐食品，少吃油炸食品，多吃新鲜蔬菜和水果。同时一定要控制体重，适度运动。"

常用的护理服务范例：

"您好，我是您的主管护士，我叫某某，希望您在住院期间和我们合作愉快，您有事可以随时找我。"

"请您稍等，医生马上到。"

"大伯，您早，我帮您整理一下床铺好吗？这样可以让您觉得舒服一些。"

"您好，我来给您测量血压，让我帮您把袖子卷起来，好吗？"

"对不起，打扰您了，该量体温了。"

"您好，我们已根据您的病情调好滴速，如果调太快或太慢都会影响您的身体，请您不要自己调滴速，多谢合作。"

"对不起，我正在给另一位患者治疗，请您稍候，我马上过来。"

"您好，这是今天的费用清单，请您看看有无不对的地方，如有疑问，请您及时提出，我们给您核对，谢谢！"

"对不起，陈医生去会诊了，让肖医生给您看可以吗？"

二、护生的实习礼仪

实践教学是护理教育重要的组成部分，是学校教育的延伸，是学生将专业理论与实践相结合的重要场所。实习期是护生从学校走向社会，进行社会化角色转化的过程，是他们成长为一名合格护理人才的关键时期。临床场所是一个社会场所，可以使学生接触到真实的护理实践。同时，学生将在实习期间处于比学校复杂的人际关系中，建立和谐的人际关系将有助于学生的学习和成长。学生在实习期间因为环境及身份改变，需要在思想和行为上适应新的环境，如严格遵守规章制度和护理常规，增强自律性，提高慎独能力，强化服务意识，塑造美好形象，重视工作中人际交往礼仪，展示出积极健康、富有朝气的青春风采。

（一）护生与带教老师的交往礼仪

实习期间，实习护生和带教老师朝夕相处，学生就像"老师的影子"，观察学习带教老师在临床实践中的各项工作，如带教老师为患者进行护理操作、与患者之间的沟通及针对患者的护理问题所采取的护理措施等。带教老师是学生的榜样，学生可以从中学到丰富的实践经验和良好的职业行为。在护理学生与带教老师的交往中，要从尊重老师做起。

1. 护生新入科时的礼仪 护生按照医院护理部的教学计划进入实习科室。入科时，护生应按要求着护士服，头戴燕帽，佩戴工作牌，按时到岗。到岗后要主动向护士长和带教老师行礼、问好，并做简要自我介绍。

2. 与老师相遇时的礼仪 在与老师相遇时，应面带微笑，目光注视着老师，礼貌地先打招呼，并主动热情、真诚问好。当遇到多位老师时，应一视同仁，均要问好。问候时，可直接称"老师们好"。在楼梯口或狭窄的通道上碰到老师时，应侧身让老师先行，以体现对老师的尊重。在电梯间遇到老师时，应立于电梯门一侧，手扶电梯门请老师先行；进电梯后主动控制电梯，并为老师按下欲往的楼层指示钮；到达时请老师先行，并礼貌地道别。

3. 与老师交谈时的礼仪 当老师和护生谈话时，护生不要采取坐位，应站立和老师对话。只有在老师允许时，护生方可坐位与老师讲话，以体现出对老师的尊重。在交谈时，学生要注视着老师，诚实地回答老师的提问，态度谦虚、诚恳，切忌夸夸其谈。

护生面对老师的批评与教诲时，应认真倾听、诚恳接受，有则改之，无则加勉，切勿强词争辩或在老师讲话时插话，甚至顶撞老师。当发现老师不足时，要持理解态度，不应给予嘲讽或散布诋毁老师的话语。向老师提出建议或意见时，语气委婉，时机适当，最好单独与老师沟通，以顾全老师的尊严。

4. 与老师一起查房时的礼仪 与老师一起查房时，护生应主动持病历，走在前方，将病房门轻轻推开，请老师先进，再随后跟进。夜间查房时，护生应持手电筒轻轻走在老师左前方，手电筒光线朝地，为老师照明。

5. 实施操作时的礼仪　护生在进行各种技能操作前，必须征求老师的意见，在带教老师的指导下实施，不能自作主张、单独进行，更不应为了增加练习机会而争抢操作。在老师指导时，护生应态度诚恳、虚心接受，以表示对老师的尊敬。对于老师的付出和指导，要有一颗感恩的心，应及时、真诚地表示感谢。

（二）护生与患者及其家属的交往礼仪

在护理实践中，良好的护患关系是促使患者顺利完成治疗护理，尽早恢复健康的重要保证。同时，良好的护患关系也是护生能够参与到护理实践中，顺利完成理论联系实践的关键条件。这就需要护生按照护士职业礼仪的要求规范自己的言行举止，塑造美好的形象，赢得患者的好感和信任。工作中应把握好各种时机，加强与患者沟通，全面了解患者，给予生理、心理上的关怀；应时常换位思考，以包容大度的胸怀去理解、体谅患者。对待患者家属热情、耐心，尊重患者家属，理解、同情患者家属。

1. 对患者实施操作时的礼仪　护生对施护的患者应心存感激，感谢患者能够为自己提供护理实践的机会；对患者经受的痛苦，应表示同情与理解。当实施操作成功后，及时真诚地道谢。当操作失误而带给患者痛苦时，应真诚地道歉，请求他们谅解。

2. 与异性患者交往时的礼仪　在与异性患者交往时，应着装整齐，言谈得体，注意把握好分寸，以免因态度过于热情而使其产生错觉，将正常工作态度误认为好感，引起不必要的麻烦，影响护生的声誉。上班期间，若有年轻异性患者故意亲近时，应果断、得体地拒绝，注意回绝的方法和方式，以不让对方难堪为度。

（三）护生与院方的交往礼仪

1. 初到医院时的礼仪　护生接到实习任务后，需在下实习点之前与医院护理部联系，了解医院对实习生的要求并做好相应的准备工作。按时到医院报到，报到时，穿着大方得体，发型清爽利落，彬彬有礼，主动介绍自己的基本情况，递交学校开具的介绍信、实习计划等资料，学习医院有关实习生的管理办法并认真履行。

2. 实习期间与院方交往的礼仪　实习期间，护生要做到文明礼貌，热情大方，定期向分管实习的总带教汇报学习、工作、生活情况。到护理部汇报前，要提前预约或按医院规定时间前往，汇报简明扼要，认真听取领导的指导。实习期间，服从医院的工作安排，严格遵守医院的规章制度，爱岗敬业，爱护公共财物，积极参加医院组织的各项实习生活动，以朝气蓬勃的风姿赢得医院领导和老师的好评。

3. 实习结束时与院方交往的礼仪　护生在实习结束前，应归还向医院所借的物品，做到诚实守信。应对实习期间的学习、工作、生活进行反思，向带教老师和患者征求意见，找出工作中的不足之处，积累工作经验，为今后的护理工作做好准备。

离院前，应向实习医院的领导及带教老师告别，感谢他们为自己提供了良好的学习环境，促进了自己的成长。同时也要同最后实习科室的患者进行告别，感谢他们给予的支持与配合，并祝愿他们早日康复。良好的礼仪修养为实习画上圆满的句号，同时也为未来的职业生涯拉开了良好的序幕。

（四）护生与学校的交往礼仪

1. 与学校联系时的礼仪　护生到达实习医院后，应及时向学校老师汇报路途安全、实习医院的接待和实习工作的安排。应向分管老师定期汇报实习情况，包括业务学习和思想、生活状况，通常每月一次。实习生要按照实习计划按时完成实习任务，并按学校规定如期返校。

2. 向学校请假时的礼仪　护生在实习期间受到医院、学校的双重管理。护生如有事需要请假时，应严格按照实习生管理条例的相关规定进行请消假。请假时需写请假条，说明请假事由和时间。如果是请病假，须提供医院出具的病情休息证明和病历，经学校同意批准后到医院护理部备案。请假务必在事前，同意批假后方可休假。请假时要注意用词、用语的文明礼貌，书写规范，条理清晰。

三、求职礼仪

学业和就业是学生在校期间面临的最大任务。就业是生存的经济基础和基本保障，也是融入、共享社会经济发展成果的条件。随着社会的不断进步，自主择业、双向选择，已成为大多数毕业生的选择。在人才市场的竞争日益加剧的当今社会，如何把握自己、抓住机遇、迎接挑战，已成为求职者应该考虑的问题。除了具备良好的专业素质外，掌握一定的求职面试礼仪也是求职者整体素质的一个重要表现，它对于求职者从容应对求职面试的挑战、赢得心仪的工作也起着至关重要的作用。

改革开放后，劳动者与用人单位引入"双向选择"这一市场就业机制。劳动者可通过多种途径了解用人单位，携学校出具的推荐信（函）和（或）其他材料，与用人单位洽谈就业意向；用人单位根据自身需求对符合要求的劳动者进行面试、考试；双方肯定意向后，签订"就业协议书"，经过各级主管部门同意后，形成就业方案。在就业求职的过程中，良好的个人形象能恰到好处地表达对对方的敬意，可帮助求职者抓住每一个机会，增加求职成功的可能性。

求职礼仪是求职者在求职应聘时应熟悉掌握的交际规则，是发生在求职过程中的一种公共社交礼仪，是求职者在与用人单位接触过程中应表现出来的礼貌行为和仪表形态规范。包括求职准备中的书面语言礼仪、书信礼仪，以及面试过程中的语言、服饰、仪容、体态等礼仪，是一般公共礼仪在求职过程中的特殊应用。

（一）求职准备阶段

1. 制定求职计划　在求职之前，应做好充分的认识及心理准备，制定符合自身需要的求职计划，包括职业领域，用人单位性质、级别等。首先，要认真学习国家、地方相关的职业和就业政策。其次，对即将从事的职业应有一定的认识，掌握该职业所需要的知识、能力和素质，如护理工作者专业知识、护士执业资格、沟通协调、解决问题、动手能力、协作能力、耐心、责任心等素质。第三，对用人单位的地理位置如省份、城市等应相对明确。第四，调整心态，因在求职过程中难免会出现一些不良的心态，比如无限的自主择业心理、"城市"情结、攀比心理、等靠心理、从众心理等。最后还应适当考虑家人、朋友等意见。

2. 搜集相关信息 求职之前需要真实、准确掌握第一手资料，全面了解用人单位的全部招聘程序和用人要求。可以从用人单位的网站，招聘信息，行业资深人士，文献等途径了解用人单位的用人文化、价值观，用人意愿，应聘职位的岗位职责、技能、学业要求，用人待遇等信息。

所收集的信息务必是有效的，其中包括招聘单位的信息，如单位性质、规模、专业特色等。这些资料让求职者在面试时也可做到心中有数、临阵不慌、从容应答。有效信息还包括求职者条件要求信息，例如有许多三级甲等医院对招聘的护士有性别、年龄、学历、外语水平等各方面的具体要求。如果面试者缺乏对这些资料的了解，会使自己的求职劳而无功。有效信息还应包括工作待遇的信息，即招聘单位将给予求职成功者的工资、奖金、培训、进修、医疗、保险等，以免求职者在求职成功后对工作待遇不满意而进行毁约。那些拐弯抹角、道听途说的信息都不足取。

3. 准备个人资料 求职简历犹如产品的广告或说明书，既要在简短的文字中把求职者的形象和其他竞争者区分开来，又要切实地把求职者的价值令人信服地表现出来。有吸引力的简历无疑是获得面试机会的敲门砖。求职简历中应包含个人的基本信息，一般包括个人简历、自我介绍、学业情况介绍、奖惩情况、应聘职业所需用的技能和素质等。

个人基本情况介绍，包括年龄、政治面貌、职务、个人主要教育和培训背景（如学位、学历、学校、系别、专业、主要课程、证书等能证明求职者知识水准等信息）、实习经历、爱好、特长、参加过的社会实践活动等。简历可以参考常用格式，也可以以文字形式直接组织，但不应过于复杂和啰唆，能让用人单位在较短时间内获得关于个人的与求职职位相关的重要信息，注意文字简练、文风朴实、文笔流畅、重点突出、字迹清晰、版面美观，用电脑打印或亲笔书写。

介绍自己应实事求是、言简意赅，同时注意扬长避短。个人简历中与职业相关的具体数字越多、具体事实越多、越和所求职位相关，个人的价值就传达得越准确，就越有说服力，比大而空、口号式的语言强得多。如护理专业毕业生的自我介绍，可以包括个人的学业奖惩情况、英语四六级通过情况、英语口语水平、掌握的专业技能及具有的专业素养等。另外，时代在改变，求职用词也应注意时尚，避免用已经淘汰的辞藻。在一些发达国家，求职简历常有三不：一是不超过一页；二是不把私人与工作无关的事写进去；三是不填薪水。

其他：英文简历、照片、体检表、毕业证、学位证、成绩单、就业推荐表、各种资格证书、获奖证书、著作等。

4. 递送求职意向 确定了意向单位，准备好个人简历后，求职者需要向用人单位递送个人求职信息。现代社会信息技术高度发展，求职简历往往通过网络发送，根据用人单位提供的电子邮箱地址、根据电子邮件的发送礼仪直接递送，有时也可以以书面的形式递送。

5. 其他　不同用人单位对不同职业的录取要求不同，医疗卫生行业的录用程序常常包括理论考试、操作考核和面试。理论考试和操作考核是对求职者职业所需知识和技能的一种考核方式，重在平时的学习和积累。

通过求职前的充分准备，获得了用人单位的面试资格后，应在条件允许的情况下，请家人、朋友、老师或同学做面试官，准备面试中常见的问题，准备好面试时的服饰、仪容，进行面试现场模拟，体验面试气氛。

附：

一位护理专业毕业生的自荐信

尊敬的院领导：

您好！感谢您在百忙之中批阅此信！

我是××医学院20××届护理专业本科毕业生，早在步入大学以前，我就希望自己能成为"白衣天使"中的一员，所以选择了护理专业。当我步入神圣的医学殿堂，第一句听到的就是"健康所系，性命相托"。这让我更加体会到医护人员的责任之重，使我决定将青春乃至生命献给我所热爱的护理事业。在誓言的激励下，四年中我努力学习，扎实地掌握了理论知识和基本操作技能，并取得了优异的成绩，多次获得院校奖学金。我不断追求进步，于20××年×月光荣地加入了中国共产党。在为期一年的临床实习中，理论联系实际，使我能够更灵活地运用和巩固所学的知识，提高了自身的综合素质。我尊敬师长、团结同学、工作认真负责、关爱患者，获得了老师们的一致好评。

通过对贵院的了解，我真诚希望能到贵院工作，工作的竞争与挑战对我有着深深地吸引，我会尽我最大的努力，扎扎实实地从基础做起，给我一片蓝天，我将插上翅膀！

最后，再一次对您的接洽表示感谢。无论能否到贵院工作，都衷心祝愿贵院蓬勃发展、蒸蒸日上。

此致敬礼！

（二）面试礼仪

面试一般很简短，多则半个小时，少则几分钟，面试中表现出的礼仪水平，反映求职者的个性特征、素质修养、道德水准，用人单位也通过求职者的外表、言谈、举止、个人的表现来判断是否是适合的人选。心理学家奥里·欧文斯曾说："大多数人录用的是有礼节的人，而不是最能干的人。"要想在简短的面试中给考官留下好的印象，守时、个人的形象气质、衣着打扮、体态、语言等礼仪尤为重要。

1. 守时　面试礼仪的第一环节就是守时，迟到和提前到达都不恰当。一个医务工作者的时间观念可以体现其对于生命的尊重。一般要比约定的时间提前5～10分钟到达面试地点，适当整理服饰、仪容，调整心态，做一些简单的准备。

2. 面试服饰礼仪　面试中的第一印象有可能决定成功与否，在几秒或几十秒的时间里，穿着打扮等非语言因素在第一印象中可占90%以上的比例。面试时，着装既要符合职业、身份、年龄，也要考虑季节、场合、目的，既符合人们的审美情趣，同时又能体现个性，面试着装的选择重在得体，而非贵重。整洁、干净、得体是学生选择面试服饰的基本要求。一身名牌，会被误认为家庭条件好，不一定会看重或安心于这份工作；过于装扮，又会被误认为追求时尚，花在工作上的精力有限，从而不被信任。着装要注意符合应聘职业的特点。有时，护生在面试时，会被要求着护士服，因此应聘时务必严格遵守护士服的着装要求，像个"护士"，将大大提高面试的成功率。

3. 面试仪容礼仪 仪容主要指人的头面部，包括头发、面部、颈部等结构。仪容的美常常包含三层含义，即仪容的自然美、修饰美和内在美。面试是相对正式的场合，仪容需要适当修饰以表达对他人的尊重。基本要求：清洁整齐，简约大方，与年龄、身份相协调，包括适合脸型的发型、适当的化妆、少而精的配饰等。男士要注意梳发刮脸剃须。一般以庄重、大方的短发为主导，前不盖额、侧不掩耳、后不及领；将指甲全部剪短，指甲里不要存有污垢。中国习俗中，男士一般不提倡涂脂抹粉和使用香水，也不戴项链、手链、耳环等饰品。女士要大方、简洁、端庄。女士的发型以简约、典雅为宗旨，梳理整齐。女士在面试时可以化淡妆，以自然真实、清洁健康为宜，力求给人以淡雅清秀、健康自然、富有个性的容貌且青春、自信。因面试不同于其他约会场面，若佩戴首饰，以简约为旨，切忌过大、过于奇特。另一方面，面容、表情是仪容内在美的重要体现，面试过程中，面容自信、淡定、表情微笑，可以起到事半功倍的作用。对护生而言，制作"时尚简历"、置办名牌服装、购买高档化妆品或找专业人士设计形象、做美容等，有时是"画蛇添足"。

4. 面试行为举止礼仪 体态美是一种极富魅力和感染力的美，它能使人在动静之中展现出人的气质、修养、品格和内在的美。面试过程中，手势恰当，站立直、挺、稳、高，坐时头部端正、上身挺直、目光平视、温雅恬淡，行走时从容平稳，轻快自然，如风行水上、风度翩翩。具体为：①走路时，当身体直立，两眼平视前方，两腿有节奏地交替向前迈步，应尽量控制脚步声，脚不能擦地拖行；②站立时，身体正直，头颈、身躯，以及双腿应与地面垂直，两手可在身体两侧自然下垂，切不可放在裤袋或交叉放在胸前，双脚并齐或成八字步；在面试官面前站稳后，可向面试官表明自己是某某，此时如有需要也可一并用双手递上个人简历；始终保持面带微笑、和气谦恭；③眼睛是心灵的窗户，适当的眼神能体现出智慧、自信，以及求职者对这份工作的向往和热情；目光不要直视对方，最好落在考官的眼鼻三角区，目光平和而有神、专注而不呆板，切不可呆滞地死盯对方，也不可用眼瞟或漫不经心地看着考官，这些都会令人感觉不舒服。④听到考官说"请坐"或考官示意坐时方可坐下，坐下时应道声"谢谢"。不挪动已经安排好的椅子，坐姿要端正，头正、目光平视、上身保持直立、坐满椅子的三分之二，身体略向前倾，双膝并拢，两臂自然贴身下垂。姿态举止往往胜于言语，它能从行为上展示一个人内在的持重、聪慧与活力，可谓"此时无声胜有声"。

5. 面试言谈礼仪 言谈一直是最常用、最主要的交流手段，人们的思想品德、情操、志趣、文化素养以至人生观、价值观等都可以通过语言得到表现。面试往往从礼貌进门开始，打招呼，就座，用眼神、微笑等配合语言进行交流，起立，礼貌道别，出门而结束面试。面试中，语言的色彩、语音、语调、语速、语气等应符合礼仪规范。在交谈过程中，不卑不亢，语言平实，语速适当，语气谦和，真诚交流往往更具有感染力。在回答问题时，应适当停顿，组织好语言再回答，切忌口若悬河却不知所云。避免口头禅和粗俗用词，将自己谦逊、干练、彬彬有礼的形象留给考官。"我认为"、"没问题"、"你知道吗"等口头禅，容易给人盛气凌人或毫无自信的印象，使考官产生厌烦感。面试时，更不能说粗俗不堪的语言，这会显示出说者粗俗无礼、品格低下。同时，学会做一个主动积极的聆听者，这也是对说者最大的尊重。面试结束时，适时礼貌告辞，即使面试失败，也要面带微笑地向主考官致谢。一个善于使用语言与他人沟通的人，本身就具备了取得成功的可能性。

此外，随着现代网络技术的高速发展，网络视频面试也逐渐成为用人单位录用人才的方式之一。在视频面试中，同样应注意面试礼仪，以有限的"窗口"展示个人的礼仪修养。

（三）面试后礼仪

面试结束并不表示求职过程的完结，因为"双向选择"的结果很少在现场公布，用人单位往往会在面试后告知求职者获得具体面试结果。就求职而言，良好的修养，还应包括面试后礼仪，如电话、电子邮件、感谢信等礼仪。

用人单位选择人才，不仅要掌握专业知识和专业技能，而且还须具备良好的礼仪修养。作为一个求职者，职业形象应体现在仪表美与心灵美的统一、语言美与行为美的统一、自然美与修饰美的统一上，整体地、自然地体现出美感。求职时，恰到好处地表现自己的智慧和修养，才能把握住每一次机会。

附： **护理礼仪考核评分表**

学号＿＿＿＿＿＿ 班级＿＿＿＿＿ 姓名＿＿＿＿＿＿ 日期＿＿＿＿＿＿

评 分 内 容		分值	扣分
仪表礼仪 (10 分)	(1) 修饰仪容：整洁、自然、得体、美观，气质优雅，庄重大方	3	
	(2) 表情亲切自然，面带微笑，表情流露与情景一致	3	
	(3) 化妆：美观、自然、得体、协调	4	
服饰礼仪 (20 分)	(1) 护士服保持洁净、平整、合体、不缺扣，衣带平整，松紧适度，衣领和袖口应扣紧，内衣不外露	5	
	(2) 护士帽应洁净无皱，佩戴端正，后面用同色小发卡固定。短发应以前不遮眉，后不遮领，两侧不掩耳为宜。长发盘于脑后，用于固定的发卡或头饰应素雅端庄	5	
	(3) 穿护士鞋，穿肤色连裤袜或白裤	5	
	(4) 护士的手应保持清洁，不能涂指甲油，不能留长指甲，不戴戒指、手镯、耳环、项链等饰物	5	
仪态礼仪 (50 分)	(1) 行姿：挺胸收腹，两眼平视，面带微笑，双肩放平微后展，两臂自然摆动，步态轻盈、行姿自然	7	
	(2) 站姿：头正颈直，双目平视，沉肩、立腰，挺胸收腹，表情自然，面带微笑，脚跟并拢，脚尖分开角度 30°～45°，或呈丁字步站立	6	
	(3) 鞠躬礼：以胯为轴，上身稍前倾，保持头、颈、腰在同一直线，鞠躬的角度为 15°～45°。男士双手应贴于身体两侧裤线处；女士双手交叉搭于腹前，鞠躬时两手自然下垂，鞠躬时目光看地面，配以语言"您好！"回位后双眼注视考官	6	
	(4) 坐姿：臀部位于椅子前 1/2 或 1/3 处，上身端正，两腿并拢，两脚自然着地，向身体靠近，肩臂放松，双手自然交叉或相握置于上腹或大腿上。切忌懒洋洋地靠着椅背，坐时两腿不能叉得太大，忌"二郎腿"	7	
	(5) 下蹲拾物姿态：双腿高低式，即下蹲后一高一低互为倚靠。忌双腿平行叉开。下蹲时用右手背从后腰至臀下抚裙	8	
	(6) 端治疗盘：双手握于盘的两侧，掌指托盘，双肘靠近腰部，前臂与上臂呈 90°，双手端盘平腰处。端治疗盘时，不能触及护士服，开门时不能用脚踢门，应用肩部将门轻轻推开	8	
	(7) 持病历夹：用手掌握住病历夹边缘中部，放在前臂内侧，持物靠近腰部。交班时，交班者手臂自然伸展，左手掌托住病历夹，右手沿病历夹下端中缺口处滑至边缘并打开，身体挺直	8	
语言礼仪 (20 分)	(1) 一分钟自我介绍：自信心足，内容简明，条理清晰，能突出自身优点，时间把握得当，声音洪亮	7	
	(2) 语言文明、普通话标准，语言清晰、语速适中、语调优美，语气亲切	7	
	(3) 语言表达能力：思路清晰，表达准确、顺畅	6	
总 分		100	
总 得 分			

评分老师签名：＿＿＿＿＿＿＿＿＿＿

第七章　护理审美教育与评价

对美的感受、理解和追求是人的本性。在医院环境中，护理工作者美的仪表、语言和行为会对患者的康复产生积极的影响。为了使护理人员能有意识地将自己在工作中积累的审美经验系统化、理论化，就必须对护理工作者进行护理审美教育，使其掌握美学知识，培养正确的审美观和审美情趣，提高对美的欣赏能力和创造能力，陶冶情感，美化人格；同时开展护理审美评价，进一步将护理审美的基本原则和规范内化为护理工作者的美德意识、美德行为和美德品质。

第一节　护理审美教育

护理审美教育简称护理美育。审美教育是指运用一切美的形式所进行的美化身心的教育，包括美感教育、美学知识的普及教育和按照美的规律进行的普通教育。美育一词，最早出现于近代德国浪漫主义诗人和剧作家席勒的《审美教育书简》一书中，他指出：若要把感性的人变成理性的人，唯一的途径是先使他成为审美的人。在中国，美育的倡导则始于奴隶社会的周代，西周时期著名的"六艺"教育就包含了德、智、体、美等多种教育因素。著名教育家孔子将美育思想发展到高峰，并形成了自己比较完善的美育思想体系，他把作为道德规范的"礼"与进行审美教育的"乐"相提并论，并把它作为一门课程。我国近代著名教育家蔡元培对美育则作过这样的解释："美育者，应用美学理论与教育，以陶冶情感为目的者也。"也就是说，美育是通过美、利用美来达到教育目的的一种教育。护理美育就是指通过一定的方式、设施，培养护理人员正确健康的审美观和审美情趣，提高护理人员鉴赏美和创造美的能力的育人过程。护理美育是护理教育的一个重要组成部分，是具有鲜明职业特点的审美教育。

一、护理审美教育的特点

护理美育紧紧围绕护理工作，指导护理人员将美学理论应用于护理实践，美化护理人员自身的心灵与形象，创造护理人员自身与患者休养环境的和谐；通过"减轻痛苦、恢复健康、促进健康"来创造人类健康的和谐与完美；美化病区环境，创造与人类健康相适应的环境的和谐。因此，护理美育具有以下特点：

（一）客观性

护理美育寓教于形象之中，具有客观性。无论是社会美、自然美，还是艺术美，都以其具体、鲜明、生动的形象感染人，引起人的美感。护理工作者救死扶伤、无私奉献、一丝不苟、严谨慎独等品质和态度是社会美在医疗护理领域中的形象性体现。医院环境的自然绿化、园林景观、假山石径、插花艺术等是自然美在医疗护理领域中的形象性体现。护理工作者端庄的仪表，优美的姿态，文明、礼貌的语言，款式、色彩多样的工作服，病区的色彩装饰等是艺术美在医疗护理领域中的形象性体现。护理美育就是从这些客观而具体的形象入手，激发护理人员爱岗敬业、严于律己、无私奉献、团结协作的工作精神，使护理人员在赏心悦目的情景中，心灵得到净化、思想得到升华，从而达到护理审美教育的目的。

（二）感染性

护理美育寓教于情感之中，具有感染性。美育是通过美的事物以美感人，以情动人，它不是说服，而是感染；不是明理，而是抒情；它能以"随风潜入夜，润物细无声"的方式，使人受到潜移默化的影响。护理美育是通过美的事物来激发护理人员及护理对象的情感，因为审美体验，唤起情感共鸣，使护理工作者与护理对象在情感上共鸣，护患感情得到升华。比如在护患活动中，护理人员以和蔼的态度关爱患者、亲切温馨的话语疏导患者、敏捷轻柔的动作护理患者，可以使患者在接受护理的同时感受到护理工作人员的心灵美、语言美、形象美、技能美、仪表美、动态美等，通过感染情绪，唤起他们对生命的热爱和激发其与疾病作斗争的勇气。

（三）愉悦性

护理美育寓于娱乐之中，具有愉悦性。寓教于乐是护理美育的基本特点，是思想性与娱乐性相结合，是美的愉悦性在教育过程中的体现。护理教育中，教师应根据美育的任务和教育对象的特点，精心创设审美教育情境，使学生置身于各种美的形象之中，获得对美的丰富体验，产生对美的热爱，对真理的追求。比如在护理审美教育过程中，可以安排学生到真实的护理临床场景进行见习，使学生对病房的环境进行了解，并细致观察护理人员的具体护理工作。在见习过程中，学生可以从中发现护理环境中的美，以及由护理人员进行护理实践过程中所体现出的美等。同时，护理美育的方式应具有趣味性，教师应运用各种形式的美来调动学生的审美情感，如图片、录像、音乐、实物等，从而引导他们深入到现实或艺术美的意境中，激起情感上的共鸣，并产生新的审美追求。

（四）深邃性

护理美育寓教于潜移默化之中，具有深邃性。深邃是指美的作品、语言或行动，对人的思想或感情产生深远的影响。护理美育通过对护理人员实施美的熏陶，能使他们形成完美的心理结构和心理定向。这种心理结构和心理定向一经形成，就具有较大的稳定性，会对人的精神生活产生重要的影响。如近代护理事业的创始人南丁格尔在克里米亚战争中所体现出的极大的爱心、严谨的工作作风、无私奉献的精神，使护理人员受到了潜移默化的影响。

（五）创造性

护理美育过程中不带有强制性，受教育者是自由的、主动的，具有个人的独特性和创造性。护理美育是靠美的事物本身所具有的魅力打动人，受教育者在轻松的气氛和舒畅的心境下，通过多种形式、途径和方法获得情感世界的满足。护理审美教育强调个人的独特性和创造性，独特的审美认识、审美感受、审美创造，为人的个性的自我发现和健康发展，提供了实际的空间和有效的途径。护理美育的培养目标是个性化和个人创造性，提倡符合护理审美规律的独特审美活动，训练受教育者的独特眼光、独特感受、独特思维、独特表达和独特创造。

二、护理审美教育的任务

护理美育的任务是通过传授美学基本知识，实施审美素质教育，使护理人员具有正确的审美观、敏锐的审美感受力、准确的审美鉴赏力和较强的审美创造力。具体表现为以下几个方面：

（一）培养护理人员正确的审美观

审美观是人们对美的事物的根本看法，它是世界观的组成部分，贯穿于人们感受美、鉴赏美、表现美和创造美的活动中，并制约着审美活动的方向。正确的审美观就是运用马克思主义哲学观点和美学理论，去感受体验、分析判断、表现创造自然、社会生活、文学艺术等诸多领域的美，从而认识美的实质、内容及形式。正确的审美观是护理审美的基础，因此，树立正确的审美观是护理美育的根本任务。要树立正确的审美观，关键是指导护理人员学习马克思主义的美学理论，掌握美学基础知识和基本理论，通过广泛的审美活动，尤其是对多种形式的护理审美活动，引导护理人员体验、认识、理解审美对象中所体现的美。要树立正确的审美观，须结合护理实践活动，树立以下几个观点：

1. **树立应用美学理论指导护理实践的观点**　美学理论是在长期的审美活动中逐渐形成的，随着时代的发展和美的发展，人们的审美观也在发展变化，美学理论也在不断地完善。完善的美学理论总是指导着人的审美实践活动，引导着人的审美方式，影响着人的审美情趣。因此，应用美学理论指导护理实践活动，使护理人员在明确美与丑、善与恶、真理与谬误的同时，塑造出崇高的敬业精神、渊博的知识内涵、和蔼的处事态度、端庄的仪表体态、优美的动作姿态、敏锐的观察能力等美的护理职业形象。

2. **树立在护理实践中体现和创造美的观点**　任何美的事物都直接或间接地与实践相联系，体现着人类有意识、有目的的创造活动。护理工作具有很强的实践性，护理美育的任务是培养护理人员具有表现美和创造美的能力，尤其是在护理实践中按照美的规律去表现和创造护理实践美的能力。护理人员通过对护理对象实施生活护理、病情观察、治疗操作、信息沟通、功能恢复等照顾，维护或促进患者身心的最佳状态，充分体现护理实践中所创造的人体和谐美。

3. 树立美在护理实践中不断升华的观点　审美观随着社会的发展而变化，护理人员的审美观应符合时代潮流，不应墨守成规，沿袭旧的、过时的审美观。通过护理美育使护理人员将护理审美实践不断升华，将护理工作中的真、善、美相统一，将内在美与外在美、形式美与内容美、动态美与静态美有机结合，推动护理学科不断地向前发展。

（二）培养护理人员敏锐的审美感受力

审美感受力是人们对事物美与丑的感受和领会能力，即指感官对美感的敏锐程度。只有敏锐地感受美，才能鉴赏美和创造美。法国雕塑家罗丹说："美是到处都有的，对于我们的眼睛，不是缺少美，而是缺少发现。"因此，护理美育的重要任务是指导护理人员在护理实践中培养和提高对美的感受力。

1. 训练护理美的感觉能力　护理人员对护理美的感觉能力决定着其对护理行为或过程美的直接而迅速的反应，而健全的感觉器官是审美感受的物质基础。审美感受是通过护理人员对护理审美对象的色、声、形等个别属性的把握，并联想以往的审美意识，形成较完美的审美形象。因此，护理美育须训练护理人员以健全的感官来敏锐地感受医院环境及护理工作中的美。如护理人员在进行护理操作时，程序规范、动作轻柔准确、协调一致，给人以舒适的节奏感和动态的美感，并从中感受到和谐美、动态美的存在。

2. 提高护理美的认识能力　认识能力较感觉能力高一层次，它不但要有健全的感觉器官，而且还需要有较丰富的比较、联想、思维、想象等能力。只有护理人员具有善于比较的能力，才有可能正确识别护理实践工作中的美与丑、善与恶、真理与谬误。同样，只有护理人员具有丰富的思维想象能力，才有可能发现护理实践工作中存在着丰富多彩的美。因此，提高护理人员认识护理美的能力不仅需要丰富的护理知识和美学知识，还需要在临床护理实践中加以培养。

3. 培养护理美的情绪体验　护理审美情感是护理人员在护理实践活动中对自己所履行的护理道德义务及行为的一种爱憎或好恶的情绪和态度。美好的护理行为或过程，能引起人的情感变化，激起良好意识的产生。因此，护理美的主要特点也在于护理美的情绪体验。护理美的情绪体验主要表现为对护理事业的高度责任感及对患者的深厚情感，护理人员有了这种情感，就能在日常的护理工作中尊重患者的意愿，待患者如亲人，从而对患者抢救成功后的喜悦与患者康复后的快乐就有充分的情绪体验。培养护理人员具有良好护理美的情绪体验，使其在护理实践工作中去创造和谐的护患关系。

（三）培养护理人员准确的审美鉴赏力

审美鉴赏力是人们对事物美丑的理解和判断能力。审美鉴赏既是客观事物美的反映，又是对事物美丑的主观评价，这和审美者的审美观、审美感受力、审美情趣等紧密相关。因此，培养护理人员准确的审美鉴赏力，需提高他们的文化知识水平、护理知识与技能水平等。

1. 培养对护理美与丑的性质、程度的区分能力　护理实践丰富多彩、美丑交织，若不能判断美丑，就不能感受、体现、创造美和拒绝丑。护理人员在护理工作中怕苦怕累、粗心大意、态度恶劣、语言粗俗、动作粗鲁等行为应视为丑的；对工作认真严肃、满腔热情、一丝不苟，以及对待患者如亲人、态度和蔼、语言亲切、动作轻柔、文明服务的行为应视为美的。护理人员在护理实践活动中善于观察、分析、总结，不断培养和提高自己的审美鉴赏力。

2. 培养对护理行为或过程美的判断力　护理美的鉴赏力是指护理人员对护理行为或过程的区别或局部的把握力，即是对护理美的形式、内容及社会意义的整体把握和审美评价能力。通过护理美育，使护理人员透过护理美的外在形式去领悟其内涵，以达到高层次的审美境界。如对护理人员服饰的欣赏，不应仅注意其款式、色泽、整洁、合身等感性形式，更应考虑服饰与职业、性格、气质、环境的默契配合。

（四）培养护理人员较强的审美创造力

审美创造力是指在感受、鉴赏美的基础上，进一步通过自己的实践活动，按照美的规律而创造美的事物的能力。审美创造力是在审美实践中形成的，是在工作、学习、日常生活中所表现美和创造美的能力。因此，护理美育的根本任务是使护理人员在感受、鉴赏美的基础上，通过护理实践活动，培养他们按照美的规律去创造美的能力。

1. 培养创造护理环境美的能力　护理环境美是指护理人员自身及其周围环境的美化，如容貌的自然典雅、服饰的整洁大方、床单位的洁净规范，以及病区环境的整洁、安静、舒适、安全、美观等。护理人员在创造护理环境美的过程中，应充分发挥其科学性和艺术性。

2. 培养创造护理社会美的能力　护理社会美是护理人员心灵美的具体体现，如护患间、护士间、医护间、护技间及护理人员与社会各界人士交往间的和谐的人际关系。护理人员在创造护理社会美的过程中，应将爱心融入护理实践活动中。

3. 培养创造护理艺术美的能力　护理艺术美是指用艺术美的护理手段促使患者身心达到最佳的健康状态，表现在护理人员服饰、护理环境、护理器械、护理操作等艺术性美化方面。如医护人员服饰的色彩、款式，病区墙壁的色彩、图案，护理技能美，音乐艺术疗法等。南丁格尔曾说过，"一个护士就是一只没有翅膀的天使"，护士服饰的艺术、走路的艺术、谈话的艺术、操作的艺术等，都能给患者带来幸福、安宁和健康。

三、护理审美教育的实施原则

护理美育作为教育学的一个分支，既要遵循教育学中科学性与思想性相统一、理论联系实际、因材施教、循序渐进、寓教于乐、直观性、巩固性等一般原则，又要遵循协调性、场效应、引导性和阶段性等特有原则。

（一）护理审美教育的协调性原则

护理审美教育的协调性是指在护理美育的实施过程中，必须注意与德育、智育、体育等其他教育相互关联，以求达到美育与其他教育之间的协调。护理美育与其他教育之间的协调关系表现在美育与德育、智育、体育互相促进，平衡发展；护理美育与德育、智育、体育在原理、方式和技巧等方面互相渗透、互相借鉴。护理审美教育与德、智、体三育在整个教育过程中都各有不同的教学目的，它们既相互联系，又相互区别。护理审美教育协调性原则的实施包括以下内容：

1. 客观地认识护理审美教育与德、智、体三育的区别　德育属于伦理道德范畴，其主要目的是培养学生对善与恶的辨别能力和处理自己与他人、集体关系的能力。智育的主要目的是对学生传授护理专业知识和技能的教育，开发学生的智力，培养学生的能力，帮助他们正确认识和掌握客观世界的规律，体现出真的价值。体育是通过运动和锻炼，促进人体的正常发育和功能发展，提高学生的健康水平。审美教育则是感性认识与理性认识的有机结合，它晓之以理、动之以情，既从概念、推理、判断上提出问题，培养学生热爱护理专业的责任感、使命感，又以新鲜生动的美的现象去感染学生，拨动他们的心弦，在他们心目中树立起白衣天使美的形象，引导学生自觉地按照美的规律去审视、评价、创造社会的物质文明与精神文明，从而逐渐形成人的审美能力，体现出审美的价值。

2. 充分地利用护理审美教育与德、智、体三育的相互联系　德育、智育、体育与美育之间有着密切的联系，审美教育是将思想品德教育、科学知识教育、体育等寓于美的形象之中，通过对审美情趣的培养，形成高尚的道德情感、道德行为和敏锐的思维能力。护理美育不能取代德育、智育、体育，因为美育的焦点集中于个体的审美发展，而德育、智育、体育是个体的理性认知能力和道德伦理意识的发展。

（二）护理审美教育的场效应原则

"场"是一个物理学概念，原意是指在多种引力或斥力的作用下由诸多分子运动所构成的系统。护理审美教育的场效应可以理解为在实施护理审美教育的过程中，各环节、各要素之间的相互影响与相互作用。护理审美教育渗透在护理理论和实践教学活动的各个方面，各环节、各要素之间互相关联，形成一个完整的护理审美活动场。护理审美教育场效应原则的实施表现在以下几个方面：

1. 充分应用理论教学活动实施护理审美教育　护理教育者从学生一踏入学校大门起，就应开始职业道德美的培养，引导学生热爱护理工作、积极进取、严谨慎独、一丝不苟、精益求精。在理论教学活动中，要引导学生尽可能发掘护理学科知识中的理性美、智慧美、内涵美等审美因素，提高学生对美的感受力；通过审美引导学生追求知识，有利于激发学生的学习兴趣，使学生在生动、愉快、积极的心理状态下学习。同时，教室优美的环境，教师自身仪表、语言、教态的美，授课时课型的设计、板书布局的美，以及和谐的课堂气氛等都会自然地产生良好的美育效果。

2. 充分利用实践教学活动实施护理审美教育 可开展多种形式的社会实践活动，如在校园内举办美学专题讲座、开设第二课堂、开展书评影评活动、组织各种节日纪念活动，在校外参加社会公益活动、参观展览、游览祖国美好河山，让学生充分享受美的熏陶，提高社会活动的审美力。在护理实践教学中，护理教师将护理技术之精与操作艺术之美融为一体，融"灵魂工程师"和"白衣天使"于一体，集教师和护士的职业形象于一身，向学生展示护士职业的整体素质，给学生以赏心悦目的美感，激发学生对护士职业形象美的渴望，从而塑造护士职业的美好形象。护理教师规范、准确、娴熟、精湛的护理操作示范，充分展示护理操作技能美，若能将人体美与人格美、技能美与艺术美、静态美与动态美、形式美与内容美有机结合，使学生产生敬佩感、信赖感和认同感，从而就能激发学生对护理专业的热爱、对知识的追求、对美的创造。

（三）护理审美教育的引导性原则

护理审美教育具有客观性、感染性、愉悦性、深邃性、创造性等特点，因此护理审美教育不能采用说教、灌输的方式，而必须采取引导、启发的方式。在引导过程中，让学生自己产生深切的情感体验，并在这种体验中感受到愉悦，从而在内心唤起强烈的兴趣和主动性，自觉自愿地投入到受教育的过程中来。护理审美教育引导性原则的实施表现在以下几个方面：

1. 采用不同的教学方式和手段 护理审美教育中，教育者应对教育对象进行多样性的审美施教，要不断变换审美媒体，多方面、多渠道、多层次地影响他们，激发教育对象的审美兴趣。审美活动随时会受到各种社会审美形态和审美心理的影响，护理美育的内容应富有时代精神和生活气息，使受教育者的审美观、审美趣味和审美能力跟上社会发展的步伐。

2. 使受教育者成为审美活动的参与者 在护理审美教育中，采取课堂讨论、情景会话、角色扮演、礼仪表演、行为规范表演、社会实践、旅游参观、模拟实验、临床实践等形式，引导和激发受教育者参与审美活动，使受教育者从审美活动中获得参与的喜悦、体验审美的乐趣、激起情感上的共鸣和对审美的追求。

3. 充分注意受教育者的个性特征 教育者应充分注意到受教育者的年龄特征、个性差异、审美趣味的差异，因材施教。审美活动是最富有个体性的心理活动，只有尊重受教育者的个性和兴趣并善于激发受教育者的兴趣，才能达到美育的既定目标。

（四）护理审美教育的阶段性原则

护理审美教育的阶段性是指按照个体审美发展的不同阶段特点而采取不同方式，实施不同内容的审美教育。护理审美教育阶段性原则的实施表现在以下几个方面：

1. 遵循护理审美教育的阶段性 个体的审美发展是一个动态的过程，人的生理和心理在一生中的不同时期具有不同的特点，因此，个体的审美发展也就呈现出阶段性。相对于个体审美发展的阶段性，审美教育也具有阶段性。在护理审美教育中，可以根据学生所处的不同学习阶段设计审美教育的内容。如学生在校学习理论知识期间，通过审美教育活动使得他们接受和理解相关的美学理论；进入实习期时，则应通过审美教育使学生在护理实践过程中感受美；当学生真正成为护理工作者，独自承担护理工作时，护理审美教育应使其将理论与实践相结合，在护理过程中创造美。

2. 遵循护理审美教育的有序性和渐进性 护理审美教育阶段性原则的核心是审美教育的有序性和渐进性。有序性是指审美教育各阶段是按照个体身心发展的梯次有序构成的，其某种顺序关系和前后的位置不可倒错。如护理审美教育由简单到复杂、由具体到抽象、由感性到理性、由描述性到隐喻性、由理论性到技术性，等等。渐进性是指个体审美能力是逐渐提高和发展的，只有在前一阶段的基本目标达到后，才能过渡和上升到更高的阶段。如护理审美教育对象通过学习美学的基本知识后，树立正确的审美观，具有对美的感受力、欣赏能力与鉴别能力，在此基础上具有对美的表现力与创造力，等等。

第二节 护理审美评价

护理审美评价，就是指人们依据一定的审美原则、审美观念、审美程序等，对护理审美对象进行美的价值判断。通过开展护理审美评价，有助于将护理审美的基本原则和规范转化为护理人员的美德意识、美德行为和美德品质，增强护理人员对美与丑、善与恶、荣与辱的判断能力，提高护理人员根据护理审美的基本原则和规范进行自我修养的自觉性。

一、护理审美评价的作用

（一）有利于提高护理人员的素质

护理既然是一门艺术，本身就有美的价值，也就具有护理审美评价的必要。因此，在现代护理发展中，护理人员除了具有一定的文化素养和必要的专业技术素质外，还必须具备现代护理人员应有的思想道德素质、健康的心理素质及护理审美素质。在护理实践过程中，通过护理审美评价，可以使护理人员对其行为及所创造的事物是否符合护理审美的规律做出评判，自觉摒弃不利于专业美好形象的语言和行为，关心和爱护自己的服务对象，改善工作作风和服务态度，从而提高护理人员的自身素质，塑造受人欢迎和爱戴的白衣天使形象。

（二）有利于提高护理质量

护理审美评价不仅能提高人们的护理审美能力和素质，而且对整个医疗护理质量的提高起到促进作用。首先，通过不断的审美评价有助于提高护理人员的护理技能。大部分护理美是通过护理人员的审美实践和审美创造来实现的。其次，护理人员自觉地按照护理美的规律对自己的护理行为做出恰如其分的评价，同时接受护理同行、患者乃至整个社会的护理审美评价监督，使得护患关系更加和谐，护理的创造力得到有效发挥，从而推动护理科学研究的发展，进一步提高护理质量。

（三）有利于推进护理科学技术的发展

随着科学技术的迅猛发展，现代护理科学已经发展到了运用人们的审美认识和审美修养来治疗、护理、预防疾病。如"音乐医院"、"艺术疗法"等，这些都在不同程度上利用了美感的心理效应，达到一定的治疗作用。同时，医学高新技术如器官移植、人工生殖技术，以及高频射流、高分子技术等在临床上的广泛使用，不仅解决了许多医学护理难题，更丰富了护理审美内容。一个技术高超、护理道德高尚，而且还有很高的审美意识与修养的护理人员，在护理中不仅能护理好患者、关心患者的疾苦，而且还会考虑到怎样护理才能更符合或接近于美的标准和审美要求。因此，通过开展护理审美评价，可以提高护理人员的护理审美能力，在护理审美评价规律的引导下，能够认识和发掘护理科学技术中潜在的美，推动护理科学技术的发展。

（四）有利于提高医院的护理管理水平

护理管理是指护理部按照管理工作的各种规律，合理地组织和调动本院中的人力、物力，运用技术及有关设备等高质量地完成护理工作。护理审美评价通过对上述管理工作做出审美价值的判断，从而对护理管理工作起到启迪和导向作用。通过审美评价，确立好的管理、好的措施和好的效能，这有利于保证医院的护理管理工作沿着至善至美的方向发展。此外，通过护理审美评价还能促进管理人员接受审美教育，不断将护理审美意识渗透到实践中去，能够正确地辨别护理行为的善恶与美丑，从而及时克服和纠正不符合护理美德的行为，提高护理管理水平。

二、护理审美评价的标准

纵观护理审美实践的过程，人们总是自觉或不自觉地运用着某种相对固定的尺度去衡量护理审美对象。这种尺度就是护理审美评价标准，它既是鉴别美丑的标准，也是考察护理对象审美价值高低的尺码。护理审美评价的标准是从护理实践中归纳和总结出来的，既具有主观性和相对性，又具有客观性和绝对性。

（一）护理审美评价标准的主观性和相对性

护理审美评价标准是由护理实践经验上升到审美理想而凝聚出来的，是社会意识的一个组成部分。它是人们在护理实践过程中对客观对象反映的产物，因而具有主观性和相对性。那种抽象的、绝对不变的、超历史的护理审美评价标准是不存在的。

（二）护理审美评价标准的客观性和绝对性

护理审美评价标准的客观性，从根本上说是由护理美的价值的客观性决定的。在护理审美过程中，不但体现美的事物是客观存在的，而且审美主体和审美对象的关系也是在历史上客观形成的，是在护理人员为护理服务对象提供护理照顾和护理实践的过程中形成和发展的，因此护理审美价值总是客观存在的。在护理实践的过程中，虽然美的观念是不断演变的，但在某一历史时期，护理美的观念和护理审美评价标准又具有相对的稳定性。

（三）护理审美评价标准的基本内容

1. 真、善、美相统一　真、善、美的统一是审美评价最基本的标准。人类社会的一切活动都是为了追求真、善、美统一的理想境界。所谓"真"，在哲学范畴里是指客观事物在运动、变化、发展中展现出来的规律性及人们对它的正确认识和如实反映，也就是实事求是。"真"是护理审美评价的基础，是护理人员的美德。一切违背"真"的护理计划和实施都会使护理工作导致种种差错，乃至出现事故，当然也就没什么美可言。所谓"善"，是指人们的美德，即善良而又美好的品德。护理工作领域中的"善"，是指最大限度地以维护人的身心健康为目的，是每个护理人员必须具备的职业美德。它主要表现在对护理专业的热爱、忠于职守，对护理服务对象的亲切关怀、高度负责，对同行的相互尊重、团结协作，为增进人类健康而共同努力奋斗。所谓"美"，就是合乎规律性与合乎目的性的统一。美不是孤立存在的，美的特殊本质存在于它与真和善的相互区别和相互联系之中。"真"不是美，但美是离不开真的。这个"真"只有符合了善，才可能是美的，没有真与善的结合，美就不可能产生与存在。因此，护士要给人以真的启迪、善的诱导、美的愉悦，实现真、善、美的统一。护理审美评价标准也必须坚持真(符合护理学规律性)、善(符合护理学的目的性)、美(符合主体的情感愉悦性)相统一。

2. 护理内容与形式相统一　护理审美评价应考虑护理形式是否与护理内容完美统一。护理形式即护理行为自身所呈现给人们的感觉与感受，优美的语言与优雅的动作，都会给患者带来美的喜悦。护理内容是指在护理过程中所体现的医学科学规律的真实性，任何依据科学规律对患者实施治疗与护理，都会对其疾病有所帮助。如果不符合医学规律的行为，即使再符合美的规律也不能给予美的评价。例如，一名护理人员在进行肌肉注射时，选择肌肉注射的位置不正确，既使她操作技术再熟练，动作再优雅，但因违反了医学规律，所以就不能称之为美了。在当前以"整体护理"思想为指导的护理实践过程中，即体现了护理形式与护理内容的完美统一。护理内容上的美是护士自觉地运用护理程序的科学方法，以已有的知识经验、精良的技术、敏锐的观察力、和蔼的态度对患者进行系统的评估、诊断、计划、实施及评价，周而复始，直至患者护理问题得到解决。同时，在这种护理活动中亦体现出护理工作的整体性、系统性、层次性、有序性等形式上的美。可以认为系统化整体护理体现了护理内容与形式相统一的护理审美评价标准。

3. 护理效果与审美效果相统一　生命是人体美的载体，如果人的生命终止了，人体美也就不复存在了。因此，护士在审美评价活动中，要始终将挽救患者的生命放在第一位，遵循护理效果与审美效果相统一的标准。随着人们物质生活水平和健康水平的不断提高，人们对医院环境美的要求，对护士语言美、行为美、技术美和安全美的要求更高了。这种良好的护理效果与审美效果的相互渗透，就要求护理人员不仅要在技术上精益求精，而且还要注重自身内在美与外在美的不断完善，提高道德修养、审美能力，以满足患者不断增长的对护理审美的需要。在护理过程中，针对患者情况创造性地施之以关怀和照顾，使患者在护理人员身上看到真善美的统一，得到美的护理和美的享受，产生愉悦的心情，从而产生良好的生理、心理效应，达到治疗与康复的最佳效果。

4. 同一性与差异性相统一　审美意识既有客观的社会标准，又有多样的个体差异。审美意识是社会生活的一种特殊的反映形式，具有充实的社会内容，因而具有客观的标准。体现在护理实践中的美感，也有客观的社会标准，那就是千百年来形成的、社会普遍肯定或认可的约定俗成的人体美标准。如女性的曲线美、阴柔之美，男性的雄伟矫健、阳刚之美等，这里还包含着多年来形成的人们心目中的理想的护士标准：护理技术高超、心地善良、和蔼可亲、一视同仁等，这是患者对护理人员审美评价的标准。在审美意识的客观标准即同一性的前提下，并不能否认审美感受的个体差异，这些差异体现在个体感知、个体理解能力、个体心理素质、生活经验及思维方式等方面。护理人员在工作实践中会接触到患有各种各样疾病的、具有各种文化背景及职业背景的患者，这就要求护理人员在贯彻审美意识的社会客观标准的同时，还要把握个体的审美意识，针对不同的个体、不同的病情特点施以不同的护理方案，使患者的审美需求得到满足，使审美感受的客观标准与个体差异达到统一。

三、护理审美评价的实施

护理审美评价的实施，涉及护理工作的方方面面，下面仅以对护士形象、护理语言、护理操作、护理交往及护理环境的审美评价为例，说明护理审美评价的实质、方法和意义。

（一）护士形象审美的评价

护士的形象，是指护士的全部内涵的整体形象。护士对美的追求反映在其对自身的要求上，即美的服饰、美的举止、美的语言、美的品德、美的情操。内在美与外在美的有机结合，自然美与社会美的高度统一，构成了护士美的形象。因此，对于护士形象的审美评价，应包括对护士的仪容仪表美和品德情操美这两部分评价的有机结合。

1. 护士的仪容仪表美　美的仪容仪表能产生良好的第一印象。由于护理工作的特殊性，护士仪容仪表美的的塑造应以能够给患者亲切、文雅、舒展、大方且平和的视觉享受为原则，与自己的职业相协调。护士的妆饰要适度，穿着的护士服洁净合体，和患者接触时，表情应传递出真诚、亲切及对患者的关怀，让护理形象美得以提炼升华。护士美的姿态应是文雅、健康、庄重和富有朝气的，做到行走有态，举止有礼。

2. 护士的品德情操美　南丁格尔说："护士其实就是没有翅膀的天使，是真善美的化身。"护理专业及护士角色要求护理人员具备高尚的道德修养和道德情操。护士在临床工作中必须具有善良、宽厚、仁爱的品格，尊重、同情患者，认真地对待每一位患者，不论患者的出身、职业、地位、性别、外貌等都应如此。由于护理工作关系到患者的生命安危，因此护士还要有"慎独"精神，无论何时何地均能一如既往地严格按照工作程序及要求完成各项护理工作，避免差错的发生。

（二）护理语言审美的评价

护理语言是护患交流时最常用、最基本的沟通方式，包括书面语言和口头交流语言。书面语言常常用于各项护理表格、护理病历、卫生宣教及护理观察记录等书写工作，要做到实用与美观相结合。记录时一定要真实而完整，字迹清晰、内容连贯、逻辑性强，书写整齐而规范。在使用护理口语进行交际时，应表现出文明礼貌美、内容美及语气语调美。护士应注意谈话技巧，采取倾听、重复、提问的方式，让患者感到自己的想法和观点被理解、被重视。能够主动使用"您好、谢谢、对不起、请您配合一下"等文明用语；对患者进行护理时，讲话语调要低，态度和善，避免用命令式语气，使患者感到亲切和信赖。在护理实施中做到来有迎声，去有送声，询问病情有询问声，操作有称呼声，巡视有问候声，操作失误有道歉声，操作后有谢声。交谈过程中，应语气温和、语调适中，根据患者的具体情况调节速度的快慢和声调的高低，在达到交流目的的同时给人以美的感受。

（三）护理操作审美的评价

护理操作中的审美评价主要是以护理操作是否给患者提供了安全、有效的护理为前提。在护理工作中，护理操作的目的主要是为了满足患者生理、心理和社会的需求，一切有助于实现这一目的的操作，都具有美的价值。在操作过程中，应严格执行"三查七对"制度，以保证执行医嘱的安全与准确，无菌观念严格，做到"动作轻、说话轻、走路轻、开关门轻"。在此基础上，护理操作应表现出规范、娴熟、轻柔、精巧之美，以减轻患者的痛苦。如静脉注射做到一针见血、肌肉注射轻稳无痛，抢救重症患者紧张有序、操作准确、熟练，并注重操作后患者及周围环境的清洁整齐，体现技术娴熟美与护理环境美。

（四）护理交往审美的评价

由于护理工作的特殊性，护士交往的范围非常广泛。在护理实施的过程中，交往频度最大的是护患交往，其次是护士与护士之间、护士与医生、护士与医院内其他健康保健人员、护士与患者家属的交往等。处理好这些交往关系，是做好护理工作的重要条件。虽然各种交往的对象、内容及目的不尽相同，但均应遵循相似的交往原则、态度与方式，即一视同仁、不卑不亢、文雅大方的风范，诚恳、尊重、谦逊、和蔼的态度，以及适度、有效、灵活的交往方式。这也是护理交往审美的共性内容。

1. 护患交往审美的评价 由于护患关系是护理人际关系的核心，因此，护患关系是否融洽也就成为护理交往审美评价的主要内容。以患者需要为中心，和谐的护患关系是护患交往的审美原则。护理人员应有耐心、细心、同情心，运用恰当的沟通技巧与患者进行交往。在交往过程中，应根据患者的实际情况选择恰当的护患模式，注意语言性沟通和非语言性沟通方式的共同使用。同时，护士也要注重与患者家属的交往，应主动询问并满足他们需求，进行有效的信息支持和健康教育，这些都有助于减轻家属的顾虑，取得他们的信任，共同做好患者的护理工作。

2. 护士与护士、护士与医生之间交往的审美评价 护士与护士、护士与医生之间交往审美评价的主要内容就是护理人员之间，以及护士与医生之间的密切配合与和谐关系。在彼此交往中，应本着相互理解、尊重、友爱、支持、平等的原则，避免因小是小非产生隔阂或冲突，乃至影响到工作。护士与护士之间、护士与医生之间如果有矛盾，应该在内部解决，不要在患者面前随便议论、责难，甚至流露出不满情绪，降低在患者面前的威信。同时，护理人员也要注意不在患者面前评头品足，议论医生医术的高低。护护之间、医护之间应密切配合，平等协作，使患者尽快康复出院，这是每一个医护人员的共同目标。

3. 护士与其他人员交往的审美评价 在护理工作过程中，护士还要经常与医检、药剂等医技科室和管理、后勤等部门人员进行交往。与他们之间良好而协调地合作，有助于护理工作的顺利进行，也是完成高质量护理的重要保障。护士在与各种辅助科室交往的过程中，要避免带有优越感或支配对方的态度，尤其是对管理和后勤部门，不要因为对方不是一线工作人员就认为对方什么都不懂而轻视对方的工作。在交谈中，要尽量避免埋怨的语言和语气，应本着平等尊重、友好诚挚的态度与其交往，使对方愿意配合护士完成各项工作，保证医院整体工作的顺利进行。

（五）护理环境审美的评价

环境是围绕在事物周围的一切客观条件，是护理学的四个基本概念之一，人类健康与环境状况息息相关。护理环境大致可分为护理自然环境和护理人际环境，它与护理对象的情感、情绪、治疗、康复密切相关。通过护理审美评价，可以对形成护理环境的各种因素进行分析和美化，对与护理环境相关的因素进行合理的改进和完善。

1. 护理自然环境美 护理自然环境美除了要满足护理服务对象生理上的需要，如病室中适宜的温度和湿度，新鲜而无异味的空气，还包括色彩美和设计美。瑞典的颜色学家卡尔·里贝格说："我们的大脑接受颜色，我们周围的颜色能影响我们的感觉、心情，甚至能治疗一些疾病。"医院可以通过使用各种颜色给患者创造温馨、优美的环境，如将走廊刷成能使人安静的绿色，地板铺成米黄色，挂上黄色的窗帘，走廊、护士办公室摆放鲜花或绿色植物等。设计美体现在病房设计的科学、合理及充足的光线。如病房走廊两边设计有扶手，利于行动不便的患者扶持及功能锻炼，病房内物品要摆放整齐有序，病室床单位整洁，既方便诊治护理，又方便休息、生活，从而使患者产生美的感受，增强其心理舒适感。

2. 护理人际环境和谐美 护理工作中的人际关系包括护患关系、护护关系、医护关系等，其中最核心的是护患关系。和谐的护患关系是以护士的良好职业道德为前提的。关注患者、尊重患者、百问不烦、微笑热情、宽容患者一些不当言行等是护患关系和谐美的主要表现，以此建立起来的护患关系会给护士、患者带来同样的愉悦，护理人际环境和谐美将有助于患者疾病的康复，其美感价值是无限的，其对康复的作用也是不可估量的。

附：皮肤基础知识

一、皮肤的基本结构

皮肤是人体面积最大的器官，成人皮肤面积为 1.5 ～ 2m²，其重量约占人体重量的 15%，厚度为 0.5 ～ 4mm。身体各部位皮肤厚度不尽相同，眼睑处皮肤最薄，比较娇嫩，手掌、足底处皮肤最厚。

皮肤由外向内可分为三层：表皮、真皮、皮下组织。此外，皮肤中还含有一些附属器，如皮脂腺、汗腺、毛发、爪甲等。

（一）表皮

表皮由外向内可分五层：角质层、透明层、颗粒层、棘层、基底层。表皮的各层实际是由处于角化过程中不同阶段的细胞形成的。基底层的基底细胞是表皮细胞的生化之源，故又称"生发层"。它不断产生新细胞，并逐渐向皮肤表层推移，变成各层细胞，最后变成死细胞，以皮屑的方式脱落。从一个基底细胞产生到最后变成皮屑、脱落大约需要 28 天。人的皮肤经受外伤时，如果损害仅限于表皮，基底细胞会加快分裂繁殖、修补破损，可以使伤口愈合后不留疤痕。

（二）真皮

真皮位于表皮之下，与表皮呈波浪状牢固相连。真皮的厚度约为表皮的 10 倍，由大量纤维结缔组织、细胞和基质构成，并含有丰富的血管、淋巴管、神经、腺体和立毛肌等。

真皮中的纤维结缔组织有三种：胶原纤维、弹力纤维、网状纤维。它们使皮肤具有良好的柔韧性和弹性。其中胶原纤维具有一定的伸缩性，起抗牵拉作用；弹力纤维有较好的弹性，可使牵拉后的胶原纤维恢复原状。如果真皮中这三种纤维减少，那么皮肤的弹性、韧性下降，就容易产生皱纹。

基质是黏的胶状物，填充在纤维组织和细胞之间。它的主要成分是黏多糖，还有一些蛋白质、盐分和大量的水分。真皮层含水量占全部皮肤组织的 60%，若低于 60% 时，皮肤会呈现干燥、起皱纹等缺水状态。

当皮肤划伤深及真皮时，会产生疼痛感觉，皮肤会出血。创伤修复过程中，纤维组织大量增生，伤愈后会留疤痕。

（三）皮下组织

皮下组织位于皮肤的最深层，其厚度约为真皮层的 5 倍。主要由大量的脂肪细胞和疏松的结缔组织构成，含有丰富的血管、淋巴管、神经、汗腺和深部毛囊等。皮下脂肪有保温防寒、缓冲外力、保护皮肤等作用。平时可以通过适当的体育锻炼，调节皮下脂肪的厚薄，保持健美的体形。

（四）皮肤附属器

皮肤附属器有皮脂腺、汗腺、毛发和甲。

1.**皮脂腺**　皮脂腺遍布全身（除手脚掌外），以头面部最多，其次为前胸和背部。皮脂腺可分泌皮脂，经导管进入毛囊，再经毛孔排到皮肤表面。皮脂为油状半流态混合物，含有多种脂类。皮脂与皮肤表面的汗液混合，形成乳化皮脂膜，可以滋润皮肤、毛发，防止皮肤水分蒸发。皮脂呈弱酸性，有一定的抑菌、杀菌作用。皮脂腺的分泌功能受雄性激素和肾上腺皮质激素的调节，青春期分泌旺盛。皮脂分泌量过多，使皮肤呈油性状态，即油性皮肤，当毛孔堵塞，皮脂堆积在毛囊内，不能顺利排出，会形成痤疮等皮肤问题。若皮脂分泌量少，不足以滋养皮肤，皮肤会呈现干性状态，也就是干性皮肤。

2.**汗腺**　根据分泌物的不同，分为小汗腺和大汗腺两种。小汗腺广泛分布于全身（除唇红及指甲等处外），尤其以手掌、脚底、前额、腋下等处最多。小汗腺可以分泌汗液，其主要成分为水、无机盐和少量尿酸、尿素等代谢废物。汗液具有润泽皮肤、调节体温、排泄废物等作用。大汗腺分布在腋窝、乳晕、肛门及外阴、外耳道等处。大汗腺在青春期时开始发育，分泌物为浓稠的乳状液体，含有蛋白质、糖类和脂肪。

3.**毛发**　人体毛发可分为长毛、短毛、毳毛三种。它的主要成分是角蛋白。长毛包括头发、腋毛、阴毛等；短毛有眉毛、睫毛、鼻毛等；毳毛柔软色淡，除手脚掌和指趾末节外，遍布全身。毛发的生长分三个阶段：生长期、休止期和脱落期。生长期毛发颜色深，毛干粗而有光泽；休止期毛发细而干硬，色淡无光。头发生长期为 2～6 年，休止期为 2～3 个月。每天正常脱发一般不超过 100 根。精神紧张、长期失眠或营养不良，会影响毛发生长，造成脱发。

4.**甲**　甲覆盖在指趾末端，为半透明状的角质板。由甲板和甲根两部分构成。甲根为隐藏在皮内的部分，其下皮肤为甲母质，是甲的生长区。甲母质有很强的分裂能力，可产生新细胞，形成甲板。如甲母质遭到破坏，甲就不能生长；如甲根部皮肤发炎或起皮疹，甲会因营养不良而变薄、变脆或凹凸不平，影响手部整体美。

二、皮肤的分类

人的皮肤按其皮脂腺的分泌状况，一般可分四种类型，即中性皮肤、干性皮肤、油性皮肤和混合性皮肤。其次，还可见敏感性皮肤、问题性皮肤。

（一）中性皮肤

也称普通型皮肤，是皮脂与水分经常保持平衡的皮肤。此类皮肤是健康理想的皮肤，兼有干性皮肤与油性皮肤的双重优点。如皮肤厚度适中，既不干也不油，皮肤红润细腻，有光泽，富有弹性，无粗糙感及黏滑感，较耐晒，对外界刺激也不太敏感，但可随季节和年龄而发生变化。人群中中性皮肤的人数较少。中性皮肤多见于少女时期，因雌激素分泌增加，能促进透明质酸的生成，使皮肤得以保留更多的营养物质和水分。

（二）干性皮肤

也称干燥性皮肤，皮肤角质层水分低于10%，皮脂腺分泌量少，因此皮肤干燥，缺少油脂。这类皮肤的特点是细腻透明、毛孔致密，但易起皱纹和斑点，且皮肤比较敏感。由于油脂及水分分泌不足，抚摸时会有绷紧的感觉。干性皮肤缺乏油脂腺保护，即使是并不猛烈的风，也能透过皮肤掠走大量水分，使皮肤因缺水而干皱，特别是眼部和嘴角处最易生皱纹。

干性皮肤又可分缺水和缺油两种类型。缺水型干性皮肤多见于35岁以上及老年人，这类皮肤较薄，干燥而不滋润，可见细小皮屑，皱纹较明显，皮肤松弛，缺乏弹性。缺油型干性皮肤多见于年轻人，由于皮脂分泌量少，不能滋润皮肤；或护理方法不当，常用碱性大的香皂洗脸等，导致皮肤缺油。皮肤缺油常伴有皮肤缺水，因皮脂分泌量少而使皮肤干燥，缺乏弹性。

（三）油性皮肤

也称多脂型皮肤，多见于青春发育期的年轻人、中年人及肥胖者。此类皮肤角质层水分正常，皮脂腺分泌旺盛，分泌的皮脂量多，故皮肤表面，尤其是面部总像涂了一层油，显得油光发亮。这类皮肤的特点是油性皮肤肤色较深，毛孔明显、粗大，肤质厚硬，角质粗糙。由于皮脂腺分泌旺盛，容易堆积而阻塞腺管的开口处，此时对细菌的抵抗力减弱，细菌迅速繁殖，所以易患痤疮、酒渣鼻、疖子等皮肤病，以致脸上出现黑头、暗疮、小疙瘩而影响容貌。但这类皮肤对外界刺激不敏感，不易老化，面部皱纹出现较晚。

（四）混合性皮肤

同时存在两种不同性质的皮肤称为混合性皮肤，为最常见的一种皮肤，在女性中约80%的人都是混合性皮肤。因其油性部位多在前额、鼻及鼻周区，呈T型分布，其他部位则属于干性或中性，故又有T型皮肤或T界皮肤之称。由于面孔中部油脂分泌较多，所以额部、鼻头、嘴唇上下方经常生粉刺，而眼周围干性皮肤部位缺乏油脂保护，又特别容易出现鱼尾纹和笑意纹，因而混合性皮肤具有干性皮肤与油性皮肤的双重缺点。混合性皮肤多见于25～35岁年龄的人。

（五）敏感性皮肤

可见于上述各种皮肤，其皮肤较薄，对外界刺激很敏感，如对化妆品、烈日、花粉、蚊虫叮咬及高蛋白食物等反应过强，容易造成组织损伤或过敏反应，出现局部微红、红肿，以及高于皮肤的水疱、丘疹、风团及刺痒等症状。平时皮肤正常的女性，有时在月经来潮前一周至十天内，皮肤状态可起变化而成为敏感性皮肤。

（六）问题性皮肤

皮肤上存在着各种各样的损害，如痤疮、酒渣鼻、雀斑、黄褐斑、白癜风、湿疹等都归属于问题性皮肤。问题性皮肤的具体表现因皮肤病症的不同而异，但外观上都有凹凸不平、色素改变等特点，并常常因此而影响皮肤的健美。

三、皮肤类型的测试

由于各人的年龄、性别、生活环境、饮食习惯不同，皮肤的性质也各有差异。在人的一生中，皮肤的性质并不是一成不变的，年龄、季节气候对皮肤变化的影响最大。不论什么类型的皮肤，到了一定时间总要衰老。因此，要根据实际情况来判断自己的皮肤类型，这样才能对皮肤进行最适宜的护理。在进行皮肤护理时，首先必须了解各类皮肤的特点，具备识别各类皮肤的能力，以便选用适当的护肤品、化妆品，来护理和美化皮肤。皮肤类型的测试是皮肤诊断的基础，一般主要观察毛孔大小、油脂多少、有无光泽、皮肤弹性等，然后将观察结果与各类皮肤特点相比较，就基本可以判断皮肤的类型。

（一）皮肤类型的测试方法

通常采用的皮肤类型测试方法有纸巾测试法、洗脸测试法、触摸测试法、pH试纸测试法、计算法等。

1. **纸巾测试法**　清洁面部，不擦任何保养品，两小时后加以测试。取五张大小不同的纸巾，分别贴于额部、颊部、鼻部、颏部，轻按1～2分钟后取下，以纸巾上的油渍判定。

2. **洗脸测试法**　洗脸测试法是利用洁面后的紧绷感觉持续的时间来判断。

3. **触摸测试法**　早晨起床时，用手触摸皮肤，根据油腻或干燥程度判断。

4. **pH试纸测试法**　每层皮肤组织都有不同的pH值，由内层到外层越来越酸，到皮肤表面为4.5～6.5，为弱酸性。皮肤表面的弱酸性表层可防止细菌寄生，令皮肤健康，保护皮肤。用pH试纸擦拭鼻唇沟处的汗液，比色后对pH值进行判断。

5. **计算法**　由于皮肤的性质不是一成不变的，通常年轻时多油性，随着年龄增长，皮肤会逐渐变干；同时，季节气候也会影响皮肤的类型，一年四季中，冬季趋向干性，而夏季趋向油性。所以，日本美容专家根据这个特点提出一个计算公式来判断皮肤类型。

项目	0	1	2
年龄	< 20 岁	20 ~ 30 岁	> 30 岁
肤质	油性	中性	干性
季节	夏	春、秋	冬

若将上表中所得三个数字相加（年龄、肤质、季节），得数在 0 ~ 1 者为油性皮肤，得数在 4 ~ 6 者为干性皮肤，得数在 2 ~ 3 者为中性皮肤。例如：某女性为油性肤质，得数为"0"；现年 25 岁，得数为"1"；季节为冬季，得数为"2"。三个数相加是：0+1+2=3，属中性皮肤。

（二）各种皮肤类型的测试特点

1. **中性皮肤**　中性皮肤的 pH 值为 5 ~ 5.6。2 个／cm^2 <油点< 5 个／cm^2。洁面后绷紧感 30 分钟后消失。早晨起床时，用手触摸皮肤，感觉平滑的为中性皮肤。

2. **干性皮肤**　干性皮肤的 pH 值为 4.5 ~ 5。油点< 2 个／cm^2，不融合。洁面后绷紧感 40 分钟后消失。早晨起床时，用手触摸皮肤，感觉粗糙的为干性皮肤。

3. **油性皮肤**　油性皮肤的 pH 值为 5.6 ~ 6.6。油点> 5 个／cm^2，融合。洁面后绷紧感 20 分钟后消失。早晨起床时，用手触摸皮肤，感觉油腻的为油性皮肤。

4. **混合性皮肤**　纸巾测试多油点和少油点各半。

参考文献

1. 孙宏玉 . 护理美学 . 北京：北京大学医学出版社，2010

2. 雷鹤，程红缨 . 护理美学 . 北京：人民军医出版社，2004

3. 林俊华，刘宇 . 护理美学北京：中国中医药出版社，2005

4. 刘宇 . 护理礼仪 . 北京：人民卫生出版社，2006

5. 梁伟江 . 护理礼仪 . 北京：人民卫生出版社，2009

6. 位汶军，美容礼仪 . 北京：人民卫生出版社 ,2010

7. 冯卫红，曲海英 . 护理礼仪与形体训练 . 北京：科学出版社，2008

8. 杨文忠 . 一天一小时瑜伽· 美容塑身 . 福州：福建科学技术出版社，2010

9. 张信江，边二堂 . 医疗美容技术 . 北京：人民卫生出版社 ,2011

10. 杨光，郭秋彤 . 美容化妆 . 北京：高等教育出版社 ,1999

11. 安秀芹 . 护患之间的语言交流艺术 . 医药产业资讯 ,2006,3(16) : 132

12. 荣凤英 . 护理工作中语言交流的技巧应用 . 中国民族民间医药 ,2010,19(15) : 248

13. 白宣玉，马艳春，凌 殿芬 . 护士在履行告知义务时的语言与非语言交流技巧 [J]. 中国现代药物应用 ,2009,3(01) : 204

14. 孔颖秀 . 护患沟通的方式和技巧 . 中国社区医师 (医学专业半月刊),2008,10(13):187

15. 方克伟，李泽惠，杨达宽，等，善用体态语言 构建和谐医患关系 . 医学与哲学 (人文社会医学版),2007,28(04) : 71